どう 診る？ と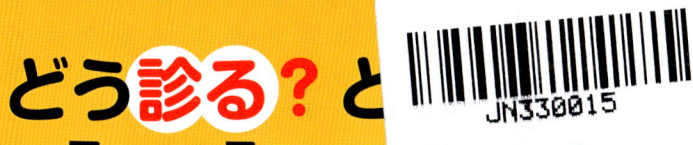

皮膚診療
はじめの一歩

すぐに使える皮膚診療のコツとスキル

宇原　久／著
（信州大学医学部皮膚科）

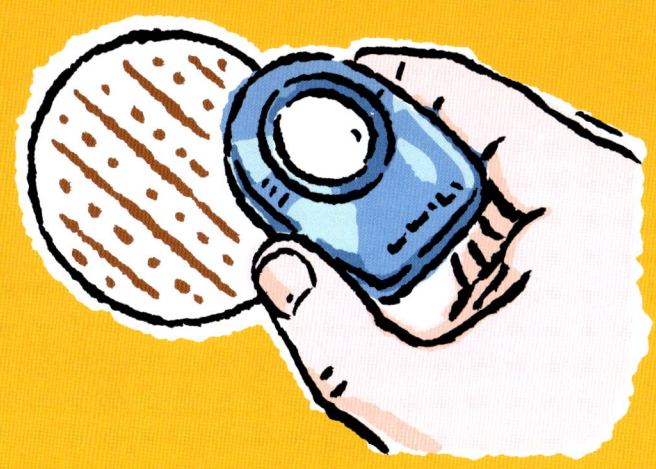

Welcome to Dermatology

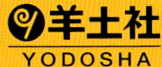

謹告

　本書に記載されている診断法・治療法に関しては，発行時点における最新の情報に基づき，正確を期するよう，著者ならびに出版社はそれぞれ最善の努力を払っております．しかし，医学，医療の進歩により，記載された内容が正確かつ完全ではなくなる場合もございます．

　したがって，実際の診断法・治療法で，熟知していない，あるいは汎用されていない新薬をはじめとする医薬品の使用，検査の実施および判読にあたっては，まず医薬品添付文書や機器および試薬の説明書で確認され，また診療技術に関しては十分考慮されたうえで，常に細心の注意を払われるようお願いいたします．

　本書記載の診断法・治療法・医薬品・検査法・疾患への適応などが，その後の医学研究ならびに医療の進歩により本書発行後に変更された場合，その診断法・治療法・医薬品・検査法・疾患への適応などによる不測の事故に対して，著者ならびに出版社はその責を負いかねますのでご了承ください．

はじめに

　大学病院で教育にたずさわって20年以上が経ちました．昨年，これまで学生や研修医に指導の際に話してきた内容をまとめ，電子書籍（皮膚科への一歩）として公開しました．今回，この電子書籍に図と実践的なスキルを加えて発展させ，皮膚診療のエッセンスがつまった1冊としました．

　本書ではまず学生や研修医向けに，「問診」「皮疹の所見のとり方（トレーニング法）」「プレゼンテーションのしかた」について取り上げ，次に専門医取得前の先生方向けに，「皮膚（爪，毛を含む）や粘膜病変の診察方法」「写真撮影」「病理検査」「ダーモスコピーや真菌検査やアレルギー検査」「外用療法」「創傷処置や手術」「学会発表の準備や論文の作成法」について解説しています．また，付録として，「保険診療」「患者が理解しやすい説明方法」「スキンケア」「おすすめのWebサイト」についても触れました．

　皮膚疾患の多くはプライマリケア領域で扱うcommon diseaseです．本書では皮膚疾患を診療する際に役立つ実践的かつ即効性のあるスキルやコツを紹介していますので，皮膚科を専門としない先生方にもご利用いただけるのではないかと思っています．

　本書の作成にあたっては，ガイドラインやWebサイト，論文，既存の教科書などを参考にしましたが，基本的には自分が執筆時点で一番よいと思うことを個人的な経験に基づいて書きました．したがって，公的なガイドラインや教科書の記述と異なる部分があります．あくまでも1人の皮膚科医の考えとしてとらえていただけたらと思います．ご意見をお待ちしております．

　本書の内容は最低限必要な事項のみに限定しました．したがって不十分な記述も少なからずあります．日本には優れた皮膚科の教科書がたくさんあります．本書はこれらの教科書を読む前の入門編として位置付けています．さらにスキルを上げるためには，ぜひ各Lecture末の参考図書やWebサイトを参照してください．なお，筆者のブログ「うはら皮膚科」からもいくつか雑文をピックアップし，メモとして載せました．少しでも参考になれば幸いです．

本書の作成にあたっては多くの方にご協力いただきました．写真を提供してくださった宮嵜 敦先生（諏訪赤十字病院），福澤正男先生（伊那中央病院），内容についてご助言いただいた林 宏一先生（信州大学），古澤真紀さん，寺口裕一さん（信州大学医学部附属病院医事課），私のアイデアを具体化してくれた羊土社の嶋田達哉さん，杉田真以子さんに感謝します．病理診断については，斎田俊明信州大学名誉教授から長年にわたってご指導いただいた内容が多くを占めています．また，信州大学や県内外の先輩方，同僚，後輩，研修医や学生達から教わった事柄も少なくありません．西山茂夫北里大学名誉教授をはじめ尊敬する先輩方のお言葉も引用しましたが，誤解や曲解，内容の不備などがあればすべて著者の責任によるものです．

　本書が皮膚診療の楽しさを知るきっかけになることを願っています．

2013年10月

信州大学医学部皮膚科

宇原　久

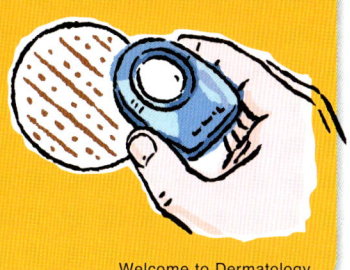

どう診る？ どう治す？ 皮膚診療はじめの一歩

すぐに使える皮膚診療のコツとスキル

CONTENTS

序

Lecture 1 皮膚科診療の基礎を身につける

1. 皮膚科カルテの基本骨格 ……… 12

■1 まずSOAPについて，ちょっとおさらい　■2 「皮疹」はSですか？ Oですか？ Aですか？　■3 原発疹と続発疹（皮膚症状を医学用語で表現する）　■4 皮膚科カルテの例

Let's Try! どんな原発疹や続発疹を認めますか？

2. 皮膚科の病歴のとり方
もし7つしか質問できないとしたら ……… 32

■1 "今日はどうされましたか？" ではじめてよいか？　■2 もし7つしか質問できないとしたら，何を聞きますか？　■3 二次元グラフによる基本骨格をつくる（はじまり，経過，そして介入）

3. 皮膚所見のとり方 ……… 43

■1 感覚を言葉にしなければならない理由　■2 絵から言葉を，言葉から絵を想像する　■3 皮膚所見をとる練習方法（言葉だけで正確な絵を再現してもらえるか？）　■4 皮膚所見をとるときに必要な表現

Let's Try! 実際に所見をとってみましょう

4. 触診のしかた
皮膚腫瘍の触診，表在リンパ節の位置と触り方 …… 57
1 表面の状態を確認する **2** 皮膚腫瘍の触診のしかた：その腫瘍はどの深さにあるのか？ **3** 圧痛や自発痛の有無は悪性のサインか？ **4** 表在リンパ節の触診（リンパ節はどこにあるのか？）

5. 粘膜のみかた …… 66
1 薬疹の重症度 **2** 感染症に関連した発疹症における粘膜の所見 **3** その他の炎症性疾患に伴う粘膜の所見 **4** 腫瘍性疾患

6. 爪のみかた …… 71
1 基本的事項 **2** 爪の異常

7. 髪の毛のみかた …… 76
1 診察のしかた **2** 円形脱毛症の診察のポイント

8. プレゼンテーションのしかた
臨床能力がありそうにみえる（？）プレゼンテーション …… 79
1 メモを読まない **2** 話す内容に優先順位をつける．何でもかんでも話さない **3** 顔を上げ，できれば少しゆったりと低目の声で話す **4** プレゼンテーションが終わったら，「以上です」と言う

Lecture 2　写真の撮り方

● 臨床写真の撮り方をマスターする …… 82
1 写真がぶれている：カメラの持ち方 **2** ピントがぼけている **3** 暗い写真，明るすぎる写真（ストロボ） **4** 背景に余計な物が写っている **5** 撮影範囲が適切ではない **6** 失敗しないためのコツ

Let's Try!　どんな問題があるでしょうか

CONTENTS

Lecture 3 メスを入れる前に

● 必ず知っておきたい
メスを入れる前のチェックポイント ……… 94

1 浅いところを走る神経に注意する **2** 体の正中にある腫瘍や腰部腹部陰部の皮下腫瘤には安易にメスを入れない **3** 太いリンパ管が走っているところに注意する **4** ケロイドや肥厚性瘢痕になりやすい部位 **5** 生検を行う際の注意点 **6** 手術で使用する器具 **7** 術後の処置 **8** そのほかの注意点

Lecture 4 皮膚の病理所見のとり方

1. まずは正常組織と用語を覚えよう ……… 110
1 皮膚の正常組織 **2** 代表的な皮膚病理組織用語

2. 病理標本の観察の手順 ……… 117
1 弱拡大で可能な限りすべての所見をとる **2** 表面から順番にスキャンするように見ていく

3. 実際に所見をとってみましょう ……… 121
1 まず弱拡大で（4倍の対物レンズ：オリンパスなら赤のレンズ） **2** 次に倍率を1段階上げて観察する（10倍の対物レンズ：黄色のレンズ） **3** まとめ

4. 角層の所見は大切です ……… 125
1 角層を無視していませんか？ **2** 角層の病理所見の表現方法

5. 顆粒層から皮下脂肪までの所見 ……… 130

6. 皮膚病理診断が上達するためには ……… 132
1 臨床情報なしで病理標本を見る **2** 病理標本を見るときの順番の例 **3** 病理所見から臨床所見を想像する **4** "compatible" はカルテや報告書に

書いても，心の中にはなるべく書かない　**5** 1つの病理所見からいくつかの鑑別疾患をあげる

Lecture 5　基本的な検査

1. 真菌検査　　137
1 こんなときに白癬を疑う　**2** こんなときにカンジダを疑う　**3** 白癬の検査法　**4** カンジダの検査法　**5** KOH法　**6** 顕微鏡のセットのしかた

2. 細胞診　　146
1 細胞診が役立つ疾患　**2** 実際の手順

3. ダーモスコピー　　150
1 おすすめの機種　**2** 検査前の準備と工夫　**3** ダーモスコピーをどのようにはじめるか？　どのように勉強するか？
Let's Try! 写真をみて3ポイントチェックリストを試してみましょう

4. アレルギーの検査　　163
1 アレルギーの問診　**2** こんな臨床症状があったらこんな皮膚テストを行います　**3** 皮膚テストの前に　**4** プリックテストの実際　**5** パッチテストの実際　**6** 血液を用いた検査

Lecture 6　基本的な治療法

1. ステロイド外用剤　　174
1 ステロイド外用剤は強さに差がある　**2** 基剤の選択　**3** 外用する部位によってステロイドの吸収量が異なる　**4** 外用剤の量と外用できる範囲　**5** 外用剤の混合について

2. ウイルス性疣贅に対する冷凍凝固術　184

3. 傷の処置　186
1 傷の処置の基本　2 被覆材の特徴を知る　3 処置方法（何を塗るのか？　何を貼るのか？）　4 疾患別処置方法

Lecture 7　学会発表と論文作成

1. 抄録の作成　204
1 抄録の体裁を調べる　2 抄録のタイトル　3 共同演者と所属　4 抄録の本文

2. 発表用パワーポイントファイルのつくり方　208
1 まず発表時間を確認する　2 各スライドの役割を決める　3 文字サイズはなるべく大きく，文字数はなるべく少なく　4 スライドの背景は明るい色合いが望ましい（と思う）　5 Simpleに，Simpleに，そしてSimpleに　6 発表時間が数分しかない症例報告では，考察のテーマは1つ（あるいはせいぜい2つ）が限界ではないか？　7 最後にスライドをチェックする

3. 口演のしかた　214
1 なるべく早い時期に原稿を読まないで発表できるようにする　2 まずは言いたいことをスライドに全部書いてしまう　3 忘れないように重要な項目のみをスライドに書く　4 少し時間を残して終わらせる　5 聴衆を見る　6 質問の受け方…すきを残しておく　7 いざ発表へ

4. ポスターのつくり方　218
1 まず，確認すること　2 ポスターを読んでもらうためには

5. 論文の書き方　223
1 論文を書く前に，自問する　2 論文の売りの例　3 どこから書きはじめましょうか？

付録　診療に役立つスキル

1. 保険診療について ... 236
1 保険診療と自由診療　2 先進医療　3 自己負担額　4 高額療養費
5 診療報酬［レセプト（診療報酬請求書）］　6 査定される理由で多いもの
7 指導管理料

2. 理解しにくい医学用語 ... 242
患者さんにわかりやすい説明をめざして
1 患者さんに通じない言葉―こんな言葉を使っていませんか？　2 患者さんの質問にわかりやすく答える

3. スキンケア
洗顔，洗髪と入浴についての指導 ... 250
1 湿疹が全身にあったら入浴状況を必ず聞く　2 顔や体の洗い方

4. サンスクリーン剤 ... 252
1 紫外線A（UVA）とB（UVB）の作用の違い　2 SPFとPA　3 外用する量
4 外用する季節と時刻　5 サンスクリーン剤を外用する部位と年齢
6 オーガニック（吸収剤）とインオーガニック（反射剤，ノンケミカル）

5. 便利なWebサイト ... 256

索　引 ... 258

どう診る？ どう治す？
皮膚診療はじめの一歩

すぐに使える皮膚診療のコツとスキル

- **Lecture1** 皮膚科診療の基礎を身につける
- **Lecture2** 写真の撮り方
- **Lecture3** メスを入れる前に
- **Lecture4** 皮膚の病理所見のとり方
- **Lecture5** 基本的な検査
- **Lecture6** 基本的な治療法
- **Lecture7** 学会発表と論文作成
- **付録** 診療に役立つスキル

Lecture 1　皮膚科診療の基礎を身につける

1. 皮膚科カルテの基本骨格

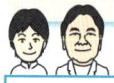

指導医 皮膚科へようこそ！ これから皮膚診療をスタートする前に，おさえておいてほしい基礎知識について説明していくね．まずはカルテの書き方から始めようか

研修医 はい！ カルテですね．一般的にはSOAPに沿って記載することが多いと思いますが…

指導医 そうだね．ここでもSOAPに沿って説明したいと思います．早速だけど"皮疹"はSOAPでいうとどれにあたるかな？

研修医 えっ？ 皮疹ですか…．主訴だからSかな？ いや医師の所見だからOかな？

指導医 では，以下で解説していくので，一緒にチェックしてみましょう

1　まずSOAPについて，ちょっとおさらい

カルテにはいろいろな書き方がありますが，ここではSOAPに沿って説明します．ちなみにSOAPとは？ と学生さんに聞くと，ほとんど以下の答えが返ってきます．

- S：subjective
- O：objective
- A：assessment
- P：plan

- 患者さんの訴え（主訴や病歴）はSになります
- 医師がとった所見，検査結果などはOになります
- SとOから導き出した現時点での結論がAになります．具体的には診断名のほかに診断？ などもAになります
- Pでは診断が確定していれば治療，診断？ なら追加検査などの予定が入ります．とくに処置が不要であれば，経過観察になることもあります
  例えば，

S：心窩部痛（病歴）
O：医師の診察所見として，意識，血圧，頸静脈怒張の有無，聴診所見，心電図，胸部X線，血液検査，など
A：心筋梗塞（病名）
P：心臓カテーテル

という感じになりますね．
では皮膚科のカルテはどうなるでしょうか？

2 「皮疹」はSですか？ Oですか？ Aですか？

問題 次の6つの言葉をそれぞれSかOかAに分類してください

皮疹，発疹，湿疹，痒疹，丘疹，発赤，紅斑

少し考えてから次に進んでください．

1) まず，病名はどれかわかりますか？

病名はA：assessmentです．教科書を見てもよいですよ．えっ，どこを見たらよいかわからないって．目次を見てください．教科書はたいてい総論と各論の順に記載されています．総論には解剖や検査や治療などが書かれています．次に各論が出てきます．各論では個々の病気について書かれています．各論の目次に載っていれば病名です．

解答 湿疹と痒疹が病名です．この2つがカルテのAの場所に書いてよい言葉になります

よく患者さんは「湿疹ができた」と言います．湿疹は広い意味ではこのような使い方をしてもよいのかもしれませんが，一応教科書的には定義された病名になります．患者さんに「湿疹は病名ですよ」と教育的指導を行う必要はありませんよ．医療行為を行うこっちの頭の中に入っていればよいことです．

1．皮膚科カルテの基本骨格

> **memo 勝ち病名，負け病名**
> 　実は"湿疹"は単独ではあまり立派な病名とは言えません．"勝ち病名""負け病名"とは，斉木実先生（元長野市民病院皮膚科）の言葉です．湿疹はいろいろな原因でできます．単に湿疹という病名をつけただけでは原因を特定できていない（特定のための努力をしなかった場合と，したけれど見つからなかった場合とを含みます）ので"負け病名"である．染毛剤による接触皮膚炎（かぶれ：これも臨床的には湿疹です）は原因が特定されているので"勝ち病名"であるという考え方です．つまり，できるかぎり原因を探す努力をしましょうということです．

2）次にOに入る言葉はどれでしょうか？

　O：objectiveには医師がとった所見や検査所見などが入ります．医師がとった所見を言葉で表現するためには定義された言葉を使用しなければなりません．おのおの勝手な言葉で表現すると情報の共有ができないからです．例えば「心電図でABの上昇」といっても何のことかわかりませんね．心電図の波にAやBという名称はないからです．また「反跳痛」という言葉は，一般の方は何だかジャンプした後に来る踵の痛みのようなイメージを持つかもしれませんが，医療関係者はどのような所見かイメージすることができます．定義された言葉だからです．

■ **では，皮膚の所見を表現するための定義された言葉とはなんでしょうか**
　皮膚科で定義された表現用語は**原発疹**と**続発疹**です．ブツブツがある，ではなく，「丘疹」という表現をします．皮膚に赤いものがある，ではなく，炎症を伴った血管拡張であるとイメージできれば「紅斑」と表現します．原発疹，続発疹の定義は教科書によって多少異なりますが，基本的には病理組織学的所見に裏打ちされた用語です．皮膚科のトレーニングを真面目に行っていると，だんだん皮疹から病理組織像が浮かぶようになっていきます．皮膚科の研修をこれからはじめる方は，まず原発疹と続発疹の名前と定義を覚えてください（次ページ参照）．

解 答 最初にあげた6つのうち，**丘疹と紅斑**がOに書いてよい言葉になります

3）それでは，皮疹，発疹，発赤，は何になるのでしょうか？

　教科書の最後についている索引を見てください．上記の言葉は出ていま

すか？　発疹は発疹学という言葉で出ているかもしれません．発赤はどうですか？　ないですよね．

　皮疹や発疹は，ただ皮膚に何かできている，ということのみを示す言葉です．発赤は，赤いものがある（場合によっては炎症を伴っている），ということを示しているだけの言葉です．つまり医師の診察前の症状を示す言葉（患者さんの言葉）になります．胸痛，めまい，発熱，などと同類になります．したがって，皮疹，発疹，発赤，は主訴や病歴に使用する言葉（Sで書く言葉）になります．Oのところに「発赤がある」という記載をみることがあります．発赤には主に炎症を伴う赤い皮疹という意味があるかもしれません．しかし，どの教科書の発疹学にも「発赤」という用語は出ていません．皮膚が赤くなっている場合は，炎症（炎症細胞浸潤）を伴う血管拡張であれば紅斑，出血であれば紫斑（因みに紫の斑ではないですよ．出血したては鮮紅色の紫斑です）です．

解答　皮疹，発疹，発赤はSになります

では，次に原発疹と続発疹について勉強しましょう．

3　原発疹と続発疹（皮膚症状を医学用語で表現する）

　皮疹があれば原発疹の中のどれかを当てはめることになります．皮疹の表現のためだけではなく，皮疹をまずおおまかに**分類**するために行う作業です．例えば膿疱があると認識したら，膿疱を伴う疾患の鑑別に入ります．

1）赤く平らな病変

a. 紅斑

　血管の拡張に炎症性細胞浸潤を伴った変化です（図1）．教科書には"透明な板で押して消えれば紅斑"とよく書いてありますが，指で押せばわかります．下腿の浮腫をチェックするときのように強く押してから，離します（図2）．自分の手の甲で試してみてください．押していたところが離した後に白くなりますね．これで紅斑か紫斑かを区別できます．

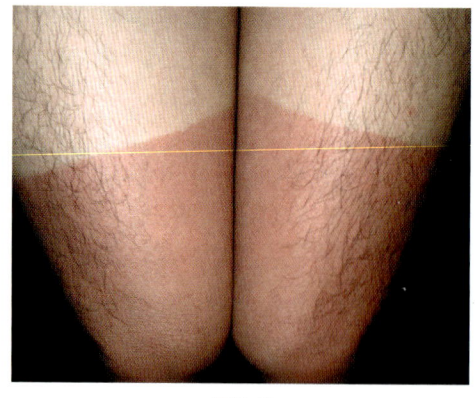
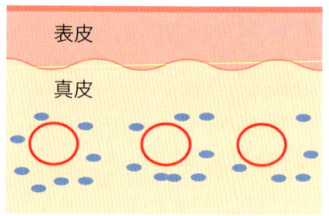

血管拡張＋炎症性細胞浸潤

日焼け

図1 ●赤く平らな病変：紅斑（血管拡張＋炎症性細胞浸潤）

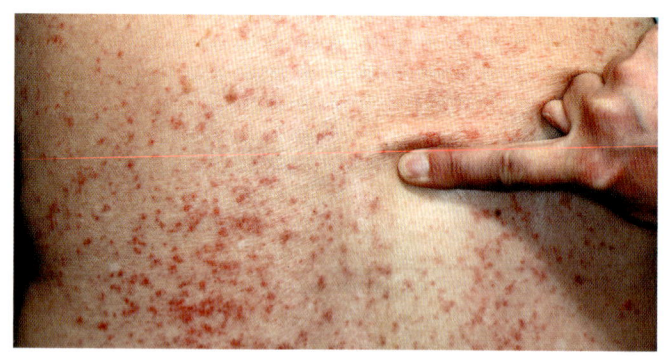

図2 ●紅斑か紫斑かの区別のしかた
紫がかった赤い皮疹を認める．指で押すと消えるので紅斑であり，紫斑は混在していないことがわかる

診療のコツ

　炎症を伴うと少しむくみますので，厚みが出ます．例えば多形滲出性紅斑（虹彩状に◎になる皮疹です）がそうです．滲出性紅斑と表現します（図3）．また乾癬や慢性湿疹などでは表皮が厚くなっていますので，やはり1〜2 mmほど台状に盛り上がっていることがあります．"斑とは盛り上がらないもの"と定義されていますが，実際は少しぐらいなら目をつぶって"斑"としてよいです．また1〜2 mm盛り上がって台状を呈している病変は"局面"と表現したりします．

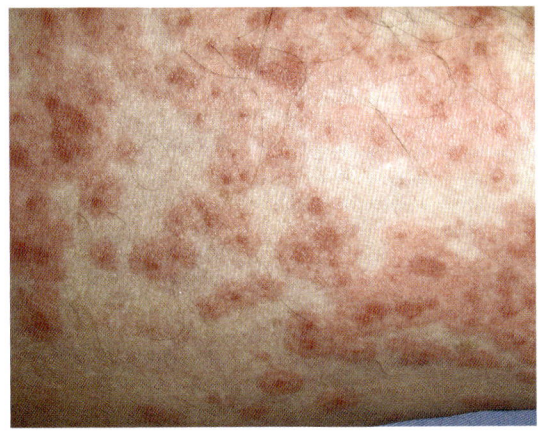

図3 ● 少し盛り上がった紅斑
少しむくんで盛り上がった紅斑．滲出性紅斑と呼ぶ（多形滲出性紅斑）

b. 紫斑

　紫の斑ではないですよ．紫の紅斑もあれば鮮紅色の紫斑もあります．紫斑は出血を意味します（図4）．細かいものは点状出血と表現してもよいです．紫斑は指で押しても消えませんが，炎症を伴っている場合は紅斑の部分は押すと消えます（図5）．紅斑部分が消えた後に一部に消えない紫斑（出血）が確認できる場合もあります．

　下腿にたくさん出ているときは，

①**指で触って消えないことを確認し，**

②**次に何か浸潤（わずかなしこり）を触れないか軽くさすってみます．**

　紫斑＋浸潤があれば血管炎（アナフィラクトイド紫斑など）を疑います．紫斑部分に浸潤を感じる場合は基本的には皮膚科専門医にコンサルトしてください．

　手指に1〜2mmの紫斑があり，しこりと痛みを伴えば敗血症に伴う皮疹を疑います．細菌性心内膜炎に伴うオスラー結節が教科書的には有名ですが稀です．大型の紫斑は時間がたつと黄色調（ヘモジデリンの色）になって消えていきます．

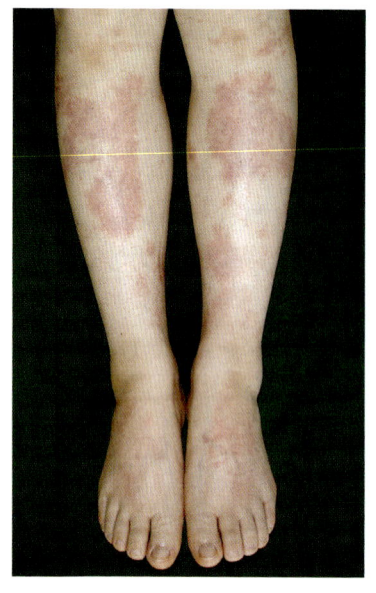

出血

浸潤を触れないか必ず触ること

図4● 赤く平らな病変：紫斑（出血）

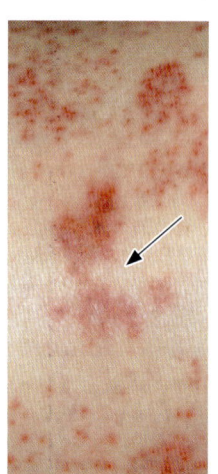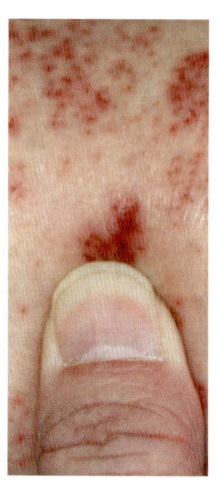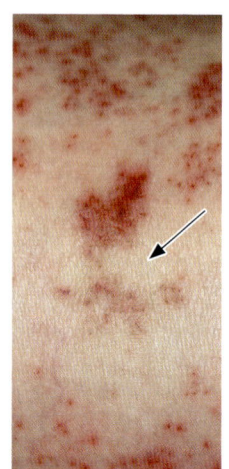

図5● 紅斑と紫斑が混在した病変（帯状疱疹）
　　　紅斑（矢印）は指で押すと消失するが，紫斑は残る

日常診療でよく見る紫斑は，老人の前腕に認める紫斑（皮膚の委縮による出血です．本人にはぶつけた記憶はほとんどありません），湿疹や蕁麻疹などのかゆい皮疹を掻破してできた出血斑，下腿の静脈瘤に伴う紫斑，など，直ちに臨床的な問題を起こすことの少ない病態が多いのですが，とくに薬疹や感染症のような全身性の皮疹に紫斑が混じっている場合は血小板数などに変化がなくても重症化のサインとして重要ですので，皮膚科専門医にコンサルトしてください．このような紫斑を見た場合は注意が必要です．

診療のコツ

出血をくり返していると黄色の成分を持つ褐色になる

1回だけの出血であれば，鮮やかな赤から紫調の赤，そして黄色になって消えていきます．しかし同じ部位に出血をくり返すとだんだん黄色の成分を持つ茶色あるいは褐色調（ブロンズの色）になって残るようになります．

代表的な疾患が下腿の静脈瘤に伴う皮膚潰瘍です．静脈弁不全で血流が滞るため血液が漏れ出します．これをくり返すため，下腿はだんだん褐色になっていきます．動脈性の皮膚潰瘍にはこのような変化はないので，鑑別上重要な所見です．

なお，うっ滞性皮膚炎の病理標本では，ヘモジデリンを貪食したマクロファージ（ジデロファージ：黄茶色の顆粒を内包します）が認められます．

c. 血管拡張

炎症性細胞浸潤のない血管の拡張です．多くは血管腫（赤あざ）です（図6）．

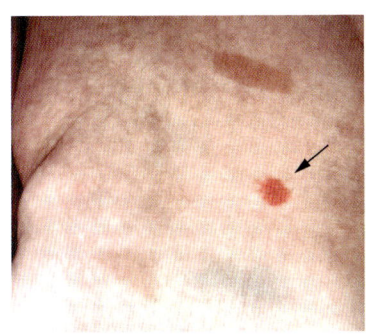
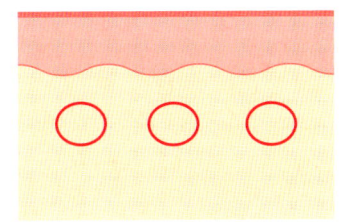

血管拡張のみ

図6 赤く平らな病変：血管拡張（血管腫）

2）白，黒，青，黄色，茶色の盛り上がらない病変

色素斑あるいは**白斑**，**脱色素斑**などといいます．メラニンによる色素斑は，メラニンの存在部位が角層や表皮内にあれば黒や茶，表皮直下の真皮内にあれば灰色っぽい茶や黒，真皮内にあれば青になります（図7）．刺青が青く見えるのは真皮に墨が入っているからです．メラノファージ（メラニンを食べた組織球：何らかの表皮の障害の後遺症）が真皮上層に存在すると灰色がかった（くすんだ）褐色から黒になります．ほとんどはほくろや炎症後のメラニンの滴落によります．背中や胸に5～10 mm大の真ん丸い白斑や褐色斑が多発していたら，表面をセッシの先などで軽くこすってみましょう．細かい鱗屑(りんせつ)がたくさん落ちるようなら癜風(でんぷう)（真菌感染症）の可能性があります．

3）盛り上がった皮疹

小さいものは**丘疹**と呼びます．いわゆるブツブツができた状態です（図8）．教科書的には5あるいは10 mm以下を丘疹，それ以上を**結節**と呼ぶことが多いと思いますが，8～9 mmの盛り上がりを丘疹と表現する皮膚科医はあまりいないかもしれません．"炎症（例えば湿疹）による小さなブツブツ"を丘疹，"腫瘍，肉芽腫（サルコイドーシスなど），沈着症（痛風結節など）を疑う場合"は結節と呼ぶ考え方もあります（図9）[1]．学生さんの実習のレベルであれば数mmまでのブツブツを丘疹，それ以上を結節と呼んでおけば問題はないでしょう．

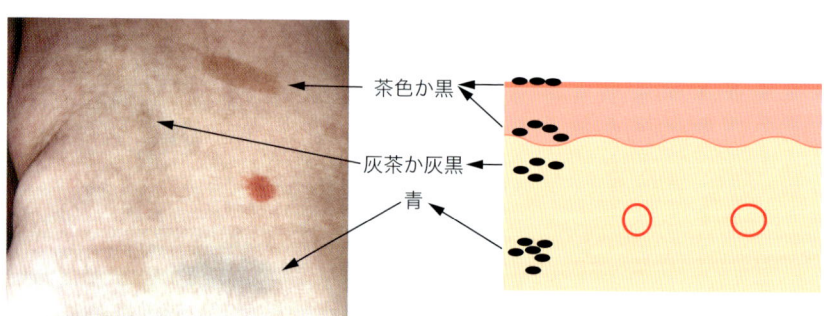

図7 ●茶色，黒，青，黄色，白の盛り上がらない病変：色素斑

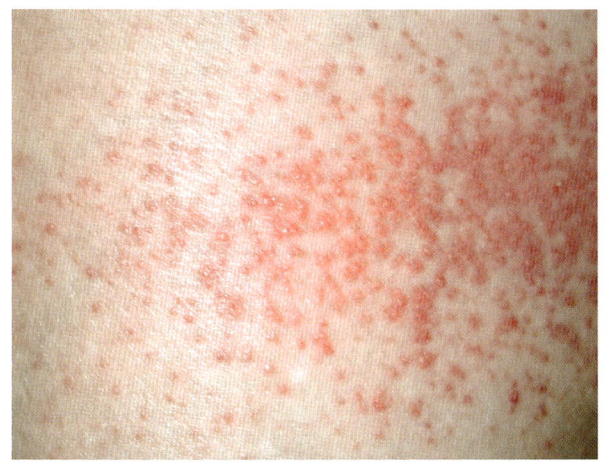

図8 ● 盛り上がった皮疹：丘疹（小さいブツブツ）

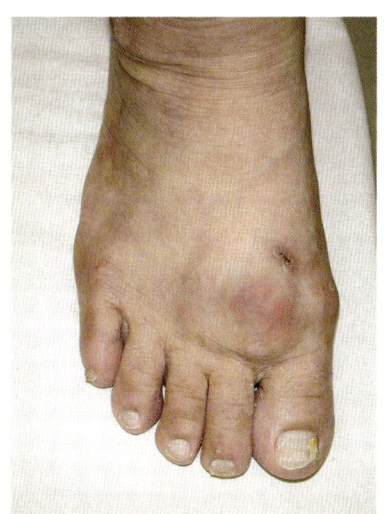

図9 ● 盛り上がった皮疹：結節（腫瘍や沈着症）

痛風結節

丘疹のてっぺんに小さい水疱を伴うことがあります．急性湿疹に認められ，漿液性丘疹と呼びます．

診療のコツ

原発疹は皮疹の表現方法ではなく分類の最初のステップ

沈着症を疑ったときにはサイズに関係なく"結節"と表現すべきであるという考え方があると前述しました（現在発行されている教科書にこのような定義は書かれていませんので，定期試験や国家試験や専門医試験を受ける方は一般の教科書の記述で覚えてください）．このような考え方は所見の表現より診断が先行している（後付で所見をつけている）のではないかと思う方がいるかもしれません．

しかし，原発疹は皮疹の表現方法ではなく分類の最初のステップであると考えれば，「うん，これは5mmと小さいけれど腫瘍か沈着症だな」と認識すれば「5mmの結節が…」と表現します．ということは，病名とその臨床症状を知らない学生さんが皮膚所見をうまくとれなくてもある程度しかたがないのではないかということになります．

でも，わからないながらも炎症か？ 腫瘍か？ ということを考えながら皮疹を見ることはとても重要です．診断能力を上げていくためには病理組織所見を反映させた皮疹の表記を心がけるととても効果的だと思います．

4）膿がたまっている

膿疱です（図10）．文字通り膿が入った黄色い病変です．膿とは好中球や好酸球の集まりを意味します．細菌の集まりではありませんよ．膿疱は感染症でも非感染症でも認められます．感染症ではブドウ球菌などの細菌以外に，真菌や抗酸菌でも膿疱をつくります．膿疱を伴う疾患に抗生物質を投与して治らないからといって感染症を否定しないでください．ペニシリン系やセフェム系は真菌にも抗酸菌にも効きませんし，逆に体が抗生物質によって無菌培地になるので症状は悪化します．本当は真菌症だったのに，抗生物質が効かずに悪化したのでステロイドを塗ったという患者さんがときどきいますが，当然症状はどんどん悪化します．なお，水疱も古くなると内容物が濁って膿疱にみえることがあります（水痘など）．

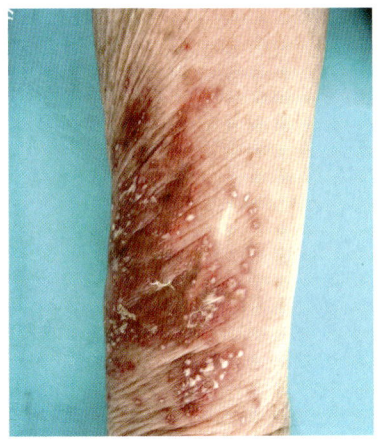

図10 ●膿がたまっている：膿疱
（好中球や好酸球の集まり）

カンジダ症

> **診療のコツ**
>
> **手の平や足の裏に膿疱を認めたら**
> 　考える疾患は，白癬，異汗性湿疹，たまに掌蹠膿疱症（しょうせきのうほうしょう）と乳幼児の疥癬です．白癬と疥癬は顕微鏡検査（KOH法）で瞬時に診断できます（p142参照）．

5）水がたまっている

　水疱です（**図11**）．水がたまっている様子が外から透けて見える皮疹です．

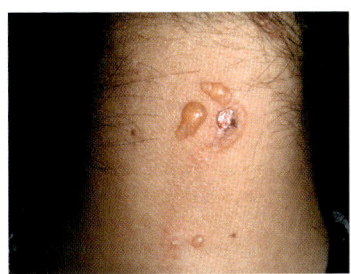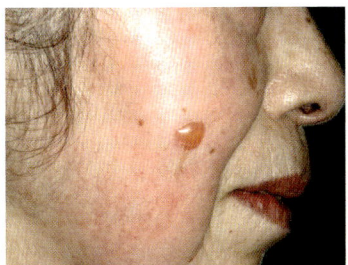

図11 ●水がたまっている：水疱

> **診療のコツ**
>
> **水疱を伴う感染症は限られている？**
>
> 　水疱を伴う疾患は基本的に種類が限られていますが，水疱を伴う感染症もそれほど多くありません．したがって水疱の存在は紅斑などとは異なり診断上とても重要なポイントになります．
>
> 　細菌ではブドウ球菌による伝染性膿痂疹（とびひ）です．ブドウ球菌感染症ですから膿疱になりそうなものですが，毒素によって表皮細胞間のデスモゾームが切られて水疱になることがあります．弱い水疱なのですぐにやぶけてびらんになります．ほかにマイコプラズマ感染症も水疱ができることがあります．
>
> 　ウイルス性疾患では，口唇や陰部に出没する単純ヘルペス，水痘，帯状疱疹，稀にサイトメガロ（以上ヘルペスウイルス群），手足口病（エンテロウイルスやコクサッキーウイルス）で水疱を認めます．手足口病の水疱は白く内部が透明に透けません（運動後にできる手足のタコや多形滲出性紅斑に似ています）．ピリピリと痛むのが特徴です．手足に小さい水疱があったら白癬か多汗（汗の貯留）か稀に水疱性類天疱瘡を疑います．

6）ミミズ腫れになっている

　膨疹です（図12）．蚊に刺されたあとや蕁麻疹で認められます．体中に膨疹が出ていれば普通は蕁麻疹です．強いかゆみがあり，日内変動があるのが特徴です（急に出て，すっと消える）．膨疹の治りかけは平らになるので紅斑と見分けが難しくなります．

7）何か袋がある

　嚢胞か**嚢腫**です（図13）．袋の感じがなければ結節になります．

　次に**続発疹**に移ります．**原発疹を修飾する**ような表現です．

8）皮膚がむけて血が出ている

　びらんあるいは**潰瘍**です（図14）．定義するのは難しいのですが，表皮が残存せず，血が出るような深さであれば（血管は表皮内にはありません）潰瘍，透明の血漿がにじみ出ているだけならびらん（基本的に表皮内まで

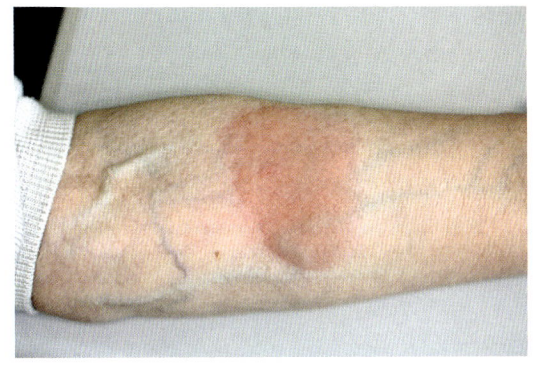

図12 ミミズ腫れになっている：膨疹
蕁麻疹

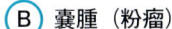

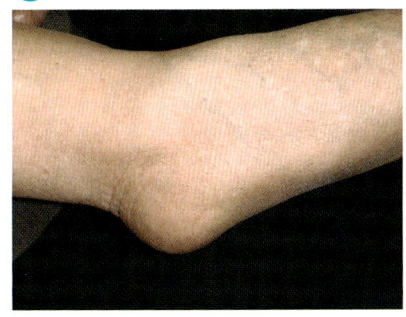

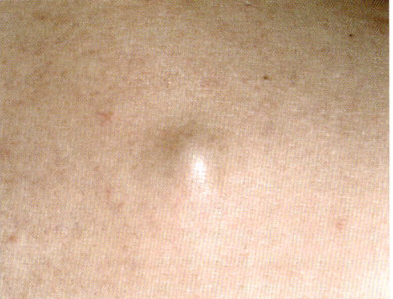

図13 何か袋がある：嚢胞か嚢腫

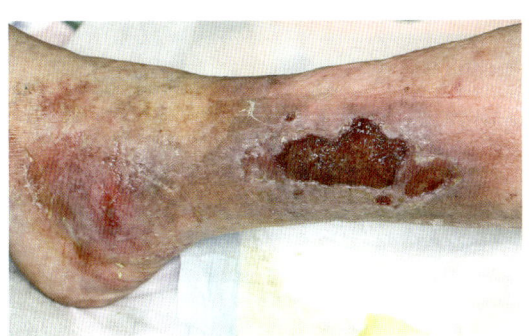

図14 潰瘍とその周囲の紅斑
静脈うっ滞による下腿潰瘍

の欠損）としておけばよいと思います．続発疹に入っていますが，潰瘍単独でも鑑別すべき多数の疾患があります．

9）表面がかさかさして薄い膜（角層）が浮いてむけている

　落屑か鱗屑です（図15）．表面がかさかさして薄いアカ（角層）が浮いてむけている状態です．落屑と鱗屑はどちらを使用してもOKです．くっついているのに落ちるという動きを加味するのに抵抗がある方（そのうち落ちるかもしれないからいいのではないかという方を除き）は鱗屑でよいでしょう．

　鱗屑の有無で皮膚炎の**時間経過**がわかります．鱗屑は少し時間の経った（1〜2週経過）皮疹に認められます（図16）．何らかの原因によって表皮細胞が影響を受け，ちゃんと分化できないと角層はシート状になります．正常皮膚の角層は細かい粉の状態で落ちてしまうので気づきません．強い日焼けの後にしばらくして皮がむけてきた経験を持つ方がいると思います．つまり原因となるイベントから皮（鱗屑）がむけてくるまでにはタイムラグがあるということです．Stevens-Johnson症候群（粘膜皮膚眼症候群）や多形紅斑には鱗屑を認めません．経過が急速だからです．逆に鱗屑がない皮疹はすべて急性であるとは限りません．扁平苔癬などは何カ月たっても表面に光沢があります．

　鱗屑が細かい粉状を呈する場合は"粃糠状"，シート状を呈する場合は"膜様"などと形容詞を付けます．粃糠状落屑は癜風，膜様落屑は高熱を出す疾患（川崎病や麻疹など）の治癒後に認められます．

10）象の皮膚のようにごわごわしている

　苔癬化といいます（図17）．象の皮膚のようにごわごわした感じです．古い湿疹に認められます．長期間引っかいて皮膚が鍛えられ厚くなった状態です．苔癬化するまで最低でも2〜3週間はかかるため，かなり長い時間かゆみが持続していたことがわかるサインです．

　この時期の湿疹は赤みが減って苔癬化のみが目立つことがあります．赤みが少ないので一見軽症に見えますが，実は慢性化して長い外用期間が必要な状態です．湿疹にステロイド外用剤を塗りはじめると，すぐに赤みとかゆみが減りますが，このゴワゴワ感がなくなるまで外用を続けるように

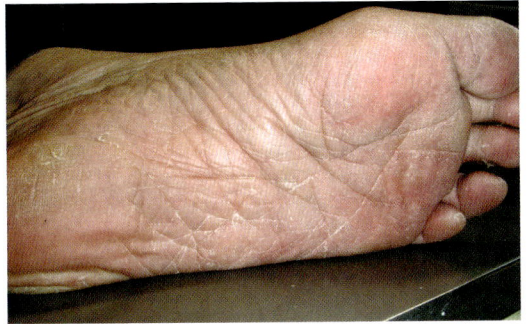

A 足底の鱗屑

B 拇指の鱗屑と亀裂

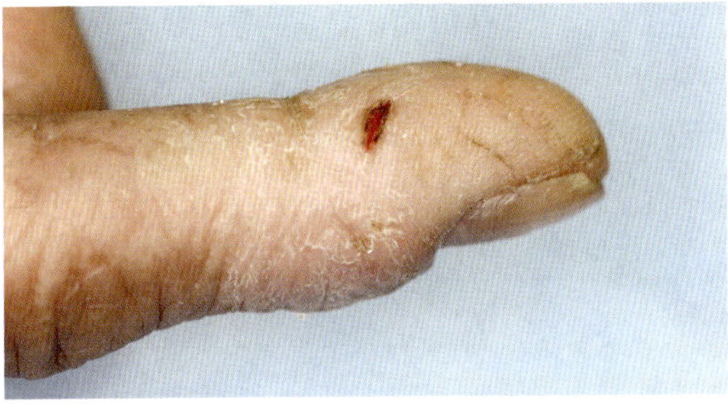

図15 ●表面がかさかさして薄いアカ（角層）が浮いてむけている：鱗屑，落屑

A）足白癬
B）絆創膏によって皮膚がふやけた後に起きた

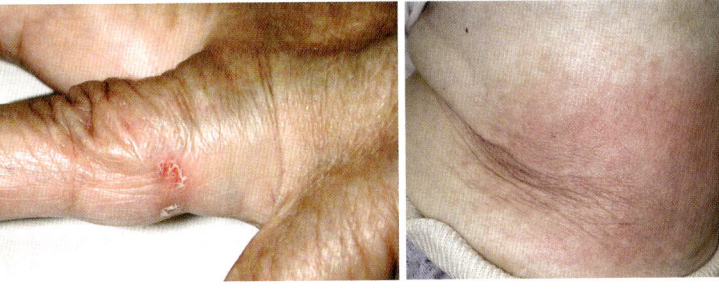

A 接触皮膚炎（紅斑＋鱗屑）　　B 接触皮膚炎（紅斑のみ）

図16 ●鱗屑の有無で皮膚炎の時間経過がわかる

A）少し時間が経っている皮膚炎，B）発症して間もない皮膚炎

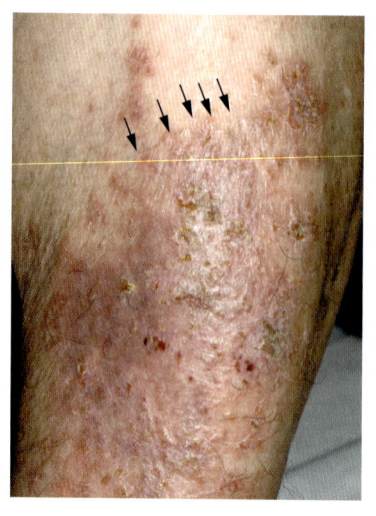
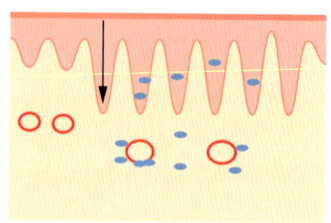

慢性湿疹（掻爬による傷も認められる）苔癬化は組織学的に表皮突起の延長（表皮が厚くなる）を示す

図17 ● 象の皮膚のようにごわごわしている：苔癬化（長期間掻いている証拠）

患者さんに説明しないといけません（苔癬化が残った状態で治療を中止すると，「すぐ再発した」ということになります）．

　苔癬化は眼を閉じて触るとよくわかります．学生さん，実習中は恐れないでぜひ患者さんに皮膚を触らせてもらってください．

　他の続発疹としては，萎縮（皮膚が薄くなった状態，高齢者の手背など），亀裂（図15B），痂皮（滲出液などが固まったもの．カサブタ）などがあります．

　だいたい上記を覚えておけば実習中の皮疹の表現には困らないと思いますが，できれば教科書や講義ノートで確認しておいてください．

4　皮膚科カルテの例

　カルテにはさまざまな書き方があります．基本的には，ほかの人が読んだときに患者さんの状態がすっと頭に入り，カルテを書いた医師が何を考え，何をしようとしていたかがすぐに理解できればよいカルテだと思いま

す．自分のスタイルができている方はこの項目を飛ばしてください．これから実習に入る方で記載方法がよくわからない方向けに1つの例をあげてみます．

イメージとしては，今，主治医として診ている患者さんをほかの医師にお願いしなければならなくなったときに，引き継ぎが即座に行えるような内容になっているかどうかを意識してカルテを書いてみましょう．

- **主訴**：部位＋自覚症状＋皮疹
- **病歴**：次の項で詳しく述べます（p32）
- **所見**：次の次の項で詳しく述べます（p43）
- **プロブレムリスト**：異常と思われる点をすべてあげます（**表1**）．診断が確定した場合は病名を書きます．「病名＋疑い」は不適です．先入観をなるべく排除した状態で所見や問題点を取りあげたほうがよいからです．ある程度診断能力がつくと，所見をとることとその評価（診断）を頭の中でほぼ同時に行っていますが，これは誤診の原因になることがあります．一歩一歩ステップを踏む慎重さが大切です．どんどん診断したがる無意識の欲求に対し，きちんと意識下でブレーキをかけながら所見をとっていくことが誤診を避けるために大切だと思います．

表1 ●プロブレムリストの1例

```
＃1    皮疹
＃2    発熱
＃3    AST, ALT, LDH高値
＃4    高血圧
```

評価：上記問題点の原因について評価します
　　　　　＃1,2,3：薬疹，ウイルスやリケッチアなどの感染症を疑う
　　　　　＃4　　　：10年前に診断され，近医で内服治療中．落ち着いている
計画：＃1,2,3：薬剤歴（種類と内服開始時期）の聴取と血清学的検査
　　　　＃4　　　：薬剤の中止あるいは他系統の薬剤に変更できるか，主治医に問い合わせる

文献・参考図書

1) 西山茂夫：ごまめの歯軋り，皮膚病診療16（1）：7，1994

Let's Try!

問題 練習問題①，②の写真にはどんな原発疹や続発疹を認めますか？
答えは次ページの裏ワザの後に記載します．

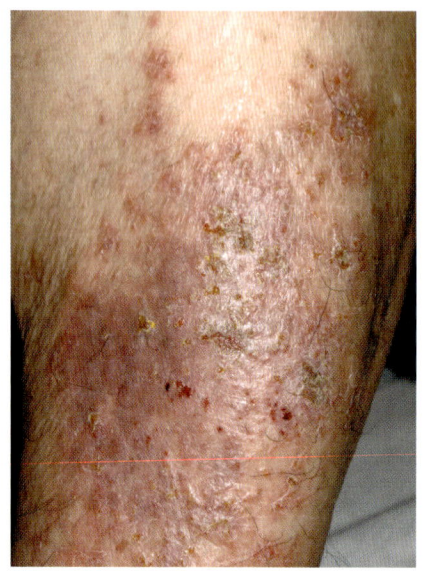

●練習問題①

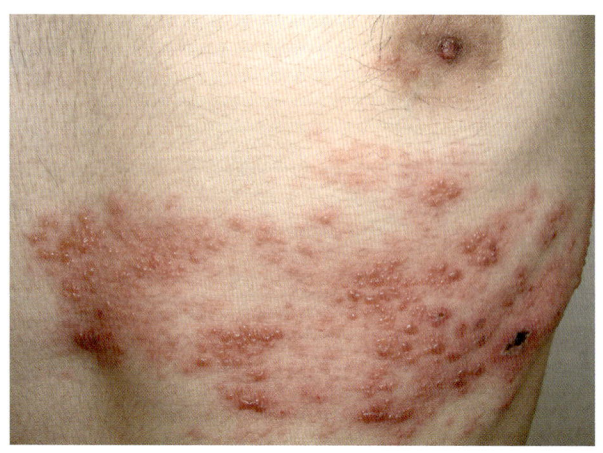

●練習問題②

裏ワザ 教員が患者さんの皮疹を指して，あなたに「この皮疹に認められる原発疹は何？」と聞いたときに，チラッとみて赤ければ，まっさきに「紅斑です！」と叫んでみましょう．ほとんどの皮疹（腫瘍を含め）は炎症を伴っていますので，かなりの確率で正解になるかもしれません．はずれても積極性を評価されるでしょう（なお，失敗しても筆者は責任を負いません．念のため）

解答

練習問題①：紅斑，点状の痂皮，点状の潰瘍，鱗屑，苔癬化

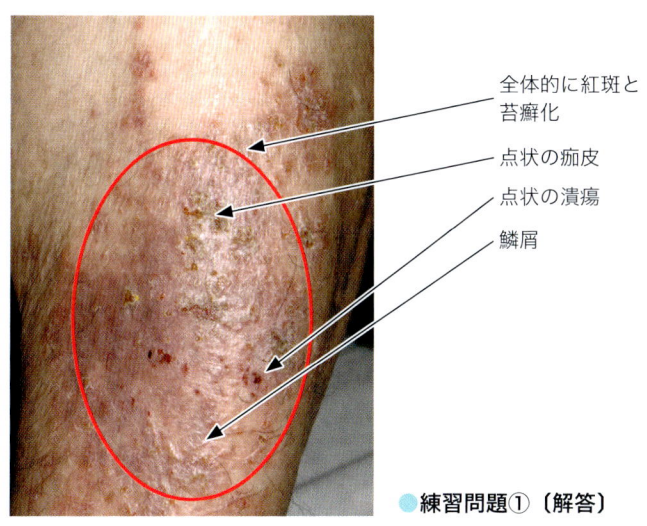

●練習問題①〔解答〕

練習問題②：水疱，紅斑．一部に潰瘍と痂皮（壊死組織含む）（帯状疱疹）

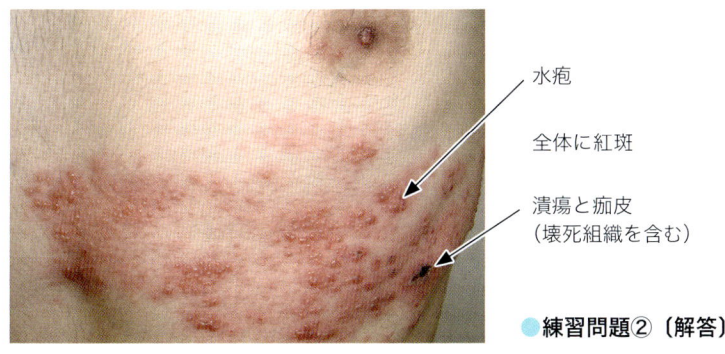

●練習問題②〔解答〕

1．皮膚科カルテの基本骨格

Lecture 1 皮膚科診療の基礎を身につける

2. 皮膚科の病歴のとり方
もし7つしか質問できないとしたら

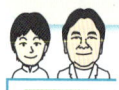

研修医 患者さんに「今日はどうされましたか？」とオープンに質問したら、「さっき問診票に書き込んだわよ！ 読んでないの!?」と言われちゃいました…

指導医 うん、言われてみれば確かにそうだね

研修医 それに病歴上何を聞いたらよいのか、ポイントもしぼりにくくていつも苦労します

指導医 そうだね。オープンに質問をすることはとても大切だけど、こちら側にある程度聞きたい内容が準備されていないとまとめにくいかもしれないね。ここでは病歴の基本的な骨格みたいなものについて考えてみようか

1 "今日はどうされましたか？"ではじめてよいか？

　診察室に入ってきた患者さんにはまず挨拶をし、それから問診しますが、最初の質問は「今日はどうしましたか？」でしょうか。答えがYes, Noではなく、患者さんが具体的な内容を答えることができるように最初はオープンに聞くよう教育されますね。

　でも、診察前に患者さん自身が問診票に受診理由を書き込んでいる場合には、この質問は少し変ですよね。「さっき、一生懸命書き込んだ私の苦労は何だったの！」なんて思う患者さんもいるかもしれません。問診票に部位（例えば足）などが書かれていれば「足に何かできてしまったのですか？」と聞いたほうがよいかもしれませんね。

　また、オープンな質問に対して、自分の症状をきちんと説明できる方であればよいですが、話がどんどん広がって、（医師はあまりよく話を聞いてくれなかったという経験があるせいか）何でもかんでも一度に全部話そうとする方がいます。今日皮膚科にかかった本当の目的を伝えるところまでたどりつかない方もいます。最初はオープンにお話しいただいてもよいですが、必要な項目を十分にお話しいただけない場合は、こちらからある程度限定的（クローズ）な質問をする必要があります。そのためにはあなたの頭の中に最低限必要な質問が準備されていなければなりません。

>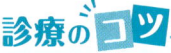
>
> **最初はそれほど詳しく聞く必要はない？**
>
> 　誤診の大きな原因は「思い込み」や「先入観」です．「20年前からあった」，あるいは「1週間前からはじまったと患者さんが言ったから」などの病歴は診断上重要ですが，患者さんの勘違いということも少なくありません．病理診断もそうですが，臨床情報がないほうが鑑別疾患を冷静にあげることができます．
>
> 　初回の問診時には簡単にポイントだけ聞いておいて，かつその情報を棚上げして皮疹を見る，また病歴を聞く，皮疹を見るというくり返しが必要です[1]．

2　もし7つしか質問できないとしたら，何を聞きますか？

　今，ある患者さんが右側頭部の痛がゆい皮疹を主訴に受診されました．現実にはありえない状況ですが，あなたはオープンな質問ができない状況にあるとします．これだけは外せないと思う限定的な質問を7つあげてみてください（現病歴，家族歴，既往歴…など，診察前に聞いておいたほうがよいすべての分野から7つです）．この質問がある程度必須なものであるならば，皮膚科だけではなく，めまいや腹痛で受診された場合でも当てはまる質問になるかもしれませんね．それと小学生でもわかるような言葉で聞いてくださいね（注文が多くてスミマセン）．

　以下は今まで学生さんがあげてくれた例と，私の突っ込み（指導医としては，まず発言してくれたことに感謝し，少し誉めてから突っ込みます）です．

- いつからですか？…これはすぐ出ます．大切ですね
- どこがかゆいですか？…患者さんはすでに頭がかゆいと言っていますが，この質問でいいですか？
- どのようなかゆみですか？…いつ，どこが，ときたら，どのようなという質問をあげるのは至極当然です．聞いて悪い質問ではありませんが，皮膚疾患をかゆみの種類で診断するのは難しいと思います．痛みの種類は診断に役立つことがあります

- 増悪因子？ 誘因？…患者さんへの質問はきちんと文にしてね．体言止めになっているよ．それにゾウアクインシ？ ユウイン？ では小学生にはわからないよね．かゆみがひどくなることがありますか？ どういうときにかゆみが強くなりますか？ 何か原因として思いあたることはありますか？ でしょうか
- ほかにかゆいところはありませんか？…聞いてもよいけど，本質から逃げていませんか？ まず主訴に焦点を当てましょうか
- アレルギーはありませんか？…あなた自身はどのような回答（疾患や臨床症状）を期待していますか？
- 卵のアレルギーはありませんか？…どんな症状が出たか想定していますか？ ソバやエビ，カニ，果物，などは聞かなくてよいですか？ 化粧品は？ 仕事で使用する化学物質は？ 家に置いてある観葉植物は？ ペットは？
- 今までに何か大きな病気をしたことはありますか？…過去の病気も大切ですが，今現在かかっている持病は聞かなくてよいですか？

　皮膚の病気をほとんど知らない学生さんや研修医には酷な質問ですね．でも，自分の頭の中に病歴を構成するうえで最低限必要な骨格がないと，15分聞こうが30分聞こうが病歴は完成しません．最初は重要な要素を聞き出して骨格をつくることが大切です．骨格ができてから詳細な病歴をはめ込んでいくとよいと思います．

memo 絨毯爆撃検査と玉手箱診断

　患者さんが診断に役に立つことを何か言ってくれないだろうか，あるいは，とりあえず検査もできる限り広く出しておいて（絨毯爆撃），何か診断に役立つ結果が出ないだろうか，と期待する気持ちは大変よくわかります．私もやります．「とりあえず血液検査」「とりあえず画像検査」「とりあえず生検してみる」，などです．

　でもこれは開けてみるまでお楽しみの玉手箱診断です．玉手箱を開けてそこにあるものを組み合わせて診断を行うという方法は効率が悪く，また意味のある正常値（正常所見）を見逃す可能性もあります．可能な限り病歴と皮膚所見から鑑別診断をあげておいてから検査に進むという態度が（時間が許す場合は）理想です．疾患を知らない学生さんや研修医には酷ですね．

> **memo** 診断能力を上げるには
>
> 皮膚科に限らず，"特徴的な病歴を覚える"のが診断能力の向上につながります．症例報告を読むときには，まずはその疾患に最も特徴的な病歴上のポイントを2〜3個選んで覚えるとよいと思います．検査所見や病理所見はもちろん大切ですが，検査をする必要のある疾患かどうかは問診や皮膚所見を見た段階で決めないといけないからです．common diseaseのほとんどは，皮疹を見なくても患者さんからお話を聞くだけで想定できるようになります（下の「診療のコツ」参照）．

診療のコツ

病歴から疑う皮膚科のcommon disease

いくつか例をあげてみます．なお，あくまでも「疑い」ですので，病歴のみで治療を行うことはやめてくださいね．

- 夜中に全身に非常にかゆい皮疹が出た．翌朝は消えかかっていたが，夕方からまた出た〔→ 蕁麻疹〕
- 以前からしこりがあったが，1週間前より赤くなって痛くなってきた〔→ 化膿性粉瘤〕
- 1年前から顔に赤い皮疹ができてほてる．何件か皮膚科をまわったが，薬をつけると治るが，止めるともとにもどってしまう〔→ ステロイド外用剤による酒さ様皮膚炎〕
- 数日前から右胸が痛くて湿布を張っていたらかぶれた（あるいは虫に刺されたかもしれない）〔→ 帯状疱疹〕
- 風邪をひくと口唇に水疱ができる〔→ 単純ヘルペスか固定薬疹〕
- 子供の足の裏にタコができた〔→ ウイルス性疣贅〕
- 熱が出て，喉が痛くて，舌や唇がしみる．ピリピリする皮疹も出てきた〔→ Stevens-Johnson症候群〕

3 二次元グラフによる基本骨格をつくる（はじまり，経過，そして介入）

病歴には基本骨格というものがあると思います．二次元グラフを想像してください．縦（y）軸が病勢（症状の強さ），横（x）軸が時間です．ここに二次元グラフが書けるように質問を考えてください（図1）．

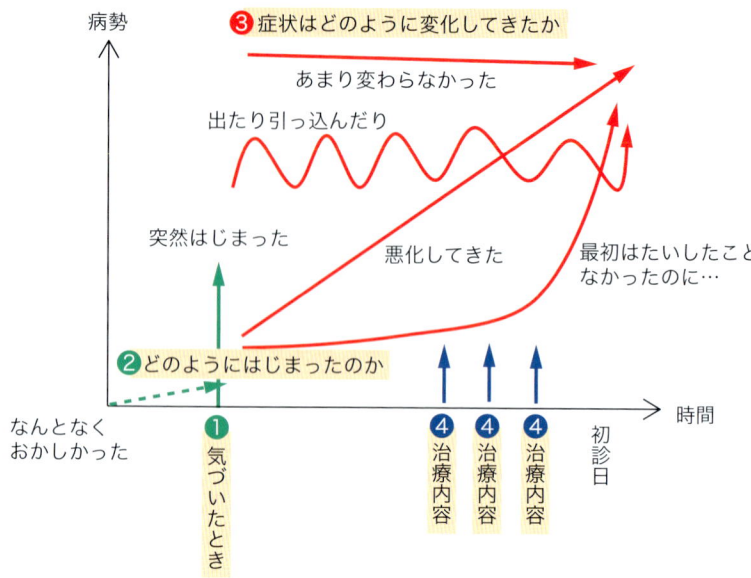

図1 ●病歴を二次元グラフで表現する

1）発症時期

　そうですね．まずこれが起点になります．細かいことを言うと，「いつからはじまったか」よりも「いつ気づいたか」でしょうか．
　例えば，
　医師「その症状はいつからですか？」
　患者さん「はっきりとはよく覚えていないのです」
　医師「はじめて気づいたのはだいたいいつごろですか？」
　はじめて気づいたときが図1の❶x座標になります．そのときの症状の強さがy座標になります．

第1の質問　いつごろ，その症状に気づきましたか？

　次に，はじめて症状に気づいたときの状況も聞かなければなりません．

36　どう診る？ どう治す？　皮膚診療はじめの一歩

2）どのようにはじまったのか？

　例えば血管に関係する病気（脳出血や脳梗塞など），皮膚科なら接触皮膚炎や薬疹などのアレルギー疾患や感染症はいきなりはじまることが多いと思います．突然はじまった場合は，「直前に何か変わったイベントがなかったか」詳しく聞くことが原因究明のために必要です．逆になんだか知らないうちに症状が出てきた（だらだらはじまったみたいだ．グラフのはじまりは気づいた時点からさらに過去に向けて点線になる）というような病歴は，癌や変性疾患，沈着症，肉芽腫，代謝性疾患などに多いパターンでしょうか（図1❷）．

第2の質問 ある日突然はじまったのですか？

3）症状の強さと変化

　次に今日（初診時）の症状の強さを座標上にプロットしなければなりません（図1❸）．今日の症状のy座標は，異常にはじめて気づいたときの症状よりよくなっているのか悪くなっているのかを知らないとプロットできませんね．はじめて症状に気づいたときと今日の状態の2点をプロットし，2点間に線を引くためには，次のような質問が必要です．

　　症状が出てから今日までの間に，
　　・悪くなっているのか？　よくなっているのか？
　　・ずっと症状は続いていたのか？
　　・いったんは治ったのにまた出てきたのか？
　　・出たり引っ込んだりしていたのか？（グラフは波線になります）
　　・一貫して悪くなってきているのか？（グラフは右肩上がりになります）
　　・症状の出はじめのころはたいしたことはなかったが，ここ数日で急に悪化したのか？（対数のグラフのようになります）

第3の質問 その症状は今日までの間に変化しましたか？
　　　　　　（だんだん悪くなってきていますか？）

診療のコツ

ずっとあった

　例えば症状は1年前より続いていたとおっしゃる患者さんの中には，本当は1年前の症状は1〜2カ月で完全に治ったが，今回の受診の2〜3カ月前に再度症状が出た（本当は症状の山が離れて2つ）ということを「ずっとあった」と説明する方がいます．同じものと認識しているか，あるいは細かく説明するのが面倒臭いからかもしれません．

　断続的に皮膚症状が出ている場合は，不定期に時々行う行為（毛染め，風邪のときの鎮痛薬など）が原因となっていることがあります．また，蕁麻疹の診断には，時間単位で皮疹が出たり引っ込んだりするという病歴が重要ですが，1つの皮疹（個疹といいます）は1時間で消えても，隣に新しい皮疹が出たため，「ずっと出ていた．消えない」と表現される患者さんがいます．1つの皮疹を指して，「これはいつ出たの？」と聞かなければいけません．

注意！

今回の症状に関係ある，あるいは関係があるかわからないが自分の病歴のすべてを医師に知っておいてもらいたいと考える患者さんの中には，生後にかかったすべての病気について話しはじめ，今出現している症状の病歴にたどりつけない方がいます．このような場合には，「今ある症状は，いつから出たのですか？」と時間軸を区切ると整理しやすくなると思います．上手に病歴の聴取ができれば，患者さん自身の頭の中が整理され，「そういえば○○してからおかしくなったかも…」と，診断の糸口が患者さん自身によって発見されることがあります．

4）治療歴

　今回の症状に対して何か治療はしなかったか，それはいつからいつまで使用したのかを聞かなければなりません．近くの医院で薬をもらった（注射をした），家にある薬をつけた，家族の薬をもらって飲んだ，自作のアロエ軟膏を塗った，などです．前述の二次元グラフのx軸の下に上向き矢印で治療内容を記入してみましょう（図1❹）．

　以下に**治療歴を聞く目的**を示します．

- **受診時の症状が治療により修飾されている可能性がある**

　本来の症状はもっとひどいはずなのに，来院前の治療で少しよくなっている（あるいはマスクされている）．出たり引っ込んだりしている症状の波が薬剤によって起こされている（発熱と解熱薬の関係など）．

- **治療自体が現在の症状の原因になっている（医原病）**

　治療歴を聞く一番の目的はこちらです．医療（医師によるものだけでなく本人や家族や隣人によるものを含め）は善意の行為です．善意は拒絶できませんし，それが問題の原因になっているとは考えにくいものです．例えば，治らない傷の原因が，使用していた消毒薬や外用剤であったという例は少なくありません．「症状はいったん軽快したが，また悪化してきた」というような病歴では治療歴がとくに重要になります．

> **注意！**
>
> この質問はかなり穏やかに，やさしくしないと，患者さんは真実を語ってくれないことがあります．怒られるのではないかと思うからです．

第4の質問 この皮膚症状に対して何か治療しましたか？
（何か塗りましたか？ 何か飲みましたか？）

5）持病とその治療（昔の病気より今かかっている病気）

　現在かかっている，とくに治療中の病気がないか聞きます．理由は以下です．

- **皮膚症状とリンクしている可能性がある**

　例えば内科で食道炎，整形外科ではリウマチで診てもらっている方が，手が冷たいと言って来院されたとします．強皮症を疑います（逆流性食道炎＋関節痛＋レイノーです）．強皮症の半数は確定診断時前に関節リウマチと診断されていたという報告があります．また，診断学からはずれますが，糖尿病の有無は皮膚の感染症の治療上重要な因子となります．例えば"サンフォード感染症治療ガイド"（ライフ・サイエンス出版）では，糖尿病の有無で蜂窩織炎（皮下脂肪の細菌感染）の治療薬が変わります．糖尿病があるとちょっとした感染症が命とりになります．

■ 薬疹の可能性がある

　手元に皮膚科の教科書がある方は，各論のところを適当に開いてみてください．聞いたことのない病名がたくさん載っていますね（失礼）．この病名の最後に「…型薬疹」とつけますときちんとした病名になります．先天性疾患や腫瘍を除くほとんどの皮膚疾患は薬剤で起こりうるということです．さすがに薬でメラノーマはできませんが，関節リウマチの患者さんにメトトレキサートで悪性リンパ腫ができることがあります．中毒の診断は，それ自体が治療に結びつきます．

診療のコツ

「まず中毒を疑え」

　という，私がいつも肝に銘じている言葉があります．西山茂夫先生（北里大学名誉教授）のお言葉です．診断学ではまず中毒の可能性を考え，それが除外できたら次に感染症と悪性腫瘍の鑑別に入れ，という考え方です．不明熱が続いていれば，まず薬剤熱を疑うように，髪の毛が急にばらばら抜けはじめたら，飲み水の汚染や薬剤を疑わなければなりません．膠原病や難しい代謝性疾患や変性疾患などの鑑別は最後でよいのです．

第5の質問 現在，ほかの科からもらっている飲み薬は何かありますか？

第6の質問 持病（内科などにかかっている病気）は何かありますか？

　おやっと思われたでしょうか？　患者さんに第6の質問からぶつけると，ときどき（けれど少なくはなく），「ない」と答える方がいます．そのような方に第5の質問をすると，「血圧の薬とぉ，胃の薬とぉ…」というお答えが返ってくることがあります．持病を特別な病気と認識していない方がいるということです．お互い気まずくなることもありますので，上記順番で聞くようにしています．

6）薬のアレルギーの既往

　診断のために役に立つことはそれほどありませんが，何らかの治療を予

定している場合は，7つの質問の中では最も重要な質問になります．救急部では，患者さんが運ばれて来たときに（本人に意識があるか付き添いがいる場合には）必ずこの質問をしています．薬剤アレルギーの既往を患者さんはあまり話してくれません．遠慮しているのかもしれません．しかし医師には聞く義務があります．聞かないで事故（アナフィラキシーショック）などが起きれば医師の責任が問われます．患者さんと自分を守るために必ず聞きましょう．

第7の質問 今までお薬を飲んだ後や注射した後に具合が悪くなったことはありませんか？

7）そのほかの質問は？

アレルギー歴は？ 家族歴は？ 職業や趣味は？ 過去の病気はどうしましょう．骨格ができたらどんどん聞いてください．ただし，ちょっとした注意点（かなり独善的ですので無視していただいてよいです）も書いておきます．

■「特記すべき事項はなし」は使えない？

何を聞いて，何があって，何がなかったのかが記載されていないと，後でカルテをみた別の医師には何の情報にもなりません．「家族歴に特記すべきことはなし」ではなくて「同居人に同症なし」であれば，少なくても同居人に症状が起きやすい感染症などの診断の助けにはなります．アレルギー歴も同じです．「花粉症なし」などと具体的に記載したほうが使えます．なお，**「ない」という陰性所見もとても大切**ですので必ずカルテに記載してください．

■「何か今まで食べ物でアレルギーを起こしたことがありますか？」は何を想定しているのですか？

皮膚科に研修に来ているからでしょうか．学生さんはよくこの質問をします．別にしてはいけない質問ではありませんが，「アレルギーって何ですか？」「どういう症状を想定しているのですか？」「飲み物は聞かなくてよいですか？」「身の回りにあるものすべてを聞かなくてよいのですか？」などと意地の悪い質問をしたくなります．私は症状のほうから聞くようにしています．

・喘息はありますか？
・蕁麻疹（ミミズばれが出たりひっこんだりする）は？
・花粉症は？

以上即時型アレルギーですね．このような症状があれば，

・症状が出る前に何か食べたり飲んだりしたものはありますか？
・それは現在の症状と関係ありそうですか？

などと聞きます．

何かにかぶれたことは？

接触皮膚炎は遅延型反応ですね．このような症状があれば，

原因として思いつくものはありますか？

などと聞きます．

文献・参考図書
1）西山茂夫：皮膚科診断学，再び．皮膚病診療 15（5）：373，1993

Lecture 1　皮膚科診療の基礎を身につける

3. 皮膚所見のとり方

研修医　先生，皮膚所見が上手にとれません…．私の下手な文章より，いっそのこと写真を貼っておいたほうがよいのではないでしょうか？

指導医　だいぶ苦労しているようだね．写真があるなら言葉による説明はいらないのではないか？　と考えるのは当然だよね．ここでは所見を言葉で表現しなければならない理由についてちょっと考えてみようか．それと，皮膚所見を簡単にとれるようになる練習方法を紹介するね

1　感覚を言葉にしなければならない理由

医師がまだまだコンピュータに優れる点は，五感（場合によっては六感）でしょうか．診察では，視覚（皮疹，病理，CTやMRIの画像），触覚（リンパ節や腫瘍，腹部の触診），聴覚（聴診），嗅覚（緑膿菌などの臭い，皮膚科では粉瘤や有棘細胞がんのふやけた角化物の臭い，ガス壊疽の甘い腐臭），など，さまざまな感覚を動員して所見をとっています．

視覚については，技術の進歩により，カルテ上でさまざまな画像を見ることができるようになりました．皮膚科では昔から皮膚の所見をカメラで撮影し，以前はスライド，現在はデジタル画像として保存し，カンファレンスのときなどに使用しています．きれいな写真があるのなら，これをカルテにペタッと張っておけば，とくに説明はいらないのではないか，という疑問がわきます．ではX線写真も病理所見も写真のみでよいのでしょうか？　視覚を含め，医師が所見を言葉で残す理由は以下であると思っています．

① 同じ画像を見ても，見る者の専門性（読影能力）によって見えているものは異なります．医療は共同作業ですから，診断能力の高い者が言葉で所見を残しておく必要があります．

② 言葉に変換するためには，感覚を言語化する作業が必要になります．そのためには，所見をある程度頭の中で明確にしないといけません．これは診断学で非常に重要なステップです．異常所見を明確化する作業が診断の重要な過程になるわけです

話はそれますが，私が研修医時代の話です．ある学会でオーソリティーが「細胞の異型性は30年ぐらい経験しないとわからない」と言ったのを聞いたことがあります．これを聞いてかなりがっかりした反面，（えらそうにも）「いや，形態の多くの部分は言葉で説明可能ではないか」と思いました．確かに経験がないと理解できない事柄はたくさんあります．しかし，初心者に言葉できちんと納得してもらえない場合は，自分自身も完全に病態を理解していないことが多いのではないかと個人的には思っています．

memo 無意識に感じているものを意識するには

　古代ギリシャ，古代インド，ヘブライの書物では色の表現は乏しく，例えば"空が青い"という表現はどこにも認められないそうです．古代の人々の色覚に問題があったわけではなく，意識して表現する必要がなかったせいではないかという説があります．また，無意識に見ているものを認識するためには言語野の利用が必要であるとの実験結果があります．さらに言語表現（思考方法）は感覚自体に影響を与え，認識している色調さえ補正（変化）してしまうことも知られています．言葉と感覚との関係を考えるうえで興味深い事柄だと思います[1]．

memo 初心者からの素朴な質問は指導医を育てる

　学生さんや研修医あるいは患者さんからの素朴な質問には，疾患の本質にかかわる重要な問題が含まれている場合が少なくありません．私の場合は基礎的な知識が乏しくて質問に答えられなかった，あるいは見栄を張っていい加減な説明をした後に調べなおしてみたら間違っていた，などという経験がたくさんあります．

　例えば「異常角化細胞と細胞壊死とアポトーシスはHE標本上でどう見分けるのでしょうか？」とか，「膠原病は一生治らないのでしょうか？」とか，「サルコイドーシスでACEが高いのに血圧はなぜ影響を受けないのでしょうか？」とか，いろいろです．答えが明らかになったらトップジャーナルに載るような核心をつく質問もあります．

　学生さんは研修医に，研修医や若い先生たちは上の先生にどんどん質問しましょう．あなたの質問が指導医を育てます．

> **診療のコツ**
>
> **粉瘤の内容物の臭いは有棘細胞がんの臭いだ**
>
> 　五感の中で臭覚が役に立つのは，例えば緑膿菌の甘い臭いなどでしょうか（でも色ですぐわかりますね）．粉瘤（上皮様囊腫）も内容物は臭いです．ふやけた角質の臭いです．絞ると頂上の孔から白くて臭い角質がにょろにょろと出てきます．独特の臭さです．感染を起こした粉瘤を切開し，内部を絞っているときに内容物が飛び出して顔にかかったことが何度かあります．臭いが残りかなりつらい思いをしました．
>
> 　さて，この臭い（経験のない方は全くつまらない内容かもしれませんが），ある程度の量の角質がふやけて雑菌が増えると同じような臭いがします．例えば進行した有棘細胞がん，爪の下にできた有棘細胞がん，内部で角化が進む膿皮症，毛包系腫瘍などです．メラノーマは進行してもあまりこのような臭いはしません．爪が破壊されていて何か赤い腫瘍ができているときは臭いを嗅いでみます．粉瘤の臭いがすれば，爪の下で角質が増える疾患，イボや有棘細胞がんを疑います．

2　絵から言葉を，言葉から絵を想像する

　心電図でST上昇と言えば，皆さんの頭の中には特徴的な波形が思い浮かぶと思います．視覚から得た情報を言葉にしても，それをほかの方が読んで同じ物が頭に浮かばないと意味はありません．

　皮膚所見をとるのも同様です．あなたが書いた文章を見て，ほかの人が同じ画像を思い浮かべることができれば所見としてはほぼ完璧になります（図1）．

　最初はカルテの所見欄に皮膚所見を書くのはきついですね．何を書いてよいかわかりません．1～2行で終わってしまうこともあるかもしれません．そこで，皮膚所見をたくさんとれるようになる（カルテにたくさん所見が書けるようになる）練習方法を紹介します．10年ほど前より学生さんの皮膚科実習の初日に行ってきたトレーニング法です．

Dr. Aの診察と記載

画像

記載

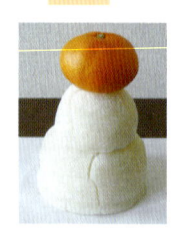

球を上下から少し押しつぶした形の3つの物体が積み上がっている．一番下の物体は丸みを帯びた円柱状で直径10cm，高さ6cm，白色で表面に粉状の物質の付着を認め，縦方向に幅2mm 長さ6cmの亀裂が走っている．この物体の上に直径7cm 高さ5cmのドーム状の物体が載っている．表面の正常は下の物体と同じで，縦方向に亀裂がある．その上に載る物体は直径5cm 高さ4cm，橙色で表面に光沢と細かい凹凸がある．上端の面の中央部に緑色の茎の切断面を伴う

Dr. Bの想像

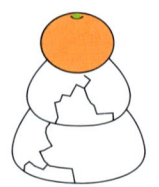

図1● 絵から言葉を，言葉から絵を

Dr.Aが画像を見てその情報を文章で表す．その文章からDr.Bが画像を想像して絵にする．Dr.Bの絵が画像に近ければ，文章できちんと表現できていることになる

3 皮膚所見をとる練習方法
（言葉だけで正確な絵を再現してもらえるか？）

　通常は4〜5人のグループで行っています．最低2人いればできますが，可能な限り皮膚科医に同席してもらうか，後で臨床写真とそこから抽出できた所見（文章）を皮膚科の先生にチェックしてもらえるとよいと思います（図2）．何例もやる必要はなく，普通は1〜2症例やればあとは自分ひとりで所見がとれるようになります．ここでは皮膚科の臨床実習で行っている様子を紹介します．所要時間は説明まで入れて30〜40分です．

① まず，指導医が教科書に載っているある皮膚疾患の写真を選びます．皮疹に特徴がある症例がよいと思います．おすすめは網状皮斑や多形滲出性紅斑です（図3）．臨床写真（文字は隠す）を1人の学生（学生A）に見てもらい，残りの4人（学生B）が正確に絵を再現できるように言葉で説明してもらいます．絵を見ている学生Aは，残りの4人（学生B）

学生Aの言葉を板書する教員

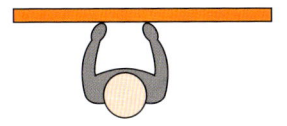

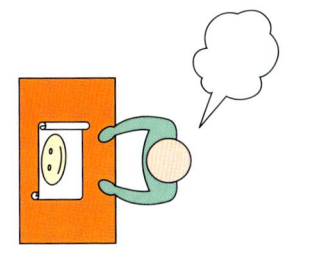

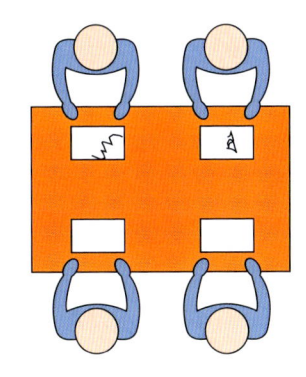

学生A：臨床写真から言葉を紡ぐ

学生B：言葉から絵を描く

図2● 配置図

が何を描いているかわからないようにします．

3人いるときは，1人が写真を選び，もう1人に所見をとらせ，残りの1人に絵を描いてもらう，というやり方がよいかもしれません．2人しかいないときは，所見をとる1人が教科書の索引から多形滲出性紅斑や皮斑のページを探し，文章を隠して写真のみを見て所見をとるようにするとよいでしょう．

② 絵を描く側（学生B）は各自独力で説明を聞きながら絵を仕上げます．相談は禁止です．

絵を描く学生B側には，あまり想像して書かないことと，説明から落ちている必要な情報があれば書き留めておくように言っておきます．

③ そして，スタート．

すらすら淀みなく表現をはじめる学生もいますが，「うーん」と頭をかかえて，言葉がなかなか出てこない学生もいます．残りの4人が描く絵もなかなかバリエーションがあります．

3．皮膚所見のとり方　**47**

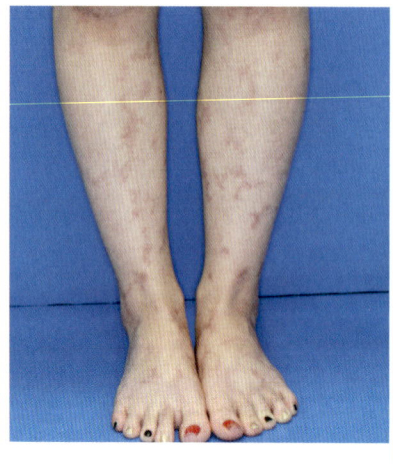

A 網状皮斑　　　B 多形滲出性紅斑

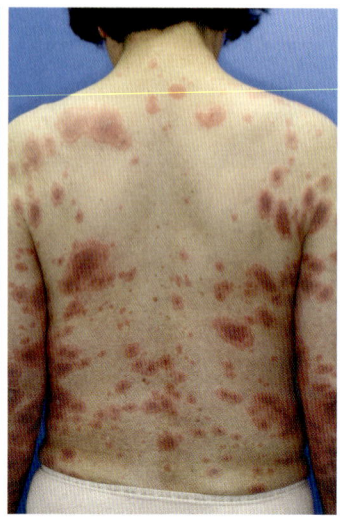

C 帯状疱疹

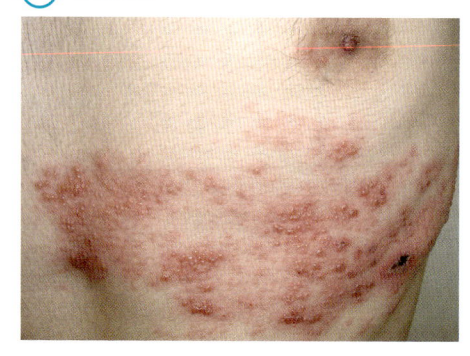

図3● 練習用症例
網状皮斑（A）や多形滲出性紅斑（B）のような特徴のある症例を選ぶとよい

④ 少し時間がたったら，写真を見て説明している学生Aに，皮疹の形に1番似ていると思うもの（身近にあるもの）を例にあげるように言います．これはけっこうきついようで，多くの学生はさらにうなります．脳みそがいやがっているのがわかります．学生Aが「思い浮かばない」と答えた場合には，過去の実習では，後でいくつかの例をあげると，「あーあーなるほど」と納得することが多いので，できれば1つはあげるようにと言います．さらに脳は苦しみます．

48　どう診る？どう治す？　皮膚診療はじめの一歩

⑤ ここまで来たら，1回，写真を見ていた学生Aに無言で4人の絵をみてもらい，また写真の前にもどってもらいます．ここで，4人の絵の違いがどこにあるのか，そして自分の表現に何が足りなかったのか，ということを自覚してもらい，追加の説明をしてもらいます．
⑥ 次は答え合わせです．絵を描いていた4人に教科書の写真を見せます．自分の絵に満足する者，説明された所見の不十分さに不満を漏らす者，いろいろです．それから，最適な表現を5人に検討してもらいます．表現方法に文句を言った学生には，もっとよい表現があればあげるように言います．絵を描いていた学生B側にも写真を見せて実際に近似できるものを例としてあげるように言うと，絵を見て説明していた学生Aの苦労を実感することになります．ここで絵を見て説明していた学生Aを褒め，苦労をねぎらいます．
⑦ 近似する表現については，過去の実習で学生があげてくれた例をいくつか紹介すると，たいてい「あー，なるほど」と言います．一種の「あは」体験でしょうか．
⑧ 最後に，教科書の皮疹の説明を読んでもらいます．多くは教科書の表現より，自分たちの説明のほうが正確ではないかという印象を持ちます．教科書に出ている医学用語による説明とそこから思い浮かべる画像にズレがあるからです．用語は覚えないと国家試験に落ちますので，きちんと覚えてもらいます．一方で，実際の患者さんを前にしたときは，教科書的な記述のままでは診断できないことがあることを感じてもらいます．1回これをやりますと，2回目はとても上手に所見をとれるようになります．
⑨ まとめに入ります．
たくさん所見がとれたと思います．でも，これらの所見はすべて修飾語になります．最後に原発疹をあげて終了です．「今まであげてくれたさまざまな所見」を呈する＋紅斑（丘疹，結節，膿疱，水疱），などと記載されます．きちんととれた所見であれば，言葉のみをメールで全国の皮膚科専門医に送れば，かなりの精度で似たような診断名が挙がってくると思います．
⑩ 最後に，絵を描くのに最低限必要なポイントを書いておきます．しかし，以下を読まなくても，「どうやったら写真をみていない相手に正確な絵

を描かせることができるか」ということを常に意識して所見をとれば，多くの所見をとれるようになります．

4 皮膚所見をとるときに必要な表現

1）部位（図4）

両側か片側（右，左）かという所見が落ちやすいので注意しましょう．

2）大きさ

cmやmmで記載します．腫瘍については高さも記載しておくと手術以外の治療を行うときやケラトアカントーマという自然に縮小していく腫瘍の経過をみるときに参考になります．**とくに腫瘍性病変については小豆大，鳩卵大，手拳代，小児頭大などのサイズが定まらない表現を使ってはいけません．**あなたは鳩の卵をみたことがありますか？　例えば有棘細胞がんや皮膚付属器腫瘍の病期分類には2 cm以下か超かという情報が必要です．切除後に有棘細胞がんと判明したが，カルテにはコイン大としか記載されていなかった場合，TNM分類ではTx（原発巣の評価不能）になってしまいます．たくさんの皮疹が出ている場合は○○～○○cmなどと表現します．

3）色〔鮮紅色，淡紅色（ピンク），暗紅色，紫紅色，黒，青，茶，など〕

色は診断上とても重要です．鮮紅色（フレッシュな赤やピンク）は発症早期であることを示し，暗紅色は少し時間が経った病変，紫がかった赤は細胞傷害性の疾患（基底層の液状変性や表皮細胞の壊死を伴う疾患：SLE，皮膚筋炎，GVHD，扁平苔癬，固定薬疹など）を疑います．例えば皮膚に3cm大の充実性の結節があり，色が暗紫紅色であれば，血管腫，転移性腫瘍，メラノーマ，悪性リンパ腫，メルケル細胞がん，肉腫，抗酸菌や真菌感染症などを疑います．つまりあまりよい色ではありません．しかし，これが淡いピンク色であれば，偽のリンパ腫（虫刺されによるなど）などの炎症性の病変を考えたりします（個人的な印象です）．結局は生検をしないといけませんが，身構え方に差が出ます[2]．

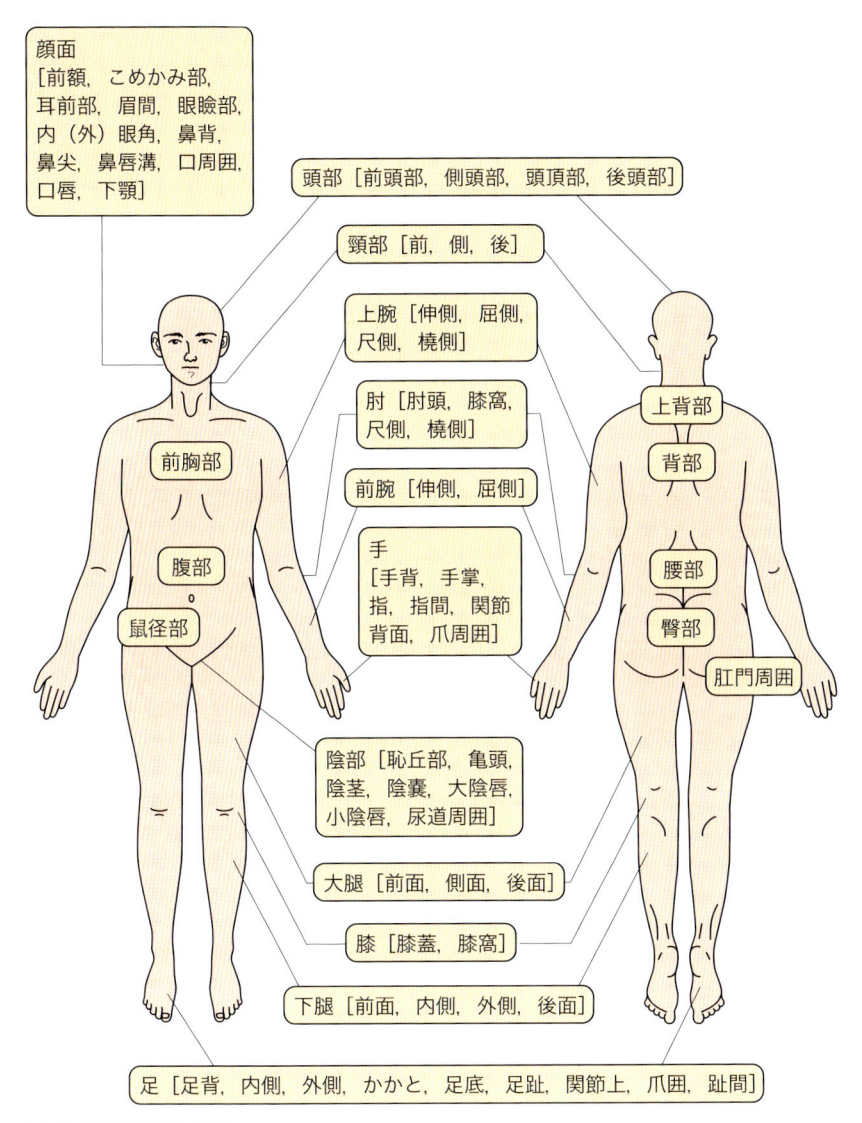

図4 ● 部位表現の例

顔面
[前額, こめかみ部, 耳前部, 眉間, 眼瞼部, 内（外）眼角, 鼻背, 鼻尖, 鼻唇溝, 口周囲, 口唇, 下顎]

頭部 [前頭部, 側頭部, 頭頂部, 後頭部]

頸部 [前, 側, 後]

上腕 [伸側, 屈側, 尺側, 橈側]

肘 [肘頭, 膝窩, 尺側, 橈側]

前腕 [伸側, 屈側]

手 [手背, 手掌, 指, 指間, 関節背面, 爪周囲]

前胸部

腹部

鼠径部

上背部

背部

腰部

臀部

肛門周囲

陰部 [恥丘部, 亀頭, 陰茎, 陰嚢, 大陰唇, 小陰唇, 尿道周囲]

大腿 [前面, 側面, 後面]

膝 [膝蓋, 膝窩]

下腿 [前面, 内側, 外側, 後面]

足 [足背, 内側, 外側, かかと, 足底, 足趾, 関節上, 爪囲, 趾間]

1 皮膚科診療の基礎を身につける

4）形

円形, 楕円形, 不整形, 線状, 枝状, 網（目）状, 的状.

不整形であれば悪性，整っていれば良性という印象を持つかもしれませ

3．皮膚所見のとり方　51

んが，必ずしもそんなことはありません．中年以後に顔にたくさんでき，メラノーマや基底細胞がんと鑑別が必要になることが多い脂漏性角化症という疾患は良性ですが基本的に不整形です．逆に，円形でお椀をふせたような病変は，良性疾患だけではなく，がんの皮膚転移，悪性リンパ腫，メルケル細胞がんのように増殖スピードが速い悪性の疾患にも認められます．

5）分布

対称性，集簇性（1カ所にぐちゃっと集まっている），皮膚割線に沿った，びまん性，散在性などの表現方法があります．

皮膚割線にそった分布をする疾患にジベルバラ色粃糠疹とカポジ肉腫があります．

診療のコツ

習得度のチェック（指導医向け）

皮膚所見をとる練習をしてから2～3日後に外来で学生と一緒に患者さんを診る機会があったら，こんなチェックをします．まず患者さんの皮疹を見てもらうように学生に言います．たいていは遠くから2秒ぐらい見て「ありがとうございました」と終わりにしてしまいます．そんなときは，「では別の診察室で実習している学生さんが正確に絵が書けるように文章にしてください」と振ります．多くの学生さんは「もう1回見せてください」と患者さんに再度お願いすることになります．これを1回やりますと，いつ同じように振られるか学生さんは身構えますので実習中はしっかり皮疹を見るようになるかもしれません．

文献・参考図書

1）『言語が違えば世界も違って見えるわけ』，ガイ・ドッチャー 著，椋田直子 訳，インターシフト，2012
2）西山茂夫：有茎性の丘疹．皮膚病診療 16：885, 1994

Let's Try!

問題 練習問題①〜③で実際に所見をとってみましょう．可能な限り自分で所見を文章化してから次のページの解説を読んでください．解説を読む前に，この写真を見ていない方にあなたの表現した文章を渡して，絵にしてもらってもよいかもしれません．

以下の質問にも答えて下さい．
* 1番似ているものは何ですか？
* 原発疹は何ですか？

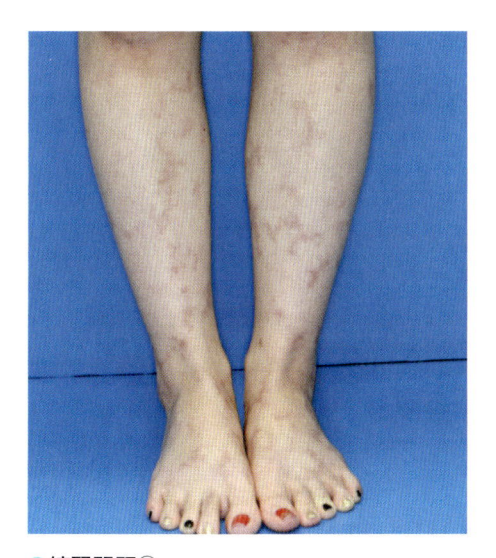

●練習問題①

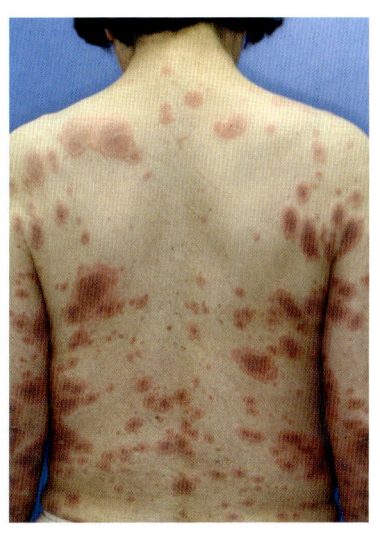

●練習問題②

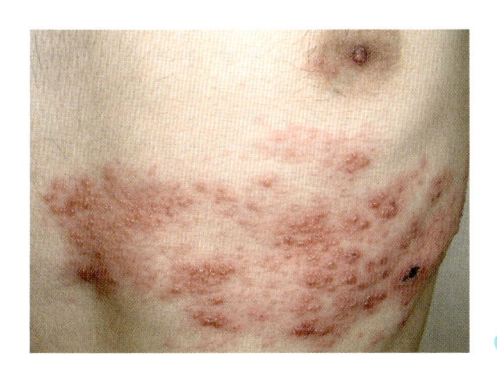

●練習問題③

3．皮膚所見のとり方

Let's Try!

解答　**練習問題①の表現例**

両側の下腿前面から側面および足背に,	……部位（両側か片側かを忘れないようにね）
幅数mm，長さ1～5cmほどの,	……サイズ
くすんだ紫赤色の（全体的に同じような色合い）,	……色
線状やコイル状で辺縁が毛羽立った,	……形
（稲妻状，ちぎれた毛糸状，ミミズ腫れ様，ちぎれてボロボロになった網状，枝状）	……近似表現
紅斑が,	……原発疹（写真ではわかりにくいですね）
下腿左右に15個程度ずつ	……数
下腿前面を中心に両側面に散在している	……分布
自覚症状はない	……最後につけます（写真ではわかりませんが）
紅斑	……原発疹（主人公です）

病名：皮膚型結節性多発動脈炎

解説：皮膚や皮下脂肪の血管網は筋肉から垂直に上がってきた血管が水平方向にネットワークをつくり，さらにその面から垂直に血管が立ち上がり，また水平方向のネットワークをつくるといったことをくり返しながら表層に向かいます．このルートで動脈が血液を供給し，同じルート通って静脈で血液が戻って行きます．入浴や発熱で体温が上昇したり，逆に寒冷刺激で前腕や太ももに網目状の紅色斑を認めることがあります．きれいに整った網目です．

　練習問題①で認められる皮疹を網状皮斑と呼びます．納得いきますか？　こんな網が売っていたらあなたは購入しますか？「海に打ち上げられたボロボロの」などという形容詞をつけないと納得いきませんね．日本ではきちんと網の目になっている（閉じている）場合を網状皮斑，この図のようにちぎれている場合を分枝状皮斑として分けることが多いと

思います．前者は主に静脈，後者は動脈の異常によることが多いと言われています．自分で納得のいく形容詞をつけて表現できれば形態は覚えやすくなり，現場で使えるようになります．

　次に，なぜこんな奇妙な皮疹ができるのか考えてみます．皮膚や皮下脂肪の動脈がランダムに詰まったときにこのような皮疹が認められます．酸素分圧が低下している血管のチアノーゼをみているといわれています．大腿動脈などの太い動脈が詰まれば脚1本が壊死になります．練習問題①は表層のみの変化ですから，太い動脈には問題はなく，真皮と皮下脂肪織の境界あたりの細い動脈がランダムに詰まっていることを示しています．動脈が詰まるのは，内腔に物が詰まったか壁が壊れたときです．前者は塞栓（カテーテル操作後などに大血管の壁に付着していたアテロームが飛び散って流れてきて詰まった）や血栓（抗リン脂質抗体症候群），後者は壁が免疫学的に攻撃されて壊れる多発動脈炎（PN）などが代表的な疾患となります．

　つまり，練習問題①のような症状があったら様子をみてはいけないということになります．直ちに検査が必要になります．

＊　＊　＊

練習問題②の表現例

後頸部基部から背部，腰部，両上腕伸側に，	……部位
数 mm〜50 mm 大までの，	……サイズ
境界明瞭な	……境界
外側は濃いピンクで内側は暗紅色の，	……色
二重丸（虹彩様）を呈する，	……形
滲出性の	……次の紅斑の修飾語
紅斑が，	……原発疹
数十個（多発）	……数
ほぼ左右対称性で散在している．中央に比べて　腰背部の外側や上腕伸側では病変が大型で，　一部は癒合している	……分布
ピリピリとした灼熱感がある	……自覚症状（写真ではわかりませんが）

Let's Try!

病名：多形滲出性紅斑

解説：二重丸になるのが特徴です．細胞傷害性（液状変性と表皮細胞壊死）を起こす代表的な疾患で，粘膜疹を伴えばSteavens-Johnson症候群（粘膜皮膚眼症候群），薬剤性であればTEN型に発展し，死に至る可能性のある疾患の初期症状として重要です．

　中央部の暗紅色の部分は表皮真皮境界部の破壊や浮腫，表皮細胞の壊死などの程度が強いところで，水疱化することもあります．皮疹が少しむくんで盛り上がっている感じがわかるでしょうか．

＊　＊　＊

練習問題③の表現例

胸部（Th5あたり）の正中から左側胸部にかけて，	……部位
2～3mmの	……サイズ
水疱が	……原発疹
数mmのピンク色の紅斑を伴って	……サイズ，色，原発疹
上下幅7～8cmの帯状の範囲に集簇（ぐちゃっと集まっている様子）している	……部位と分布
側胸部には一部に1cm大の痂皮が付着している	……続発疹
痛む	……自覚症状（写真ではわかりません）

病名：帯状疱疹

解説：水疱を伴う代表的な疾患です．片側性の痛み，島状に分布するピンク色の紅斑と数mm大でサイズのそろった水疱の集簇が特徴です．神経痛を残さないために発症3日以内に治療を開始する必要があります．早期診断が重要です．しかし，水疱を全く伴わない場合や皮疹の数が少なく診断が難しい症例もあります．1年に10万人あたり600人が発症し，90歳までに半数弱の方がかかるポピュラーな疾患です．

Lecture 1　皮膚科診療の基礎を身につける

4．触診のしかた
皮膚腫瘍の触診，表在リンパ節の位置と触り方

研修医：触診は大切だと思いますが，いろいろ触っているより画像検査をオーダーしたほうが早い感じがするんですが…

指導医：画像検査の進歩により，腫瘍と周囲の状態などが術前に詳細にわかるようになったね．でも触診は大切だよ．画像検査より有益な場合すらあるんだ

1　表面の状態を確認する

　まず皮膚の表面の変化を観察します（図1）．

　腫瘍の表面の皮膚の状態が周りの正常の皮膚の質感（細かい皺の調子）と違っていれば［乳頭状，角化，ざらざら（粗造）］，腫瘍細胞が正常の表皮と入れ替わっているか，表皮以外から発生した腫瘍による影響が正常表皮に及んでいることになります．前者の場合は，通常は表皮を構成する

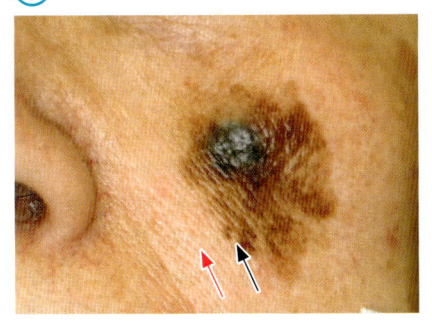

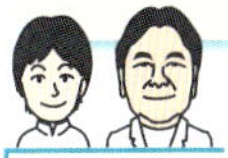

A）メラノーマ　　　　　　　B）脂漏性角化症

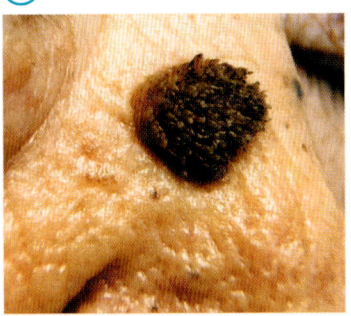

図1●表面の状態を確認する
A）正常部（赤矢印）の皺のパターン（皮野）と茶色の部分（黒矢印）の皮野のパターンは同じである．つまりこのメラノーマの辺縁（表皮内病変）ではメラノーマ細胞の増加と色素の増加のみで表面（表皮浅層）に変化はないと想像できる
B）乳頭状の変化を認めるので上皮細胞の増殖が起きていることがわかる（脂漏性角化症）

4．触診のしかた　　57

細胞，多くは角化細胞の腫瘍ということになります．表面がザラザラしていれば上皮系の腫瘍を疑います．脂漏性角化症や有棘細胞がんが候補にあがります．

もし表面がつるつるしている（伸展されている）が表皮の状態が正常であれば，表皮下から圧迫を受けていることを示します．例えば基底細胞がんは上皮系ですが，基底層から上層には進展しないので上層に正常表皮が残ります．そのため表面はつるつるとしています（図2A）．

表皮は正常だが盛り上がっている場合は，汗腺や毛から発生した腫瘍や非上皮系の腫瘍（線維芽細胞系，筋肉系，血管系，神経系，リンパ腫）や転移性腫瘍などが疑われます．また表皮が進展されて薄くなっているということは，腫瘍がある程度急速に大きくなったか，粉瘤のように増大できるスペースが皮膚内に限られている（真皮内を出ることができない）ような腫瘍であることを示します（図2B）．

もし腫瘍の表面が周りの皮膚と全く差がない場合は，真皮から下に腫瘍があることを示します．ここから先は触診で深さを判断します．

A 基底細胞がん　　B 粉瘤

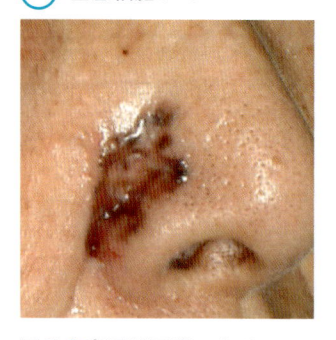

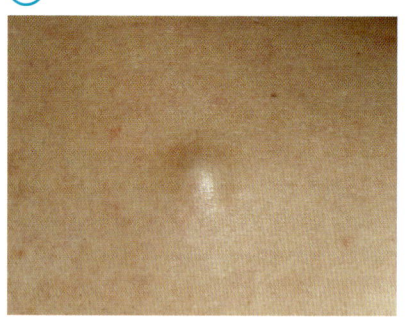

図2 ●表面は正常である
A）エナメルを塗ったような透明感がある．病変は表皮表面には及んでいないと予測できる
B）表面皮膚には変化がない．表皮より深部の病変であると予測できる

診療のコツ

早期のメラノーマと脂漏性角化症

前者は最も恐ろしい皮膚がん，後者は中高年の顔を探せば必ず認められる褐色の良性の皮膚腫瘍です．年配の方の顔のシミや茶色い疣状のできものほとんどが脂漏性角化症です．ごくごくまれにメラノーマや基底細胞がんなどが交じります．

脂漏性角化症は形や色が不整なため，メラノーマとの鑑別がいつも問題になります．メラノーマは腫瘍細胞が表皮内にとどまっている場合は角層にあまり変化が出ません．したがって顔の表皮内メラノーマは皮膚表面の光の反射具合を斜め横から観察すると，周辺の正常皮膚の紋理と色素斑部の紋理は同じに見えます．イメージとしては皮膚を墨で染色したような感じです（図1A）．素材に変化はありません．

一方，脂漏性角化症は表皮自体が腫瘍化したものですから表面がザラザラしてきます（図1B）．同じように光の反射具合をみると周辺皮膚とは異なり反射が少なくザラザラした感じにみえます．

もちろん例外はありますので，上記だけで診断はしないでください．

2　皮膚腫瘍の触診のしかた：その腫瘍はどの深さにあるのか？

もし腫瘍の表面を覆う皮膚の表面が周りの皮膚と全く差がない場合は，真皮以下に腫瘍があることを示します．ここから先は触診で深さを判断します．例えば，腫瘍が上を覆う皮膚と離れていて（皮膚が腫瘍と別個に動く），腫瘍の下端も下床と癒着がない，つまりクリクリとよく動くとき，腫瘍はどこに存在するのでしょうか？

問題 触診で次のa〜dのように触れたとき，腫瘍は図3の1〜10のどの位置に存在しますか？

a．被覆表皮とくっついているが下床とは可動性がある（癒着がない）
b．被覆表皮とも下床とも癒着がない（よく動く）
c．被覆表皮とは癒着はないが下床とはくっついている
d．被覆表皮とも下床ともくっついている

（答えは61ページ）

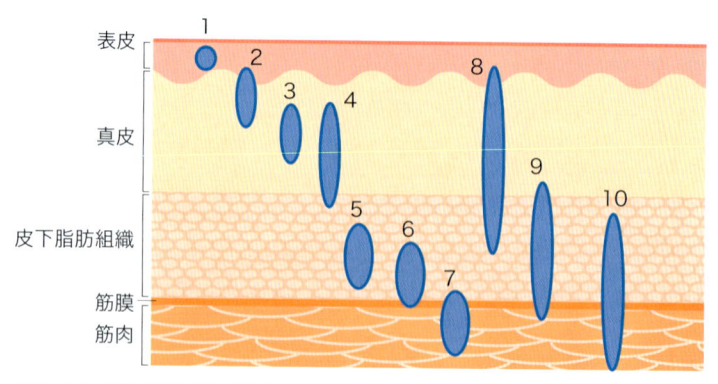

図3 ●その腫瘍はどの深さにあるのか？

　体表では表面から，表皮，真皮，皮下脂肪組織，筋膜，筋肉の順で存在します（筋膜がない部位もありますが）．今，手の甲の皮をつまみ上げてみてください．上がってくるのは表皮と真皮の層です（もちろん脂肪も少しついてきますが）．腫瘍が上を覆う皮膚とくっついていない場合は，少なくても真皮の下端にはくっついていないことを意味します．つまり腫瘍の上端は皮下脂肪あるいはそれより深部にあります．腫瘍が下ともくっついていない場合は筋膜や筋肉への癒着がないことを示しています．したがって上とも下ともくっついていない場合は，皮下脂肪組織内に存在する腫瘍であることがわかります．間葉系腫瘍，転移性腫瘍，そしてリンパ節などを疑うことになります．

　この下床とくっついていないかどうかを触診でみることはとても重要です．もし可動性のある悪性腫瘍であれば，筋膜を含めて切除することで，切除マージンが根治的となります．もし下床（筋膜）にくっついていれば，筋膜よりさらに深いところ（筋肉）まで切除する必要があります．MRIがあるのだからそんな面倒臭いことをやらなくてもいいのではないか？　なんて思う方がいるかもしれません．いえいえ，筋膜すれすれにまで腫瘍がある場合は，筋膜に癒着しているかどうかをMRIでは判断できません．触診が画像を上回るわけです．

解答 a．被覆表皮とくっついているが下床とは可動性がある（癒着がない）
：1〜4，8
b．被覆表皮とも下床とも癒着がない（よく動く）　：5
c．被覆表皮とは癒着はないが下床とはくっついてる：6，7，10
d．被覆表皮とも下床ともくっついてる　　　　　　：9

例題 粉瘤（図4）はどのような触れ方をするでしょうか？

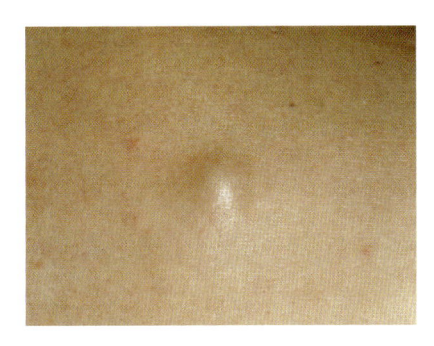

図4 ● 粉瘤

　被覆表皮は正常ですが，くっついています．下床とは炎症をくり返していなければ癒着はありません．粉瘤は表皮が埋入してできた囊腫です．ですから周囲皮膚は正常ですが，真皮に主体が存在するため上を覆う皮膚はくっついていて動きません．粉瘤はよく「脂肪のかたまり」と表現されます．中に角質塊（アテローム）が入っており，一見脂肪のように見えるからかもしれません．本当の脂肪腫は脂肪層の中にあります．粉瘤あるいは脂肪腫だと思って切除したら別の腫瘍だったということが時々あります．とくに体の正中や腰腹部・陰部の皮内〜皮下の結節には注意が必要です（Lecture 3 - ②，p97）．

3　圧痛や自発痛の有無は悪性のサインか？

　皮膚腫瘍の診断上，自覚症状の有無は重要です．おでき（せつ）や化膿性粉瘤などのように，細菌が感染すると痛くなるのは当然ですが，赤みが全くないのに痛みを伴う小型の皮膚の腫瘍（できもの，しこり）が何種類かあります．

皮膚の神経の腫瘍，脂肪腫（血管が増えているもの），汗腺の腫瘍，皮膚線維腫，筋肉の腫瘍，グロームス腫瘍などが痛い腫瘍として有名です．

実は痛みのある小さな腫瘍のほとんどすべてが良性です．がん性疼痛という言葉があるせいか，がんは痛いというイメージが一般の方には強いようです．皮膚がんも手術ができるようなサイズであればほとんど痛みはありません．例えば，首のしこりが3 cm大に腫れて痛ければ虫歯やのどの炎症などによるリンパ節の腫れを疑います．3 cm大に腫れて痛くも痒くもなければ，悪性リンパ腫を疑います．

痛みが悪性化や病気の進行を疑うサインになる疾患は次の2つです．1つは神経線維腫症の患者で，多発している腫瘍の一部が急に大きくなりはじめ，痛みを伴う場合は，悪性化を疑います．また，日光角化症という有棘細胞のはじまりの病変を疑うが，痛みを伴うときは，浸潤がんの可能性があります．この場合はイミキモドや凍結療法ではなく生検か手術を検討すべきです．

4 表在リンパ節の触診（リンパ節はどこにあるのか？）

リンパ節を触ることは体表の診察で必須の項目です．ウイルス性疾患，薬疹や皮膚がんの患者さんにおいては，とくに重要な診察項目となります．図5に表在リンパ節の位置を示しました．

1）どこからどのように触ったらよいか（上から順に触っていきます）

a. 頭から首，鎖骨周囲（図6）

後頭部，耳の前後，顎下（耳の下から顎の中央まで），次に耳の下にもどって，胸鎖乳突筋周囲から後頸三角部（図6の斜線部），そして鎖骨上窩を触ります．顎下は下顎骨の裏側に少し指が入るぐらいの感じで触ります．少し顎を引いてもらうと触りやすくなります．口唇ヘルペスか診断に迷うときには，顎下のリンパ節を触ります．顎下に圧痛を伴うリンパ節があればヘルペスの可能性が高くなります．

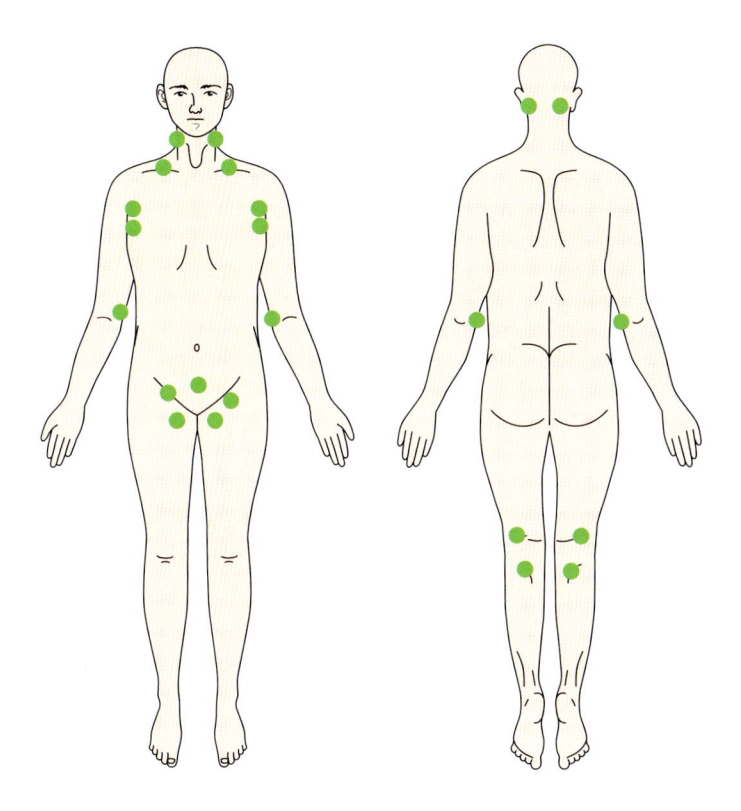

図5 ● 主な表在リンパ節の位置

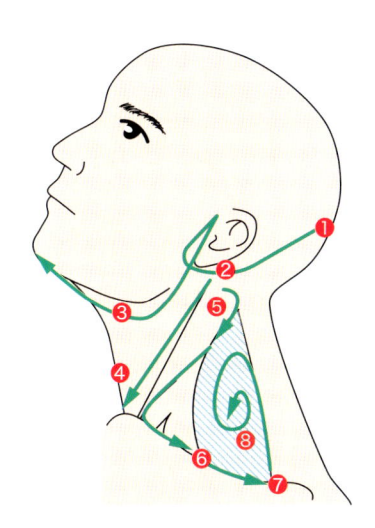

図6 ● 頭頸部のリンパ節

1 皮膚科診療の基礎を身につける

4．触診のしかた

b. 腋から上肢（図7）

　次に上肢をリラックスさせて（だらっとさせるか，患者さんの腕を自分の肩に乗せる），腋から大胸筋外側裏側を触る（男性が女性を診察する場合は看護師さんに同席してもらいましょう）．大胸筋沿いはこの筋肉の側縁をつかむ感じで第2〜5指を筋肉の裏側に入れる感じでしこりがないか上から下まで触ります．

c. 次に上腕の滑車上リンパ節（図8）

　あまり注目されないリンパ節ですが，手からのリンパ流を受けます．上腕骨の内側上顆（肘の尺側の骨の出っ張り）の上辺りにあります．普段は触れません．手に腫瘍や感染があるときは触ってください．

d. 鼠径，恥丘，大腿部，膝

　下肢末梢からのリンパ流は図9のように流れます．ほとんどは下肢内側を大伏在静脈沿いに流れ，鼠径部に直接入ります．足の踵や下腿後面（アキレス腱部位）からのリンパ流は小伏在静脈沿いに下腿後面を上行し，膝窩リンパ節から大腿の深部を経由して鼠径に流れ込みます．

　鼠径部のリンパ節の触診は，まず鼠径靭帯のところで大腿動脈の拍動を探します（図10）．この動脈に沿って，鼠径靭帯から大腿三角の下端（大腿近位1/3程度のところ）まで，そして膝を少し曲げてもらい腹部の緊張をとると，鼠径靭帯より近位部の外腸骨動脈周囲も触ることができます．

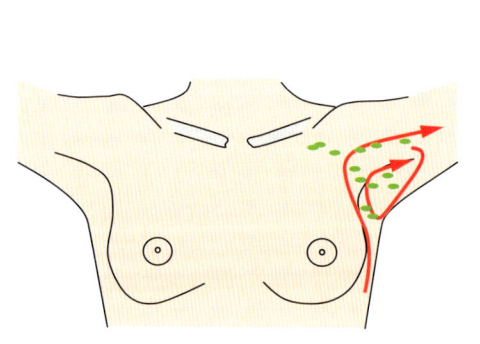

図7●腋

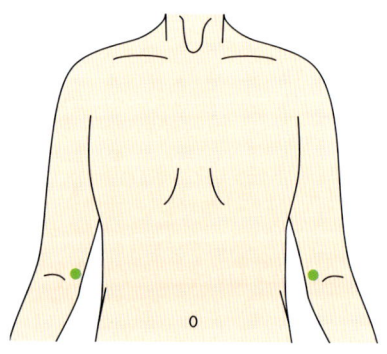

図8●肘
滑車上リンパ節は肘関節の内側のやや近位部にある

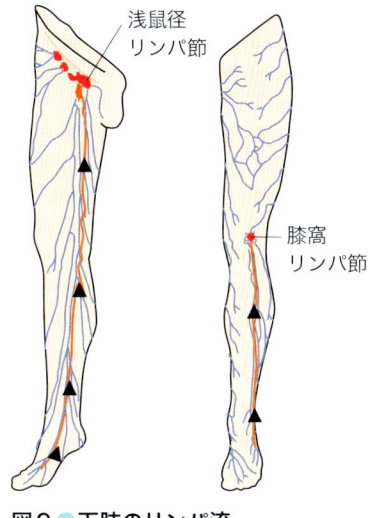

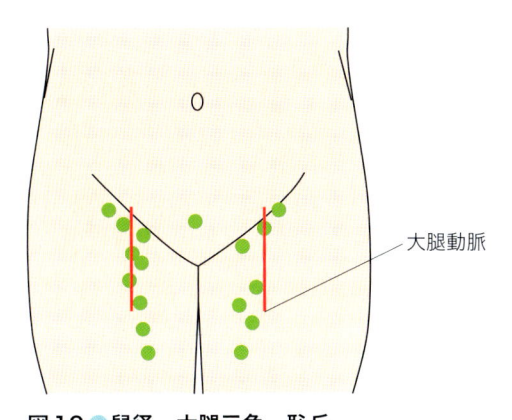

図9 ● 下肢のリンパ流

浅鼠径リンパ節
膝窩リンパ節

図10 ● 鼠径，大腿三角，恥丘
大腿動脈の両側から恥丘部まで触わる

大腿動脈

あまり腫れることはありませんが，恥丘部も念のため触ってください．患者が異性の場合は必ず誰かに同席を依頼してください．

> **診療のコツ**
>
> 足趾や足底のメラノーマで最初に転移するリンパ節は鼠径靭帯より数cm末梢で大腿動脈内側に位置することが多いです．
> 膝窩，膝窩を囲む軟部組織も丹念に触ります．

2）リンパ節の触り方

① まず軽く触れて，リンパ節に痛みがないか患者さんに聞きます
② 次にリンパ節の動きをみます．横方向に動かしてまわりにくっついていないか調べます
③ 次に硬さをみます．もし転移リンパ節を触る機会があれば，その硬さを覚えてください
④ 次に形です．楕円形なのか球形か，円盤状（凸レンズ状）か，などです
⑤ 最後にサイズを測ります

Lecture 1 皮膚科診療の基礎を身につける

5. 粘膜のみかた

指導医：どんなときに粘膜を見ますか？

研修医：麻疹などのウイルス感染症やBehçet病を疑ったときなどでしょうか？

指導医：「シタを必ず見なさい」という教えがあります（宮崎大学名誉教授の井上勝平先生によれば虎の門病院の船橋俊行先生のお言葉だそうです）．シタとは「舌」と「陰部（シモ）」と「皮膚の下」です．皮膚だけではなく粘膜や皮下に診断上の重要なヒント（あるいは見逃してはいけない所見）が隠れているということなんだ．ここでは，粘膜の所見がとくに重要な疾患をとりあげてみるね

1 薬疹の重症度

　全身の皮膚に急にぱらぱらと皮疹が出てきたのなら，薬疹か感染症をまず疑います．口腔内の粘膜が充血し，ところどころただれていたら，もし薬疹であれば，重症化のサインです．**喉が痛いという症状はとくに重要です**（上気道炎と似た症状です）．ほかに目と鼻腔出口と唇を見ます．充血していたらやはり重症化〔Stevens-Johnson症候群（粘膜皮膚眼症候群）など〕を疑います．唇は小さい水疱で始まることもあります（図1）．咽頭痛，発熱，口唇の水疱は重症薬疹の初期症状です．上気道炎＋併発した単純ヘルペスと間違えやすい所見です．

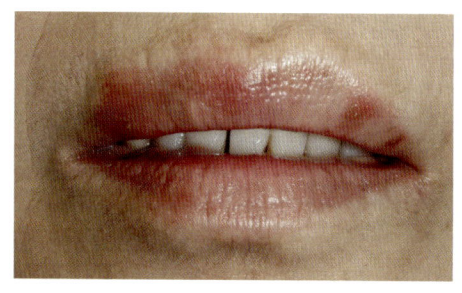

図1●口唇の皮疹
患者さんが喉の痛みや"口唇のヒリヒリ感"を訴えたら重症薬疹を疑います

2 感染症に関連した発疹症における粘膜の所見

1）口蓋部の点状出血

風疹だけではなく伝染性紅斑などのウイルス性発疹症や溶連菌感染症にも認められます（図2A）.

2）コプリク斑

上下大臼歯の合わさる部分の頬粘膜に認められる1～2mmの米カスのような白い点状の皮疹です（図2B）. 麻疹の早期（3病日前後）に認められます.

A 溶連菌感染症

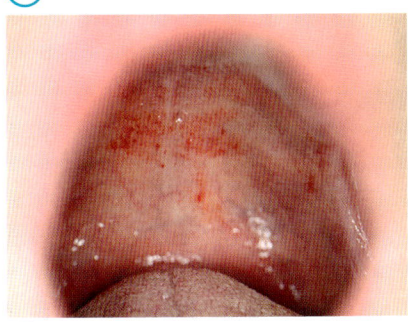

B 麻疹

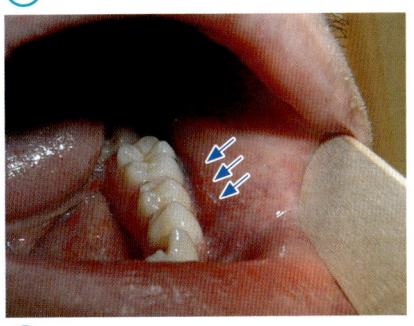

C 手足口病

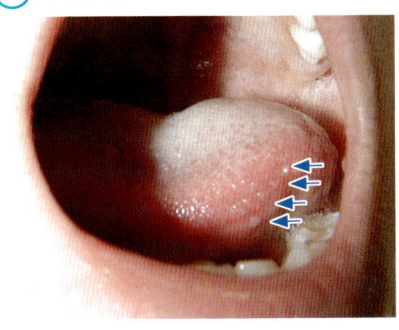

D 手足口病

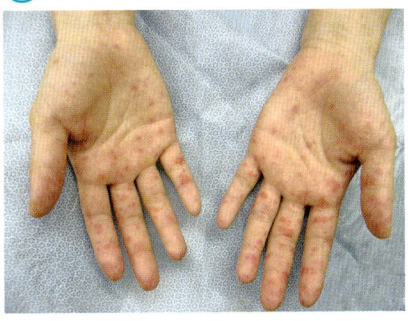

図2 ●感染症に関連した粘膜所見

B）～D）の画像は諏訪赤十字病院　宮嵜敦先生のご提供

A）口蓋部の点状出血，B）頬粘膜のコプリク斑，C）舌縁の丘疹と水疱，D）手掌に多発する数mmまでの紅斑

3）水痘

水痘の出始めは診断が難しいです．虫刺されなどとの鑑別が必要です．そんなときは，真っ先に髪の毛の中と口の中（口蓋部）を見ます．口の中に2～3 mmの赤い紅斑や丘疹が出ていたら水痘です．

4）ヘルパンギーナ，手足口病

舌の先や辺縁に赤いぶつぶつが出てきます（図2C）．口腔粘膜がただれている場合はヘルパンギーナのほかに単純ヘルペスも疑わないといけません．手足口病の出はじめは手掌や足底に数mmまでの赤い紅斑としてはじまり，ピリピリと痛むのが特徴です（図2D）．

3　その他の炎症性疾患に伴う粘膜の所見

口の粘膜に難治性のただれが続いていたら，**天疱瘡，扁平苔癬，薬疹**を疑います．よくある疾患ではないため診断が遅れることがあります．口の中にしか病変がないため，歯科にかかっていることもあります．

1）全身性エリテマトーデス（SLE）の口蓋部の潰瘍

上歯の裏側まで見ないと見落とすことがあります（図3A）．

2）Behçet病

有名なアフタ性口内炎です．数mmから1 cm大の丸く中央部が壊死した汚い潰瘍です．真ん丸いのが特徴です（図3B）．

3）自己免疫性水疱症

口唇のただれや体に水疱が出ていたら，必ず口の中と肛門をみます．ここにただれがあれば尋常性天疱瘡やほかの特殊な水疱症の可能性があります．尋常性天疱瘡は，とくに歯肉と歯の際のびらんからはじまるのが特徴です（図3C）．

皮膚の水疱やびらんは粘膜病変から2～4週間遅れて出てくることがあります（図3D）．

4）扁平苔癬

口唇のただれがあったら必ず頬の粘膜をみましょう．白いレース状の皮疹や赤みやただれがあったら扁平苔癬の可能性があります（図3E）．

4 腫瘍性疾患

1）唇や陰部のメラノーマ

口の中のメラノーマはなぜか口蓋部に好発します．それが外に這って唇のところまで来てから結節をつくることがあります．メラノーマはメラノサイトの悪性腫瘍です．悪性化すると本来の仕事であるメラニンの産生がむらになります．歯肉に色がついていなくても，口の中に色素斑を認めることがあります．

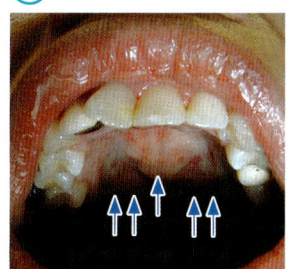

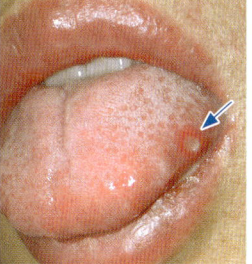

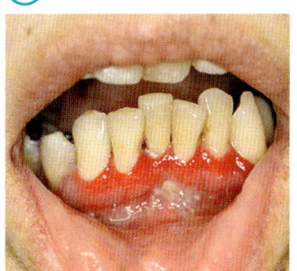

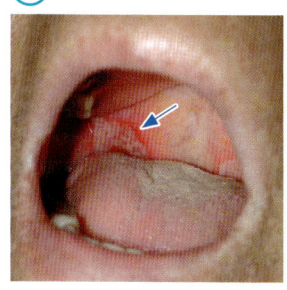

A) SLE　B) Behçet病　C) 天疱瘡　D) 天疱瘡　E) 扁平苔癬

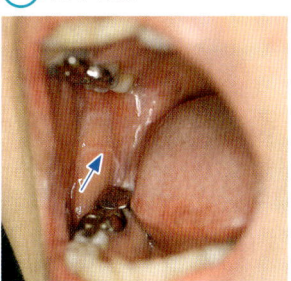

図3 ● その他の炎症性疾患に伴う粘膜所見
A) 口蓋部の潰瘍，B) アフタ性口内炎，C) 歯肉と歯の際のびらん，D) びまん性の潰瘍．アフタ性口内炎（Behçet病）ではない．天疱瘡，扁平苔癬，SLE，梅毒，カンジダなどを疑う，E) レース状白斑

2）陰部の慢性のただれ

　　乳房外Paget病は陰部に好発する皮膚の腺がんです．膣や肛門周囲の難治性の皮疹については生検が必要です．

3）内臓がんの皮膚浸潤

　　陰部や肛門周囲の皮膚がんが，実は膣がん，尿道のがん，肛門管がん，大腸がんの皮膚への這い出しだったということがときどきあります．

Lecture 1 皮膚科診療の基礎を身につける

6．爪のみかた

1 基本的事項[1)2)]

1）爪は記録用紙である（図1）

　　爪の生え変わりには手指で3～6カ月，足趾爪で6～12カ月かかります．したがって爪にはこれらの期間に爪の形成に影響を与えた変化が記録されることになります．例えば爪全体がスプーンのように反っていれば少なくても3カ月以上貧血が続いていることを示しています．

2）全部の爪に変化があれば全身疾患を疑う

　　1～2本の爪にしか変化がない場合は，その指に限局した問題を疑います．多いのは手荒れや爪を噛む癖，爪周囲の腫瘍などです．両手の爪すべてに変化があれば全身性の疾患の影響を疑います．

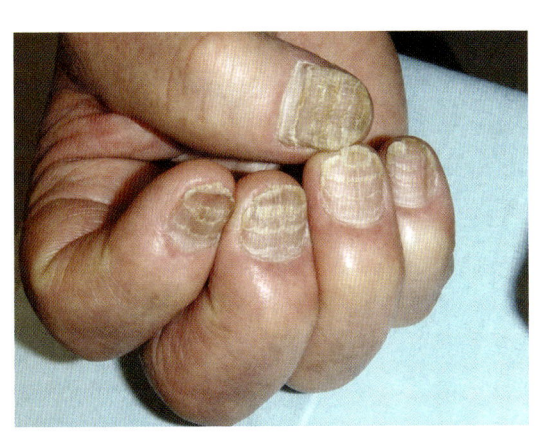

図1● 爪は記録用紙である
　定期的な抗がん剤治療による横線

3）爪はDIP関節の前の皮下にある爪母にはじまる（図2）

　　爪母の最も近位部でできた爪が爪の後ろの皮膚から出てくるまで1カ月以上かかります．したがって，爪白癬の内服治療をはじめても，きれいな爪が出てくるまでには早くても1〜2カ月かかります．爪の成長の遅い高齢者ではもっと時間がかかります．急性の疾患，（とくに発熱などを伴う消耗性疾患）や抗がん剤治療などで，入院中は爪に変化はなかったが，退院して元気になってから爪に変化が出てくるのはこのためです．

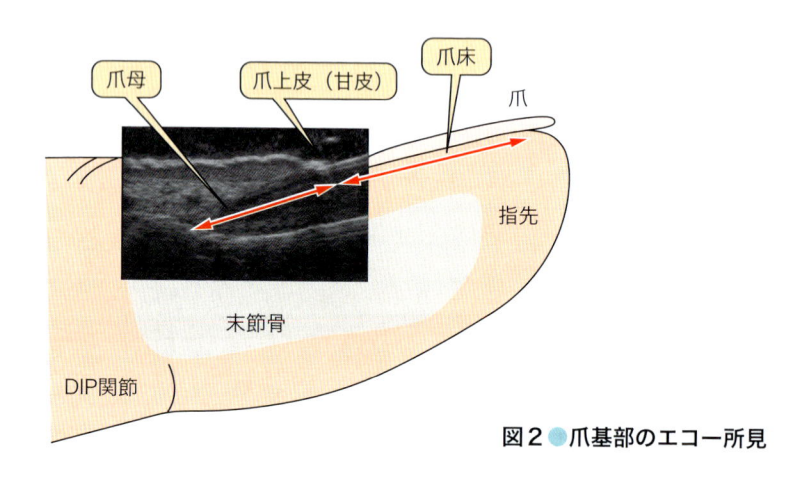

図2 ● 爪基部のエコー所見

4）爪が伸びるスピードは足より手のほうが2倍速い

　　これが意味するところは，体の影響はまず手指の爪に現れるということです．足より手のほうが爪の成長スピードが速いので，手の爪には変化があるのに，足の爪は正常なことがあります．

2　爪の異常[1)2)]

1）黄色く肥厚した爪（白癬，乾癬）

　　爪が黄色く肥厚して脆弱化しているときはまず白癬を疑います．しかし，尋常性乾癬や掌蹠膿疱症などの炎症性疾患でも爪は黄色く濁り厚くなります．真菌検査が必要です．

2）爪の黒い線

　色素性母斑（ほくろ），白癬に伴うもの，出血（爪の先端近くに線状に出ます），ごくごく稀にメラノーマがあります．

　メラノーマを疑う所見は，まず爪の基部から黒線が始まること，1本の指のみに認めること（ほかの指の爪にも線が認められれば普通はメラノーマを疑いにくい），幅が広い（爪の半分以上），爪周囲の皮膚にも色素斑がある，成人である（子供にメラノーマはほとんどない）などです（図3）．

1. 成人発症
2. 1本の爪のみ
3. 時間経過により変化する
4. 爪周囲の色素斑
5. 複数色が混じる
6. 細長い三角形（先端は細く，根本が太い）
7. 爪床の変化（とくに潰瘍）
8. 幅
   （爪全体に色がついている場合はあやしいが，細くても否定はできない）

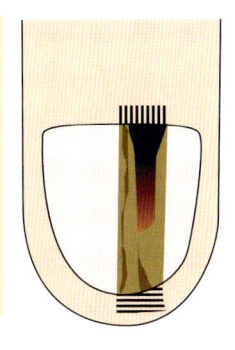

図3● メラノーマを疑う所見

3）爪が上に反っている（スプーン様）

　鉄欠乏性貧血のサインとして有名ですね．乳幼児や思春期に入った方にも認められます．乳幼児の爪に認められても普通は問題ありません．

4）爪が下の方を向いて丸まっている

　皿状あるいはヒポクラテス爪です．呼吸器疾患のサインとして有名ですが，長期間低酸素状態が続けばなりますので，心不全などの循環器疾患でも認められます．

　簡単な診察方法を図4に示しました．両手指の爪と爪を合わせます．正常であれば爪とDIP関節の間に細長い菱型のスペースができます．爪が皿状になるとこのスペースがなくなります．自分の親指の爪を合わせてみてください．

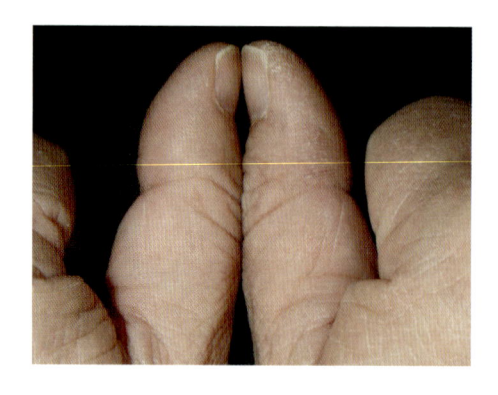

図4●ヒポクラテス爪のみかた
間にスペースができれば正常

5) 爪とその周囲の皮膚には診断上重要な所見が存在する (とくに膠原病)

　爪とその周囲の皮膚には診断上重要な所見が多数出現します．膠原病では，爪の後ろの皮膚（後爪廓）が赤い〔SLE，皮膚筋炎〕，爪上皮に点状出血〔強皮症，レイノー〕，指先（爪の先端のすぐ下）の潰瘍瘢痕〔強皮症：指の先端に存在するため，指先をきちんと見ないと見逃します〕，爪の先端から側方周囲を取り囲むように紫色（チアノーゼ）〔動脈硬化やblue toe syndromeによる血行不良〕などの所見を認めます．膠原病を疑ったときは必須の観察部位となります（図5，6）．

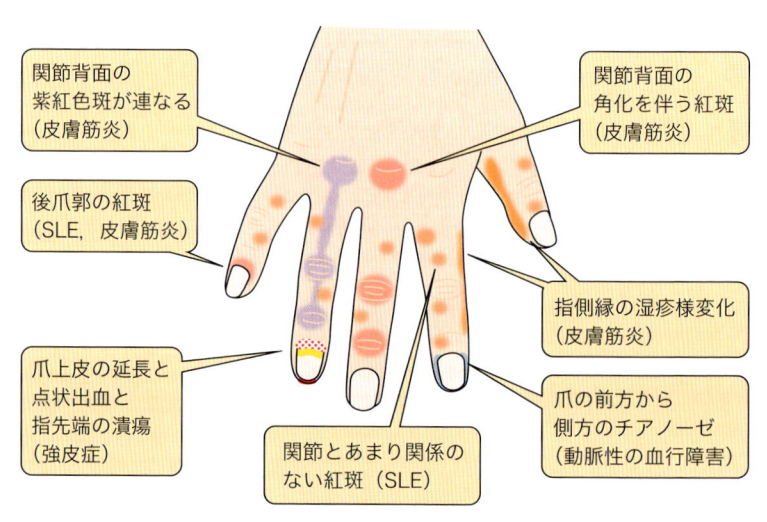

関節背面の紫紅色斑が連なる（皮膚筋炎）
関節背面の角化を伴う紅斑（皮膚筋炎）
後爪郭の紅斑（SLE，皮膚筋炎）
指側縁の湿疹様変化（皮膚筋炎）
爪上皮の延長と点状出血と指先端の潰瘍（強皮症）
爪の前方から側方のチアノーゼ（動脈性の血行障害）
関節とあまり関係のない紅斑（SLE）

図5●手は膠原病診断のための所見の宝庫だ

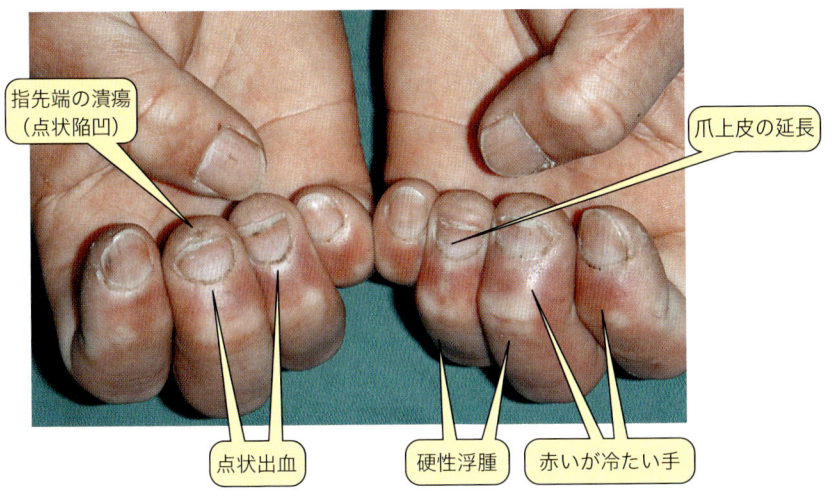

図6 ● 強皮症

画像中のラベル：
- 指先端の潰瘍（点状陥凹）
- 爪上皮の延長
- 点状出血
- 硬性浮腫
- 赤いが冷たい手

診療のコツ

手は膠原病診断のための所見の宝庫だ（図5，6）[3]

　爪と爪周囲を含めて，手には膠原病を診断する際に役に立つ重要な所見が存在します．とくに原因不明の間質性肺炎の患者さんを見たときは，皮膚筋炎を疑う必要がありますが，皮膚筋炎は抗核抗体やほかの自己抗体は陰性のことが多く，筋症状もないため，皮膚所見がとても重要になります．

　また乾燥症状がはっきりしないSjögren症候群や軽い強皮症患者さんなど，隠れ膠原病の方も手の皮疹から疑うことが可能です．例えば，手が赤いのに冷たい（Sjögren症候群，強皮症），年をとってから急にしもやけができるようになった（Sjögren症候群），手の平全体が赤い（SLE），指の側縁に湿疹様変化がある（皮膚筋炎），手指の関節背面がゴワゴワしている，角化している，慢性湿疹のように苔癬化している（皮膚筋炎），手指関節背面が紫から鮮紅色で，これらが線のようにつながっている（皮膚筋炎）などです．

文献・参考図書

1）東　禹彦，『爪―基礎から臨床まで』金原出版，2004
2）西山茂夫『爪疾患カラーアトラス』，南江堂，1993
　　▶現在は中古市場でしか購入できません
3）森　俊二：森俊二セレクション．Visual Dermatology 19（5），2010

Lecture 1　皮膚科診療の基礎を身につける

7．髪の毛のみかた

　髪の毛の問題で受診する患者さんの訴えの中で多いのは，脱毛です．円形脱毛，男性型脱毛，原因不明のびまん性脱毛（とくに中高年の女性）などです．

1　診察のしかた

1）まずは薬剤性脱毛を除外する

　これは診断学のところで述べたとおりです．ほぼすべての薬剤が脱毛の原因になりうると言われています．薬剤性脱毛については文献1がおすすめです．原因薬剤を含め詳細に記述されています．

〔薬剤性脱毛の特徴[1]〕
- 頭頂部から脱毛が始まった
- 抜け毛は多いが毛の密度はそれほど落ちていない
- 残存している毛に形態的な異常はない
- 2〜4カ月以内にはじめた薬がある

2）地肌をチェックする

　地肌に**炎症**や**膿疱**，**潰瘍**などがあれば皮膚科専門医の診察が必須です．感染症，膠原病，炎症性角化症などが隠れているかもしれないからです．まず最初に必ず真菌検査を行います．真菌がいる状態で抗生物質（体が真菌の培養に適した無菌培地になるので）やステロイド軟膏を使用するとさらに悪化し，永久脱毛になります．

3）毛根を見てみる

正常の毛根は玉ねぎのように膨らんでいます．円形脱毛症では先細り（！マーク様）しています．観察にはダーモスコピーが便利です．

2 円形脱毛症の診察のポイント

最も患者さんの多い円形脱毛症について説明します．円形脱毛症は文字通り丸く，島状に抜けていくのが特徴です．症状が激しい場合は広い範囲が抜けて円形の要素がはっきりしないこともありますが，よく見ると一部に円形の要素を発見することができます．下記のような点をチェックします．

a. 問診

罹病期間（数年以上治癒傾向を認めない場合は難治のため，薬物治療よりはかつらなどを検討したほうがよいかもしれません），持病（甲状腺疾患，尋常性白斑：既往歴にない場合は検査や診察が必要です），年齢（小児には将来問題が起きないような治療を選択しないといけません）が大切です．

b. 脱毛斑の数と面積

1～2個であれば自然治癒することが多く，数が増えるごとに難治となります．脱毛の面積と回復率の関係については，頭部の50％未満では56％の方が回復したが，50％以上では3.7％であったとの報告があります[2]．

c. 脱毛斑の周囲の毛も抜けるか

頭の髪の毛全体を軽く指でとかすように触り，簡単に抜けてくる毛がどの程度あるかチェックします．あれば易脱毛ありとします．

d. 地肌の状態

毛の根元が細くなり，抜くと毛根がクォーテーションマーク（！）様を示したり，毛穴に黒い点が詰まっていたり，脱毛部位の毛穴周囲が黄色であると活動性がある（まだ攻撃されている）と判断できます（図1）．

e. 脱毛部位に新しい毛が生えてきているか

その毛は太いか産毛様か，生えてきた毛は白か黒かをチェックします．

f. 生え際に帯状の脱毛がないか

蛇行状脱毛（ophiasis）といい，難治です．

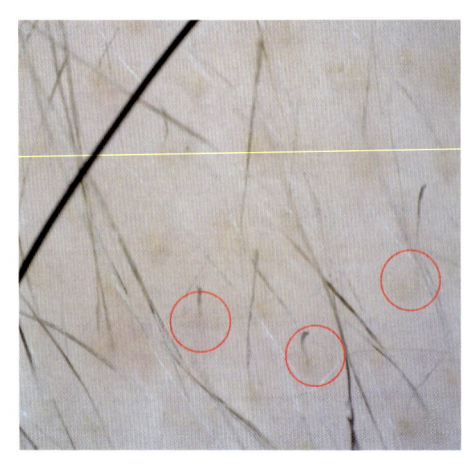

図1 ●円形脱毛症のダーモスコピー所見
角質が詰まった黄色い毛孔（yellow dots）（丸印）とクォーテーションマーク（！）様の根元が細くなった毛が特徴

g．アトピー性皮膚炎はあるか

アトピー性皮膚炎があると治りにくいという報告があります．

　診察時に易脱毛がなければ毛に対する免疫の攻撃は終了しているので，「ピークは過ぎたようですね」と患者さんにお話しできます．易脱毛がなく短い毛が生えてきているようであれば「新しい毛が生えはじめましたね」とお話しします．易脱毛が残る場合は，もう少し悪化する可能性があることを説明します．円形脱毛症は1～2個であれば何も治療しなくても自然に治ります．それ以上ある場合はさらに脱毛部分が拡大したり，数が増えなくても新しい毛が生えてこない方がいます．経過に関して安易なコメントはしないよう注意が必要です．また，皮膚科疾患全般に言えることですが，脱毛症は患者さんの心を激しく傷めています．心のケアも大切です．初期治療が必要かどうかは皮膚科専門医にコンサルトしてください．

文献・参考図書
1）橋本　剛：薬剤投与に伴う脱毛症，「皮膚科臨床アセット6　脱毛症治療の新戦略」（古江増隆，坪井良治 編），中山書店，2011
2）日本皮膚科学会円形脱毛症ガイドライン2010，日皮会誌 120（10）：1841-1859，2010
　　▶Web上で閲覧できます

Lecture 1　皮膚科診療の基礎を身につける

8. プレゼンテーションのしかた
臨床能力がありそうにみえる（?）プレゼンテーション

　通常のカンファレンスでの発表や患者さんに説明するときに，受け手側によい印象を持ってもらうためのポイントについて述べます．当たり前のことばかりです．しかし，もしあなたに思い当たる点があれば，改善の余地があるかもしれません．

〔よい印象を与えるプレゼンテーションのポイント〕
① メモを読まない
② 話す内容に優先順位をつける
③ 顔を上げ，ゆっくりと話す
④ プレゼンテーションが終わったら「以上です」と締めくくる

1　メモを読まない

　メモにまとめておいて，ただひたすらそれを読み，全部読み終わってから聴衆を見る．こんなプレゼンテーションでは真意や熱意が伝わってきません．細かい点はメモに書いておいてもよいですが，基本は暗記し，少し練習しておきましょう．**どんな短いプレゼンテーションでも，シミュレーションが必須です**．最初はきついですが，すぐに慣れます．度胸もつきます．

　本題に入ります．通常のカンファレンス時に述べる内容としては，以下のような点が必要でしょう．

・患者さんのお名前
・年齢
・主訴
・入院日，初診日

- 経過（検査，治療の内容など）
- 現在の問題点
- その評価（疑っている診断名など）
- これからの予定

とくに大切なのは**現在起きている（解決できていない）問題点とそれについての考察，今後の予定**です．これを正確に述べると，まわりが助言しやすくなります．

2 話す内容に優先順位をつける．何でもかんでも話さない

施設によって発表時間が異なりますので，はじめてのときは，だいたい何分ぐらいでまとめればよいか事前に聞いておくとよいでしょう．その時間の範囲内で大切なことを重点的に絞って話します．1分間，2分間，5分間と時間を決めて，やはり事前のシミュレーションが必要です．

とにかく漏れなくすべてを話そうとする方がいます．気持ちはわかりますが，これは焦点（もっとも大事な点）がぼやけます．さらに時間をオーバーすると聞いている方もイライラしてきます．説明できなかった点を「あれはどうなっているの？」と聞かれることを恐れているのかもしれません．しかし，それでよいのです．重要度が低いと思って割愛した点をカンファレンスで質問されるということに何の問題もありません．むしろ質問しやすくなるというよい（？）面もあるかもしれません．

3 顔を上げ，できれば少しゆったりと低目の声で話す

教授や科長や司会者などに顔をむけて話をするとよいかもしれません．気の弱い方は，顔を上げるが視点を決めないでぼやーっと後ろの壁を見ながらでもよいでしょう．下を向いてボソボソ話すのはカンファレンスでも患者さんの前でも印象を悪くします．「この先生で大丈夫かなぁ」なんて思われたらまずいですからね．

4 プレゼンテーションが終わったら,「以上です」と言う

　プレゼンテーションが終わったら,きちんと締めくくってください.締めくくりの言葉を言わないと,まわりはまだ先があると思って沈黙が続きます.ちょっとしびれを切らした司会者が「終わりですか？」と気遣いながら発表者に聞くことになります.時間がむだになります.終わりよければすべてよし,ですから,最後がもやもやっと終わると,プレゼンテーション全体の印象（あなたの印象）もぼやけてしまうかもしれません.

memo 終わりよければすべてよし

　『経済は感情で動く』（モッテルリーニ著,紀伊国屋出版）という行動経済学の本があります.この中でやはり"終わりよければすべてよし"の例が紹介されています.

　例えば歯科治療において,時間はかかるが治療の最終局面においてそれまでより痛くない状態で治療が終わった場合と,治療時間は短いが治療中一定の痛みが続いた場合の患者さんの満足度を調べた報告です.治療後に患者さんの満足度が高かったのは最後に痛みが少なかったほうでした.最後の締めのできが行為全体の印象を左右する可能性を示しています.

　プレゼンテーションは規定の時間より少し早めに終わらせることが一般に勧められていますが,これも観客の印象をよくするポイントかもしれません.

memo 役者になれ

　研修医になったばかりのころ,当時の教授に言われた言葉です.患者さんが安心して病歴を話してくれる,こちらを信用して治療を任せてくれるようになるためには,患者さん（同僚の医師や看護師さんに対しても同様ですが）に安心を与えなければなりません.他人とのコミュニケーション能力が生まれつきある方はいいですが,多くは意識してトレーニングしないと身につかない可能性があります.内容はすばらしいのに,発表のしかたが悪くて損をしている（本人も発表を聞いている周りの人も含めてです）学生さんや研修医を少なからずみかけます.著者本人がうまくできていないのでおこがましいですが,プレゼンテーションは大切です.

Lecture 2 写真の撮り方

臨床写真の撮り方をマスターする

研修医 皮膚科は写真をたくさん撮る科ですね

指導医 そうだね．診断や治療についてほかの医師と検討するときや治療前後に効果を比較するために臨床写真はとても大切なんだ．学会発表や論文作成にも必要だしね

　臨床写真をきちんと撮れることは，皮膚科医として必須のスキルです．外来に専用のカメラマンを置く余裕はないので，新人にその役割が回ることが多いと思います．以前リバーサルフィルムを使用していた頃は多くの失敗要因が潜んでいましたが，デジタルカメラを使用するようになってから失敗は減ってきました．しかし，デジタルカメラは撮影直後に画像を液晶画面で確認できる一方で，カメラ本体の液晶画面が小さいため，ピンボケや手ぶれ，ストロボ発光のミスなどを見逃す可能性があります．画像をPCなどに取り込みモニターで確認した際にはじめて問題に気づくことがけっこうあるのです．
　ここでは，臨床写真の失敗例とその対策について解説します．

1 写真がぶれている：カメラの持ち方

　シャッターを押すときにカメラが動いてしまうことによって起こります．デジタルカメラは液晶画面を見ながら撮影することが多いので，ファインダーを覗いて撮るときよりカメラが動きやすく（ぶれやすく）なりました．いくつかの対策を示します．

1）カメラの持ち方（小型カメラ）

　小型カメラの場合は，両手でカメラを保持し，脇をしめます．これで両腕とカメラによる三角形ができ，固定がしっかりしてきます．また，カメラに紐がついていれば，それを首にかけ，腕を伸ばして紐がピンと張るよ

うにカメラを前に出すとぶれにくくなります．

2）カメラの持ち方（一眼レフ）（図1）

　ファインダー（のぞき窓）が付いたカメラなら，ファインダーを除いて撮影したほうがブレにくくなります．

　一眼レフの場合は左手掌全体でカメラのレンズ部分を下側からがっちり握ってしまいます．次に左上腕を大胸筋外側に密着させます．次に，覗くほうの目の眉毛から前額あたりをカメラのファインダーの上方部分に密着させます．カメラと顔面が平行ですと鼻が潰れてしまいますので，20～30°首を前に傾けます．カメラを垂直にすると顔面は少し前倒しになり，上目遣いでファインダーを見ることになります．こうすると，右手を使わなくてもカメラは固定されます．撮る方向に左足を少し前に出し，左斜め前を向く体制を取ります．次に右2指がシャッターに軽く触れる位置を確認して，右手の手掌中央部をカメラの右上側面から側面を覆うように当て

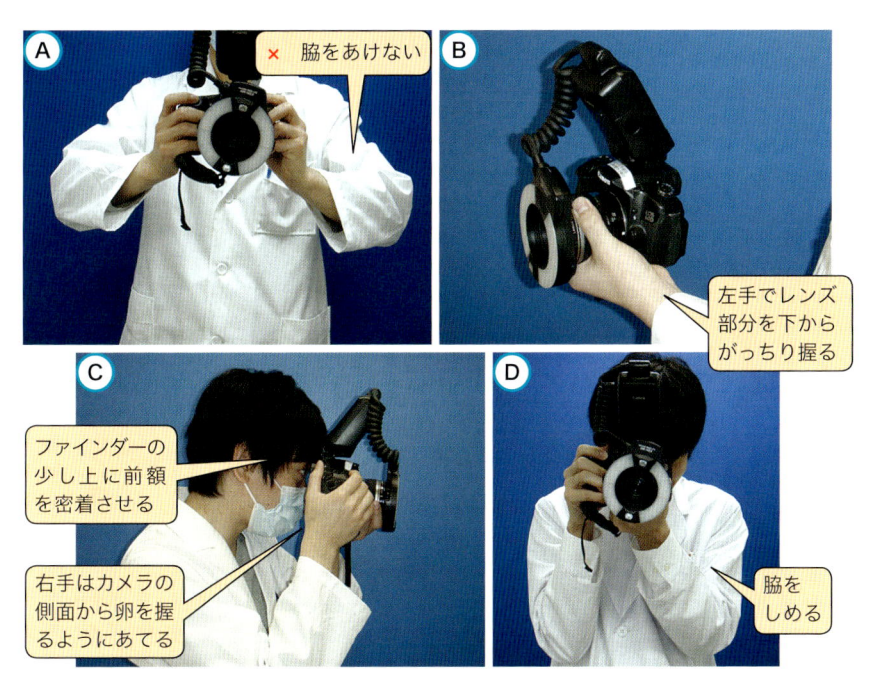

図1 ●カメラの持ち方（一眼レフ）

ます．右上腕尺側はやはり胸部に密着させます．右2指を上下に激しく動かしてもカメラが揺れなければOKです．

きちんとしたスタイルをとると，顔，両腕がかなり窮屈に感じると思います．ちょっと鏡があったら自分の姿を見てみてください．報道カメラマンのような姿になっていれば完璧です．

写真を撮る方向を変えるときはカメラ本体を動かすのではなく，体全体を撮影方向に向けて動かします．横方向は体の回転，高さは体の上下動で調節します．例えば患者さんを立たせたままで膝を撮ろうとする場合は，患者さんをベッドに立たせるか，自分が座り込んで撮ることになります．手を抜いて自分が立ったまま上方から撮ってはいけません．

2 ピントがぼけている

1）被写界深度について

カメラのピントの合う範囲には幅があります．これを被写界深度といいます．被写界深度は，カメラと撮影する面の距離が短くなれば狭くなり，遠くなれば広くなります．つまり近づけば近づくほどピントが合いにくくなります．

ピントの合う範囲は前後に同じ幅ではありません．前に狭く，後ろに広くなっています（図2）．鼻の頭にピントを合わせると鼻の付け根周辺の頬にピントが合いますが，逆に鼻周囲の頬にピントを合わせると，鼻の頭はぼやけてしまうことがあります．撮る対象に凸凹がある場合は**一番手前の部分にピントを合わせるようにしましょう**（図3）．

> **memo 絞りと被写界深度と解像度の関係をカンタンに体感してみよう！**
>
> 絞りを絞る（数値が大きくなる）と被写界深度は広がります．普段はオートで撮影することが多いので絞りを意識しませんね．今，目の前に腕をいっぱいに伸ばして人差し指を立て，その指を大きく目を開いてみてください．指のしわの感じがよくわかりますが背景はぼけています．目を細める（絞りを絞るのと同じです）と背景までピントが合いますが，暗くて指の皮膚の感じはわかりません．

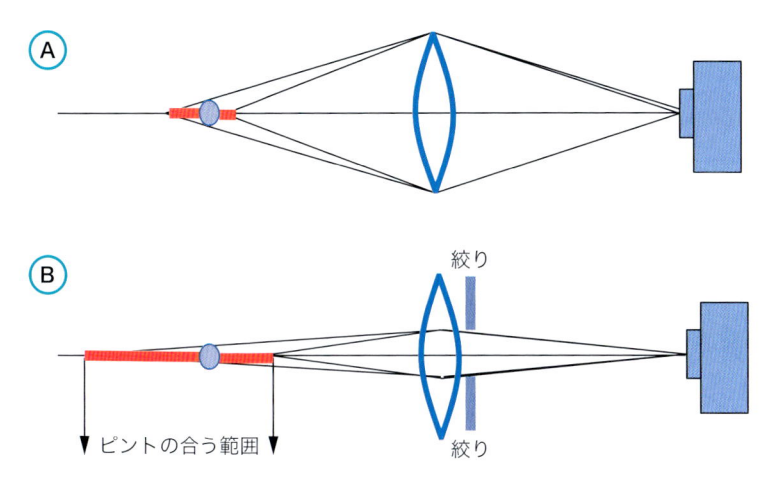

図2●ピントの合う範囲と絞りの関係

A) 口径が大きければピントの合う範囲は狭くなる（前後はぼやける）が画質はよくなる（光の量が多くなるので）．B) 口径を狭める（絞りを絞る）とピントの合う範囲が広くなる（光の量が減るのでシャッタースピードは遅くなり，ぶれやすくなる）．ピントの合う範囲は前に狭く，後ろに広い

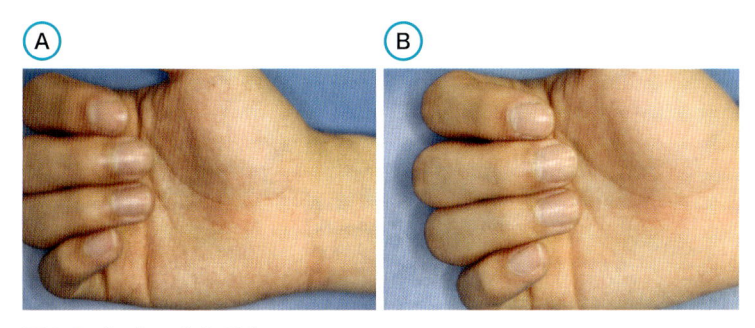

図3●ピントの合わせ方

A) 手掌にピントを合わせると手前の爪はぼけてしまう．B) 爪にピントを合わせれば後方の手掌にもピントが合う．ピントは前面に合わせる

2）ピントが合いにくい部位

　　口の中などの暗い部位をオートフォーカス（AF）で撮影すると，光が当たっている口唇に優先的にピントが合い，口腔内にピントが合わないことがあります．このようなときは，口の中をライトで照らしてからカメラを向けるとピントが合いやすくなります．それでも合わない場合はオートフォー

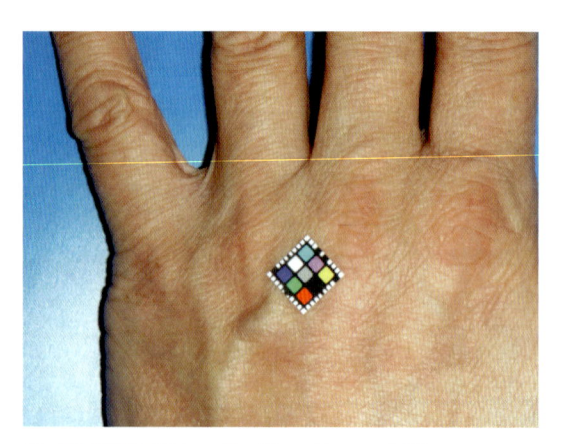

図4 ●色補正用シール（キャスマッチ®）

カスをマニュアル（MF）に切り替えて自分でピントを合わせたほうがきれいな写真が撮れます．

　背中や腹部などののっぺりしたところでピントが合いにくい場合は，邪魔にならないところにシールなどを張るとピントが合いやすくなります．おすすめは色補正とサイズ確認ができるシール（商品名キャスマッチ）です（図4）．

3）ピントが合っているところと合っていないところがある

　基本的には撮影する面に垂直になるようにカメラを向けます．例えば脛の皮疹を患者さんが寝た状態で撮る場合は，患者さんの体の直上から撮るようにします．手を抜いて足底の方から斜めに撮ると，病変の手前から後ろに向かってピントがぼけたところから合うところ，そして後方に向かってまたぼけていくような写真になります．膝などの下方にある部位を，立ったままの姿勢で上方から撮影したような場合も同じ問題が起きます．

▍memo カメラの設定

　カメラは高級になればなるほど複雑な設定（カメラまかせではなく撮る側の意向が反映されるようなマニュアル設定）が可能になります．ただ，カメラにそれほど慣れていない方にとっては余計な設定をいじってしまって逆に問題が起きることがあります．最低限カメラに付いている機能を知っていたほうがよいと思います．図5に基本的なことを示しました．

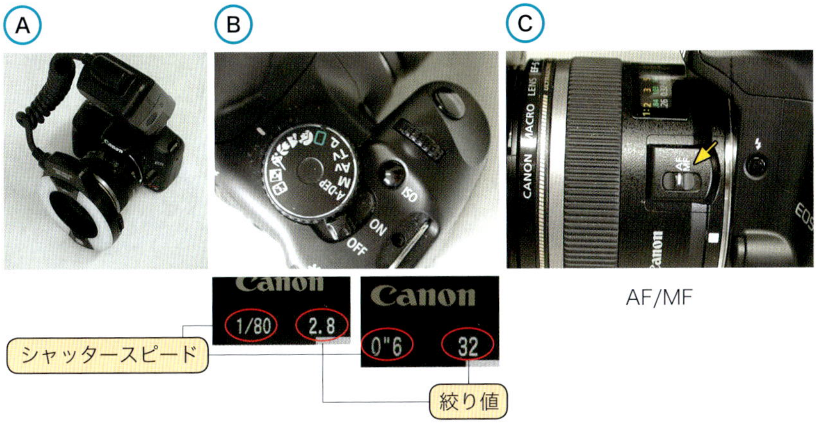

AF/MF

シャッタースピード

絞り値

図5 ● カメラの基本設定

A） キャノンのEOSに接写用のリングストロボをつけたものです

B） 撮影条件を変えるためのダイヤルです．ダイヤルの中央にボタン（このカメラにはありません）があればそれを押さないと回転しません．ダイヤルの右横にあるのがカメラ本体のスイッチです．ダイヤルは**緑の四角**に合わせれば全自動です（通常はこれで十分です．カメラによってオートを示すマークは異なりますが，緑色になっていることが多いかもしれません）．近づいて大きく撮りたい（接写）時には**花マーク**にしたほうが目的とする部分にピントが合いやすくなります．**Av**（あるいはA）にすると，絞り（光の入る量）をマニュアルで変えてピントの合う範囲を調節できます．ピントの合う範囲を広く取りたい場合は絞りの数値を大きくします．下図：1/80や0"6がシャッタースピード，2.8や32が絞り値です．絞り2.8（ピントの合う範囲が狭い）ですと1/80秒で撮影できるのでぶれません．絞り32ではピントの合う範囲が広くなりますが，0.6秒もかかる（ガッシャンという遅いシャッター音がします）ので三脚を使わないとまずぶれます．通常手持ちでは1/60から1/120〔1/（レンズの焦点距離）〕秒より速いシャッタスピードで撮影しないとぶれやすくなります

C） AFはオートフォーカス（自動でピントが合う）です．ただオートフォーカスでうまくピントが合わないとき（とくに口の中など）は，MF（マニュアル設定）にすると自分でレンズのリングを回してピントを合わせることができます

3 暗い写真，明るすぎる写真（ストロボ）

　　特別なライトが装備されている写真撮影専用の部屋であればストロボが発光しなくてもある程度の色合いが得られますが，室内が中途半端に明るくて，カメラが発光を必要ないと判断したか，ストロボのスイッチを入れ忘れたときには，彩度の低い（色のはっきりしない，画質の悪いWEBカメラのような薄緑黄色の色合い）写真になってしまいます．ストロボの発光を確認するには，撮影後に発光の有無を患者さんに聞くか，シャッターを押すときにファインダーを覗く眼と反対側の眼を開けておくとよいと思います．

　　ストロボ内臓のカメラは，あまり近づいて撮影すると明るすぎる白っぽい写真になってしまいます．**カメラの望遠を目一杯きかせて，なるべく遠くから写しましょう**．カメラに装着するタイプのストロボを使用している場合は，稀にストロボとカメラ本体との接続部分が緩んでいるときに白くなりすぎることがあります（ストロボは発光しているが，カメラ側がストロボの発光を認識できないため，暗い状態で撮ろうとして光が入りすぎることによります）．一方，最近の感度の高い機種では，かなり暗いところでもストロボなしで十分な色調の写真が撮れる場合があります．機種ごとに異なりますので一度試してみてください．

4 背景に余計な物が写っている

　　よくある失敗です．

1）背景に椅子，ベッド，シャーカステン，壁のカレンダー，場合によっては同僚の姿が写っている（図6）

　　対策は，シャッターを押す前に患者さんの周囲をぐるっと一周見る．また，ほかの方に手伝ってもらって患者さんの後ろに大きめの布を垂らしてもらうか，カーテン，無地の壁などを利用する．

2）アクセサリーや患者が特定できる標識が写っている．

　　時計，眼鏡，髪留め，イヤリング，ピアス，ネックレスなどのアクセサリーが撮影する部位にある場合は可能な限り外してもらいましょう．なお，

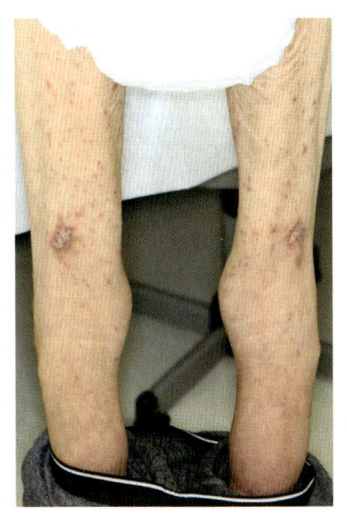

図6 ● 問題写真の例
背景に余計な物が写っている．
ズボンが中途半端に下げてある

　装飾品によるかぶれなどを疑う場合は，付けたときと外したとき両方の写真を撮っておくとよいと思います．また，入院患者さんの手首の認識用のテープの氏名が写らないように注意してください．

3）中途半端に上げたシャツや下げた下着が写っている

　よくある失敗例です（図6）．トリミング（余計な部位を切りとる）で何とかなるような場合はOKです．

5　撮影範囲が適切ではない

　この失敗の多くは，接写画像（強拡大）しか撮っていないパターンと，病変全体が画面に入っていないパターンが多いと思います．今のデジカメの画質はとてもよいので，**引いた画像（弱拡大像）を撮っておけば，トリミングで余計なところを削除することが可能です**．しかし一部分しか写っていない画像に足らないところを後でくっつけることはできません．
　具体的にいくつかの例を示します．
① 皮疹の分布が大切な疾患なのにそれがわからない写真や，左右対称性が重要なのに片側しか写っていない写真が該当します．例えばSLEの蝶形

紅斑の一部しか撮影していない場合や，ジベルバラ色枇糠疹で小さい範囲にある個疹の拡大写真しかない場合などです．
② 一部分しか写っていない．例えば，色素斑の中に結節性病変がある症例で，結節性病変は撮れているが周囲の色素斑の一部が切れている写真や両手背から指背に分布する病変なのに，左手の2/3と右手の1/3，指の第1関節までしか写っていないなどです．たぶん一番気になったところに意識が集中したためにまわりを見る余裕がなかったのだと思います．両手全体，手首から前部の指先まで入る範囲で1枚きちんとした写真を撮ればよいのです．一部が必要なら後でトリミングすればいいのです．カメラを覗く前に，どの範囲を切り取ればよいのか考えるとよいと思います．

6 失敗しないためのコツ

撮影時のチェック項目と失敗しないコツについてまとめます．

① 写真撮影の同意を得る．検討会や学会発表，論文での使用（とくに患者さんが特定できる顔など）について同意を得る必要があります
② できれば撮影前に，疑っている疾患の写真を教科書などでチェックし，アングルや撮影部位を参考にする
③ 氏名の書かれた患者識別テープなどの処理
④ 患者さんの背景と下着，アクセサリーなどをチェック
⑤ カメラの設定チェック
⑥ ファインダーの中の患者さんの周囲（背景）をぐるっと見て，椅子などの余計なものが写っていないかチェック
〔シャッターを押す〕
⑦ ストロボが点いたかチェック
⑧ モニターでチェック

うるさいことをいろいろ書いてしまいました．まずは同僚とコンビになってたくさん撮ってみてください．デジタルカメラは幸いに何枚撮ろうとコストはタダ同然です．医局にストックされている撮影済みの写真を先輩と

見て，注意点を説明してもらうのもよいかもしれません．

memo 爪の撮影方法とマーキング（図7，8）

親指の先を3～5指先端に沿わせるように軽く握るとすべての爪が同一平面上に並ぶので1枚で全体像を撮影することができます[1]．また，表面の皮膚の変化が乏しい皮下の結節などはマーキングをした写真を1枚撮っておくとよいでしょう．

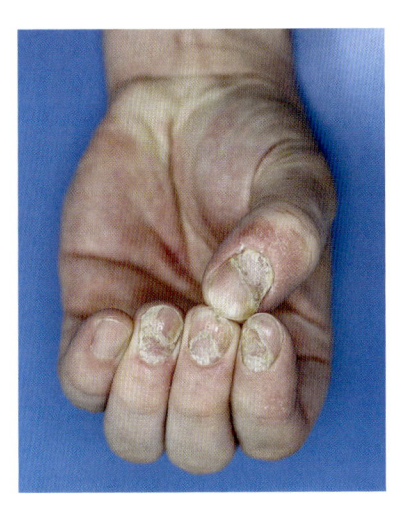

図7 ●爪の撮り方
親指を3～5指に沿わせるとすべての爪にピントが合う

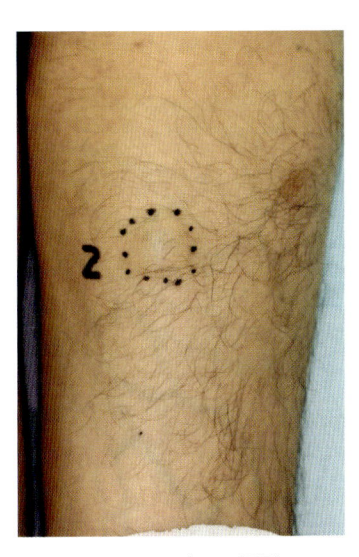

図8 ●マーキングして撮影
皮膚表面に変化のない腫瘤はマジックでマーキングをしておくと存在がわかりやすい．マーキングのない写真も1枚撮っておく

文献・参考図書

1）西山茂夫 著,『爪疾患カラーアトラス』, 南江堂, 1993

Let's Try!

問題 練習問題のこれらの写真にはどんな問題があるでしょうか．

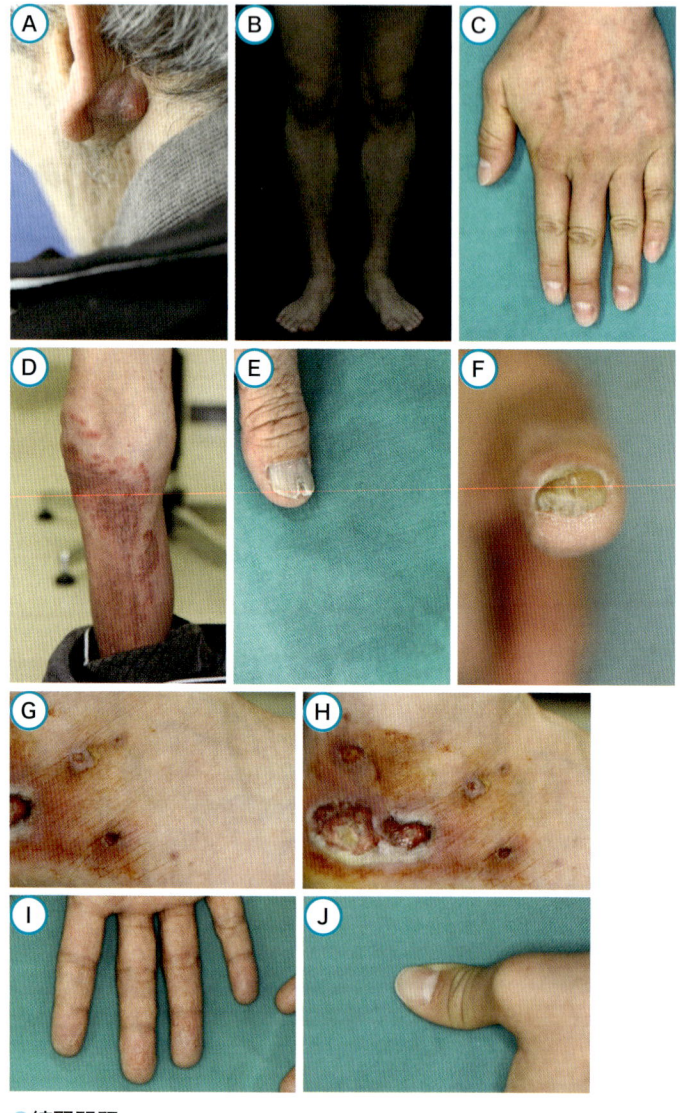

●練習問題

解 答

A：ストロボ不点灯（前方から自然光のみ）

B：ストロボ不点灯

C：ピントが手背にしか合っておらず，指先がぼけている（手背に垂直にカメラを向けていない）

D：下げた衣類と後ろにイスが写っている

E：もっと真ん中で写せばいいのに

F：お花の写真であればバックがぼけていてきれいだけれど，軽く握った状態で手掌側から撮れば2～4指の指先を一度に撮れます

G：何を撮りたかったのかよくわかりません．大きな潰瘍が半分しか写っていません．場所もどこかわかりません

H：Gの別の写真．左の大きい潰瘍のほうにピントが合っていません．もう少し後ろに下がって左に回って撮ればすべてにピントが合ったと思います．この写真は右足外側です．もう少し離れて踵まで入れればピントはもっと合いやすくなり，足全体が写って構図的にもよくなります．失敗の多くは近寄りすぎて（拡大しすぎて）起きます

I：右手が4本＋左手の一部が写っています．指は5本あるはずです．たぶん3，4指先端の水疱に注目するあまり，そのまわりに注意が行き届かなかったのかもしれません

J：関節の過伸展を示す写真ではありません．爪とその周囲を撮りたかったようです．教科書で例を見ておくのも大切です

Lecture 3　メスを入れる前に

必ず知っておきたい
メスを入れる前のチェックポイント

指導医　診療の基本と写真の撮り方は理解できたかな？　次は皮膚の生検や小手術を行うときの注意点について説明するね．

研修医　とくに顔面神経に注意するようにと教わりましたが…

指導医　そうだね．神経も含めとくに注意が必要なポイントについて説明するね．

1　浅いところを走る神経に注意する

　皮膚にはたくさんの腫瘍ができます．多くは 1 〜 2 cm と小型ですから，少し慣れれば局所麻酔下で比較的簡単に切除できるようになります．でも，注意すべき部位があります．それは**重要な神経が浅いところを走っている部位**です．

1）顔面神経（図1）

　顔面神経の走行は顔から耳周囲にメスを入れる場合に知っておかなければならない必須のポイントです．この神経を痛めると顔が変形してしまうからです．

　まず耳下腺に入った顔面神経の本管は耳下腺の浅葉と深葉の間を通り，5つの枝に別れて耳下腺から前方に出てきます．1番上から前額や目の周りに行く側頭枝，頬に行く頬骨枝，口角方向に行く頬筋枝，そして下顎から下口唇方向に行く下顎縁枝，首に行く頸枝です．

　こめかみから耳の前方，顎に至る領域の手術時には注意が必要です．これらの神経を損傷すると，上方から順に，前額のしわが消え，眉毛が上げられなくなり，まぶたが閉じられなくなり，顔が健側に引っ張られ，痛めたほうの口角や下口唇が引き下げられなくなります．術前の検討が重要です．

　個人個人でこれらの神経が走る部位に差はありますが，おおむね以下のラインが参考になります．あくまでも参考です．側頭枝と下顎縁枝は交通枝がないので痛めるとリカバリーが利きませんので，とくに注意が必要です．

① **側頭枝（とくに注意が必要）**：耳たぶの付け根から0.5 cm下の点と眉毛の外側縁の上方1.5 cmを結んだライン．このライン上で浅筋膜の下をいじる場合はこの神経を痛める危険性が出てきます
② **頬骨枝**：頬骨の下のラインに沿って走ります
③ **頬筋枝**：耳の孔と上口唇中央を結んだラインを走ります
④ **下顎縁枝（とくに注意が必要）**：下顎骨縁の数mmから1 cm程度下方を走る神経です．噛むと咬筋がはっきりとわかりますが，咬筋の前縁と下顎縁が交わるあたりを触ると拍動が触れます．顔面動脈です．下顎縁枝はこのあたりで表層を走りますので，とくに注意が必要な部位です．この神経を痛めると口角と下口唇を引き下げることができなくなります．「い〜」という口の形をつくろうとすると，下口唇と口角が左右非対称になってしまいます．下顎骨上は粉瘤などの表在性の腫瘍がよくできるところです．この部位の手術は耳鼻科医や形成外科医にコンサルトするか，ナーブチェッカーなどの使用が望ましいと思います．

2）副神経（図2）

胸鎖乳突筋の後縁と僧帽筋前縁と鎖骨に囲まれた部分を後頸三角と言います．副神経は後頸三角部の中央あたりを横切って僧帽筋に入ります．皮

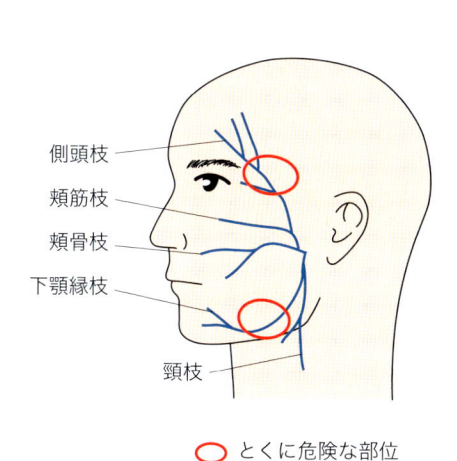

図1 ●顔面神経

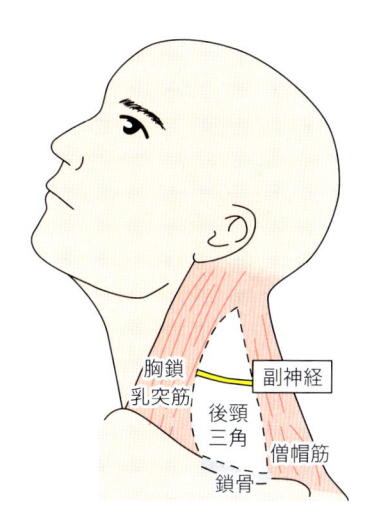

図2 ●副神経

膚より1cmほど深いところを走っています．後頸三角部はリンパ節が腫れることの多い部位ですので，リンパ節生検のときにこの神経を痛めてしまうことがあります．リンパ節は触診で浅いところにあるように感じても，いざ切開を入れて脂肪の中を掘り出すと，なかなかたどり着けなくてあせることがあります．副神経は直径が1.2 mm程しかないため肉眼で確認しにくく，また後頸三角部の皮下組織は血流が豊富で出血しやすいため，夢中でリンパ節の摘出を行っているときに副神経を傷つけてしまう危険性があります．

　この神経を痛めると，肩こり，首や上肢の倦怠感，痛み，しびれ，といった自覚症状や上肢を水平以上の高さにあげるような動き，たとえば髪をとかすような動作ができなくなります．もし副神経の損傷による症状が出た場合は，なるべく早期（術後3ヵ月以内）に神経の移植や縫合を行わないと回復しにくくなるといわれています．副神経を傷めないように注意するのはもちろんですが，後頸三角部を手術した場合は，術後数ヵ月間は副神経損傷を疑う症状が出ないか注意し，患者さんにも説明しておいた方がよいでしょう[1]．

3）総腓骨神経（図3）

　膝外側下方の骨の出っ張り（腓骨頭）の後ろから下縁を走ります．腓骨頭周囲から下腿外側のあたりはギプスや弾性包帯，ストッキングで締めつけないよう注意が必要な部位です．腓骨頭周囲に皮膚科でメスを入れることはあまりありませんが，この神経を痛めると下腿外側から足背の感覚障害が起き，足関節と足趾の背屈ができなくなります．

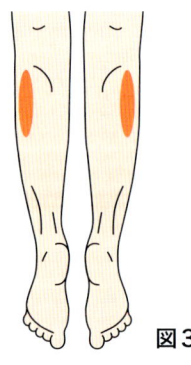

図3 ● 総腓骨神経

2　体の正中にある腫瘍や腰部腹部陰部の皮下腫瘤には安易にメスを入れない

1）眉間から頭の正中を通って背骨に至るライン（図4）

　　このライン上の皮膚内から皮下にしこりを触れた場合は，必ずCTを撮ってください．粉瘤だと思った場合もです．とくに血管腫，脂肪腫，多毛，皮膚のへこみなどある場合は，その下に髄膜瘤や二分脊椎が隠れていることがあります．

2）腰，腹壁から陰嚢あるいは大陰唇の皮下腫瘤：ヘルニア（図4）

　　腹部の皮下や陰嚢や腰外側にしこりがあり，脂肪腫だと思って皮膚を切開したら腸が出てきた，となります．これらの部位の皮下腫瘤は基本的にCTを撮ったほうがよいと思います．私は触診優先で，すぐCTをオーダーすることに抵抗があります．でも，最近はなるべく撮るようにしています．逆に若い先生にはもう少しきちんと触診してから画像検査をオーダーしてほしいなぁと思うことがあります．

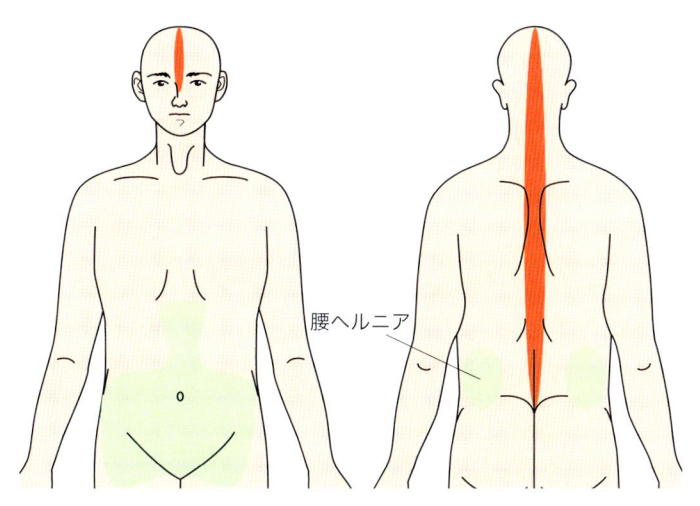

図4 ● 正中と下腹部，腰部に存在する腫瘍には安易にメスを入れない

3 太いリンパ管が走っているところに注意する

　リンパ管は末梢のリンパ液を吸い上げて，中枢に運ぶ管です．四肢では本管が限られた部位を走っているため，その部位を縛ってしまうと末梢がむくむことがあります．リンパ節廓清のように治療上しかたがない場合もありますが，小さな手術で大切なリンパ管を縛ってしまわないように注意が必要です．また，リンパ管を傷つけると，手術後にリンパ液の排出が止まらないことがあります．気をつけるのは主に四肢です．表在のリンパ管は表在の静脈に沿って走っているので，太い表在静脈の周囲が注意すべき部位です．

1）上腕の滑車上リンパ節周囲（図5A）

　手からのリンパ流は，手首から末梢では手指背を走り，手首から近位部は太い表在静脈に沿って上行します．肘のあたりで，橈側皮静脈と尺側皮静脈に沿った2つのルートに集約されます．とくに尺側皮静脈ルートに流れ込む量が多く，このリンパ管が浅いところを走っているのが滑車上リンパ節の周囲です．ここを縛ってしまうと血栓性静脈炎やリンパ管炎，最悪の場合右前腕がポパイの腕のようにむくむことがあります．とくに橈側の静脈の発達が悪いか，過去の注射などでつぶれている場合です．

2）足の内果前方から下腿内側，膝内側まで（図5B）

　大伏在静脈が走るラインです．この静脈に併走するリンパ管に足の皮膚からのリンパ流のほとんどが流れ込みます．このリンパ管を縛っても足がむくむことはありませんが，傷つけてしまうと滲出液がいつまでも出続ける可能性があります．大伏在静脈近傍，とくに内果前方から下腿内側の手術や生検時に注意が必要です．結節性紅斑などの皮下脂肪織炎の診断のために生検する場合は，下腿外側で行ったほうがトラブルが少ないかもしれません．

Ⓐ 滑車上リンパ節領域　　　Ⓑ 大伏在静脈領域

橈側皮静脈ルート
尺側皮静脈ルート

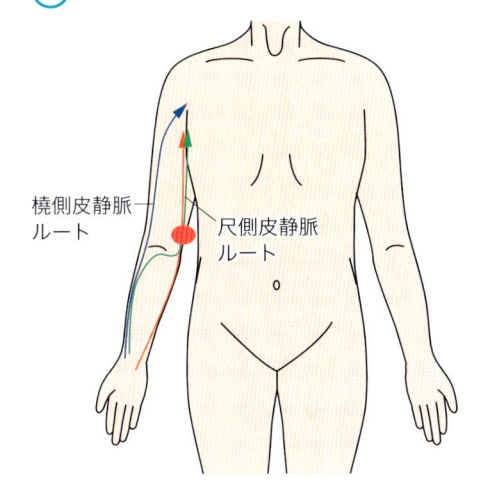

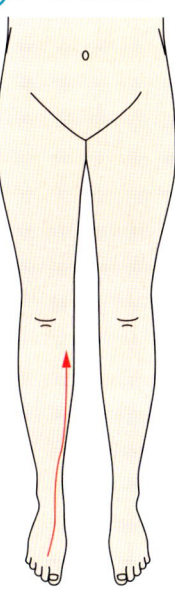

図5● 太いリンパ管が走っているところ

> **診療のコツ**
>
> **手足の手術時に注意すること**
> - **指趾にはエピネフリンの入っていないリドカイン（キシロカイン®）を使用する**：指先は袋小路になっていますので虚血により壊死になる危険性が高いためです．ほかに陰茎や冬季に手術を行う場合には高齢者の鼻先，耳輪なども同様に注意が必要です．
> - **本当に必要な手術か？**：1，2指の指腹や足の荷重部は感覚や歩行に際して非常に重要な部位です．このような部位の手術前には感覚障害や歩行時に痛みが残る可能性があることを患者さんによく説明しておかないといけません（本当に手術が必要かどうかを含めて）．
> - **指や手掌の切開**：通常は傷が目立ちにくいようにしわに平行に切開線（紡錘形の切除であれば長軸方向）を選びます．しかし指では，狭いところを走る神経や血管を損傷しないために縦方向に切開する場合があります．手掌も術後の傷が伸縮の邪魔にならないように切開線を作図する必要があります．手足の手術前には指導医に相談したほうがよいと思います．
> - **手掌，足底では真皮縫合はしない**：手掌，足底では真皮縫合は行いません．足底で縫合糸がしこりになって残ってしまうと歩行の妨げになるからです．

4 ケロイドや肥厚性瘢痕になりやすい部位

　ケロイドや肥厚性瘢痕はさまざまな原因でなりますが，好発部位があります．メスを入れる前に患者さんによく説明しておかないとトラブルになる可能性があります．黒人などの肌の色が濃い人，若年から中年，すでにケロイドがある方，などはとくに注意が必要です．良性腫瘍を美容目的で治療したのに，切除した腫瘍よりも大型のケロイドができれば本末転倒になってしまいます．

　注意する部位は以下です（図6）．

① 皮膚のすぐ下が硬いところ（皮下脂肪が少ないところ）
　・肩（肩峰や烏口突起など，骨が皮下に触れるところ）から上腕外側
　・鎖骨上
　・前胸部中央（皮膚直下に骨が迫っています）
　・恥丘部
② 運動により皮膚が伸び縮みするところ
　・肘や膝
③ その他
　・耳たぶ

　とくに胸の中央は蝶々（リボン）のようなケロイドや肥厚性瘢痕になることが少なくありません．前胸部正中のホクロの切除を行ったあとがさらに大きな瘢痕になってしまったなどということが起きれば大きなトラブルになります．よく患者さんに説明してからメスを持ってください．

　肘や膝などの運動により皮膚が伸び縮みするところは，抜糸の後，徐々に皮膚が引っ張られ皮膚が割れたような幅広の瘢痕になることがあります．なるべく長い期間（2～3ヵ月，場合によってはもっと長く）テープで固定するよう患者さんによく説明しましょう．

　耳たぶも好発部位ですが，理由はよくわかりません．

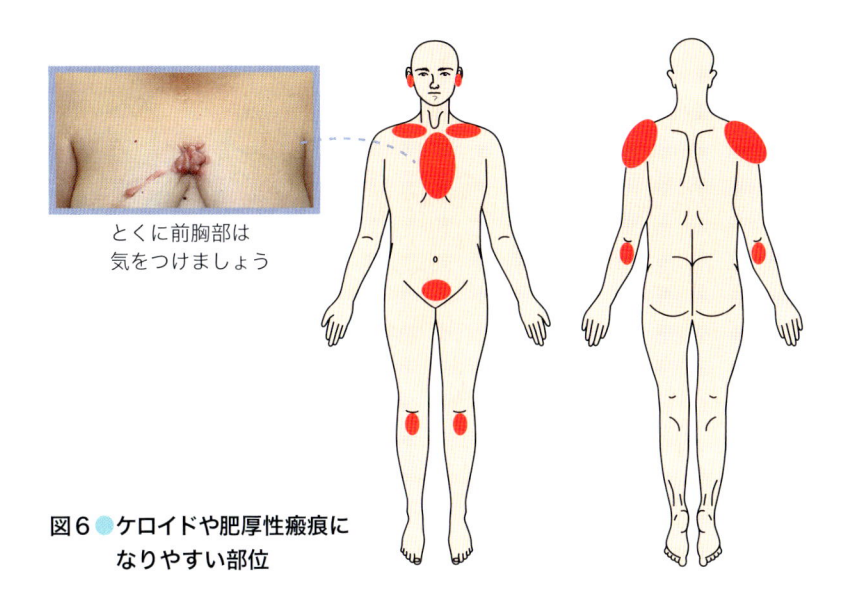

とくに前胸部は
気をつけましょう

図6 ● ケロイドや肥厚性瘢痕に
なりやすい部位

5 生検を行う際の注意点

1）腫瘍を生検するときは腫瘍深部端にメスを入れない（図7）

とくに悪性腫瘍を疑っている場合は，深部まで切り込むと拡大切除の際に切除マージンを広げないといけなくなってしまうことがあります．とくにバリアとなる筋膜を傷つけないような配慮が必要です．

> **診療のコツ**
>
> **問題となったパターン**
>
> 〔3 cm と小型の腫瘍だったので，診断と治療を兼ねて水平方向は数mmマージン，深部は筋膜直上で切除し縫縮した．組織所見は軟部肉腫であり，拡大切除が必要になった〕
>
> この症例では，生検を腫瘍内にとどめていたら，筋膜を含めた切除で根治的な切除マージンとなりました．しかし，1回目の手術で筋膜をいじっている場合は，その下の筋肉も切除しないと安全な治癒的マージンがとれなくなってしまいます．初回の医療行為により切除範囲が大きくなってしまった例です．顔面では切除マージンが5 mm増えても美容的に大きな問題を残します．

メスを入れる前のチェックポイント

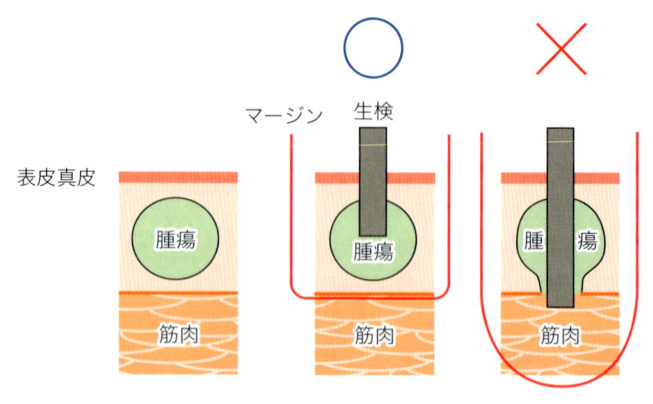

図7 ● 腫瘍の深部の正常部位との境界にメスを入れない

右端のような生検を行って悪性腫瘍だった場合は筋肉も切除しないと根治的マージンがとれなくなる．根治的マージンとなるバリアに穴が開いたり，生検操作により腫瘍を深部に押し込んでしまうからである

2）潰瘍部は辺縁の表皮を含めて生検する

　潰瘍やびらん部の生検標本は表皮が欠損しているため病理診断に適しません．診断上特徴的な病理組織所見が得られないことがあるのです．必ず辺縁の表皮が付いているところを含めて切除してください．

　ただし，慢性の潰瘍で，有棘細胞がんなどを否定するためだけに生検する場合は，潰瘍内の肉芽様組織をつぶさないようにshaveするように組織をとることがあります．がんができていないかだけを調べるスクリーニングとしては簡便でよい方法だと思います．

3）壊死を避ける

　壊死部はやはり病理所見がとれません．また壊死や潰瘍の下の血管は壁が赤くなっていることがありますが，これは血管炎とは評価しませんので注意が必要です．皮膚の深いところの生検（軟部腫瘍など）で，生検後に皮膚を閉じる必要がある場合は，きちんと生きた標本がとれているか術中に迅速診断を行ったほうがよいでしょう．

4）水疱部の生検は辺縁の皮膚をとる

　水疱部はごくわずかでよいです．水疱の外の皮膚を多めにとります．私は，水疱：周囲皮膚の割合を1：2から1：3ぐらいでとるようにしています．このとき水疱部から連なる上皮をはいでしまわないよう組織片をやさしく扱います．

5）肘頭や膝蓋部では深部組織を傷つけないように注意する

　とくに乳幼児や痩せている方では，筒型のメス（トレパン，パンチ）で上から抜くと下の腱や靱帯，関節包を傷つけてしまうことがあります．反対側の1指と2指で生検部位を軽くつまみ上げ，つまんだ指と指の間の皮膚をパンチで抜きます（図8）．つまみ上げた部分には脂肪も含まれますので，皮下脂肪までの生検であれば，その下の組織を傷めずに組織が採取できます．下に太い血管があるような場合も同様な操作が安全です．

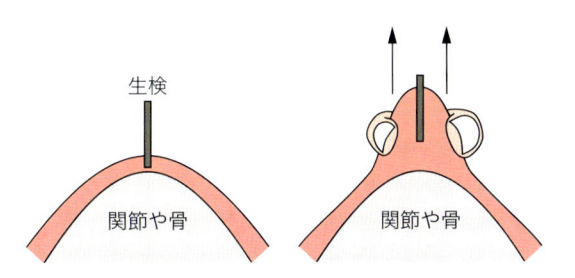

図8 ● 肘頭や膝蓋部では深部組織を傷つけないように注意する

深部に関節や骨があるときは指で皮膚と軟部組織をつまみ上げ，その頂点を筒型メスで生検すれば深部組織を傷をつけにくくなる

6）腫瘍を全摘した場合は方向がわかるように糸をつけておく

　根治的に切除した場合はとり切れているかどうかを病理組織学的にチェックします．切除検体に上下左右がわかるように細い糸を目印として残します．結びつけた糸の端を，長い/長い，長い/短い，などと切って残すと2ヵ所の目印になります．

7）局所麻酔

　　小さい範囲であれば，なるべく細い針（26G）を用いて1回皮膚に差し込んだら，動かさずに，そこから周囲にじんわりと麻酔液を浸潤させます．2〜3分以上，患者さんと世間話などをしながら，針を動かさないようにゆっくりと行います．生検や小手術であれば何ヵ所も針を刺したり，針先端を動かしたりする必要はありません．ゆっくりと液を染み込ませればよいのです．早く効かそうとして，何ヵ所もせっかちにぶすぶす刺さないでくださいね．

　　局所麻酔が終わったら，患者さんのそばで病理依頼書やカルテを書いて，数分程度時間をつぶしましょう．麻酔がよく効いてからメスを入れます．

注意！

① **キシロカインの最大認可量**：エピネフリン入りのキシロカインでは，7 mg/kgが注射できる最大量になります．体重60 kgの方なら，1％製剤で42 mL（20 mLバイアルで2本），0.5％製剤で82 mL（同4バイアル）まで使用できます．エピネフリンが入っていない場合の最大量は3〜5 mg/mLと少なくなります．体重60 kgの方では1％製剤で18〜30 mL，0.5％で36〜60 mLです．体重の軽いお年寄りなどの手術のときには注意が必要です．

② **エピネフリン入りを使用しない部位**：指趾，耳，陰茎，鼻尖部（鼻が高い場合や心肺機能の低い高齢者の冬季の手術）です．血管が収縮して壊死を起こしてしまう危険性があります．

8）金属音を鳴らさない

　　局所麻酔下では患者さんは耳が聞こえています．生検や小手術に使用する器具類は金属ですので，荒く触るとガチャガチャ音がします．患者さんはそうでなくても緊張していますから，この金属音におびえる方もいます．また，「アッ」「ウッ」「イケネ」「シマッタ」「血が止まらねぇ」「糸が切れた」など患者さんが不安になるような言葉を発したり，助手やスタッフを怒ったりといった言動も控えましょう．

9）組織は愛護的に扱う

　基本的なことですので最初に指導されると思います．しかし，新人が生検した標本で組織が潰れているのをときどき見かけることがあります．無鈎（先が平らな）の鑷子で組織を普通につまむと細胞が潰れてしまいます．むしろ有鈎の鑷子で組織をそっと挟んだほうがダメージは少なくなります．フックやフック鑷子が使えればさらに挫滅は減ります．なお，フックに慣れていない方は自分の指を刺さないように気をつけてください．

10）生検組織の処理に関する注意

- ほとんどの生検標本はホルマリンに浸けて永久標本を作製します．現在，ほとんどの免疫染色はホルマリン固定組織で行えますし，病理診断の中心はHE標本ですから，組織片の処理はホルマリン固定を最優先にします．しかし，疾患によっては凍結標本が必要な場合があります．まず，どのような固定方法が必要か生検前にチェックしておきましょう．悪性リンパ腫や肉腫の可能性がある場合や研究でDNAやRNAの抽出が必要なときは単純凍結（液体窒素にそのままつけて凍らす）し，自己免疫性水疱症で免疫グロブリンの沈着を調べる必要があるときはコンパウンドに埋めた凍結標本が必要になります．保存は−80℃で行います．DNA抽出用にはおおむね5mm角（組織片のほとんどを腫瘍細胞が占めているとき）あれば十分だと思います．ただし十分量のDNAが抽出できない場合に備えて，外注する場合は依頼書には検査する遺伝子の種類に優先順位をつけます
- 数mm以下の小さな標本はホルマリンの入った袋の壁に付着してホルマリンに浸からないで乾燥してしまうことがあります．紛失防止のためにも小さなプラスチックのカセット（かご）に入れましょう
- 2〜3cm以上の大きめの標本はそのままホルマリンにつけると丸まってしまうので，板にピンで隅を留めてからホルマリンに入れます
- リンパ節は長軸に垂直に半割（大きいリンパ節は数mm幅で輪切り）してからホルマリンに浸けます．ホルマリンの染み込みをよくするためです．センチネルリンパ節のみ，長軸方向に割を入れます．輸入リンパ管が流入する背中側に転移が最初に起きるためです
- 切除した組織をいくつかに分ける場合があります．組織を半割するとき

に組織を押しつぶさないようにするには，皮膚面を下に脂肪組織を上にして置き，メスを移動させるように下に引いたガーゼなどとともに組織片を切るときれいな断面になります．皮膚面から切り込むと柔らかい皮下脂肪組織などが潰れてしまいます．一片のスイカをさらに包丁で分割するとき，皮と実とどちらを上にするか考えるとわかりやすいかもしれません．

6 手術で使用する器具（図9）

皮膚科の外来小手術でよく使用する器具について簡単にまとめておきます．

1）鑷子

有鉤と無鉤があります．有鉤のほうが組織のダメージが大きいイメージがあるかもしれませんが，無鉤鑷子でしっかり挟んで持ちあげるよりは，有鉤鑷子の先で点で挟んだほうが愛護的です．

2）メス（11番と15番）

基本的には15番を使用します．細かい作業が必要な場合や大型のせつなどを深く切開する必要がある場合は11番を使用します．

3）糸（吸収糸と非吸収糸/モノフィラメントとポリフィラメント）（表1）

糸の種類は，吸収糸か非吸収糸か，モノフィラメントかポリフィラメントかでおおまかに分けられます．

真皮縫合ではエチロン®の透明糸かPDS-Ⅱ®などを用います．どちらもモノフィラメント（単糸）ですが，エチロン®は非吸収糸，PDS-Ⅱ®は吸収糸です．皮膚表面の縫合には黒のエチロン®糸を使用します．

細い糸を束ねたものをポリフィラメント（編糸）といいます．絹糸が代表的です．口腔や膣などの粘膜部で抜糸がしにくいところではバイクリル®というポリフィラメントの吸収糸を使うことがあります．ポリフィラメントは糸がしなやかなので当たっても痛くありません．モノフィラメントは断端が当たるとちくちくします．しかし，ポリフィラメントはより合わさった複数の糸の内部で菌が繁殖しやすいといった欠点があります．

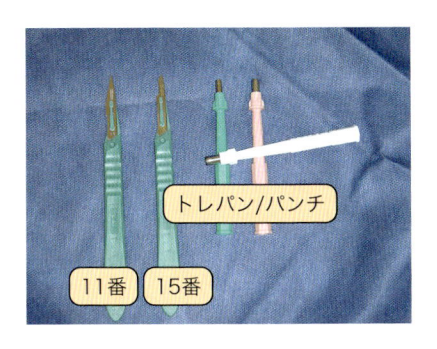

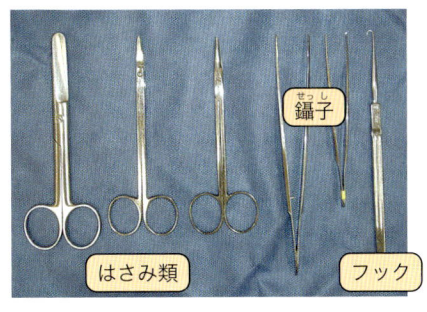

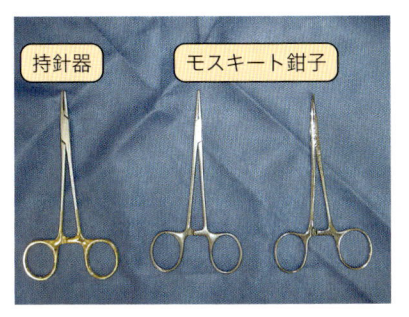

図9 ● 手術で使用する機器

表1 ● 主な縫合糸の素材

吸収性	商品名（吸収期間）	モノフィラメント/ ポリフィラメント	素材
非吸収	エチロン サージロン タイクロン 絹糸	モノフィラメント ポリフィラメント ポリフィラメント ポリフィラメント	ナイロン ナイロン ポリエステル 絹
吸収性	PDSⅡ（182～238日） バイクリル（56～70日）	モノフィラメント ポリフィラメント	ポリディオキサノン ポリグラクチン

　糸付針の太さは0-0で表され，数字が大きいほど細くなります．顔面では真皮縫合に5-0か6-0，外縫いに6-0か7-0，体幹は真皮縫合に4-0，外縫いに5-0を使うことが多いと思います．手掌や足底は真皮縫合を行いません．後でしこりが残って痛むことがあるからです．眼瞼も真皮縫合は行いません．足底は荷重のために糸や周囲組織が切れやすいので4-0以上の太めの糸を使用し，マットレス縫合などでしっかりと縫います．

7 術後の処置

1）消毒

　　私は行っていません．術後に出血する可能性があるような場合は手術翌日に傷を観察します．生検等の小さい傷の場合は抜糸まで受診は不要です．ただし，何か異常を感じたり心配なことがあればすぐに連絡するように患者さんには伝えます．

2）抜糸

　　顔面は糸のあとが残らないように数日で抜糸します．ほかの部位は1週程度，足底などの荷重部では2週間程度おいてから抜糸します．

8 そのほかの注意点

1）必ず写真を撮る

　　皮膚腫瘍の診断には，**病理所見と臨床所見が必須**です．明らかに良性腫瘍だと思っても，メスを入れる前には必ず写真を撮り，そして必ず病理検査に出すようにします．粉瘤の診断でとってみたら別の腫瘍だったということは少なくありません．

　　また，メラノサイト系の腫瘍は病理だけでは診断が難しく，臨床所見を加味して最終診断を行うことがあります．カメラを持たずに皮膚科診療をしてはいけません．いざとなれば携帯電話のカメラも使用できます．ただし，携帯を患者さんに向けるという行為を不快に思われる方もいますので，必ず患者さんに同意を得てから撮影しましょう．カメラ付き携帯は地域医療におけるコンサルテーションシステムなどに有効ですが，携帯に画像が残るため，個人情報の管理に関しては注意が必要です．

2）可能な限り切除前に臨床診断を考える

　　とりあえず腫瘍を全部とって病理報告書を待つ，という方法はできれば避けたいものです．全摘したほうがよいのか，あるいは（とくに悪性腫瘍が疑われる場合は）きちんとした切除マージンを確保するために部分生検

にとどめたほうがよいのか，を選択しなければなりません．

　明らかに良性腫瘍と判断され，患者さんが全摘を望むのであれば全摘でよいでしょう．この場合のマージンはぎりぎりでよいことになります．

　良性腫瘍か悪性腫瘍かの評価だけを目的としている場合は，小さい腫瘍の場合は全摘しますが，大きな傷になりそうな場合は部分生検でよいと思います．ただし，粉瘤や囊腫のように一部を開けると内容物が出てしまうような場合は，全摘します．

　悪性腫瘍が疑われる場合は，全摘か部分生検かを慎重に決めないといけません．

文献

1）濱　直人 他：後頸三角部におけるリンパ節生検時に副神経損傷をきたした1例．日皮会誌119: 887-891, 2009

Lecture 4　皮膚の病理所見のとり方

1．まずは正常組織と用語を覚えよう

指導医　皮膚科専門医に必要な基本的な診断スキルは，①目で見て診断ができる，②ダーモスコピーが使える，③皮膚病理，というところだろうか．ここではこのうちの病理所見のとり方を勉強しよう．
ところで，病理は好きですか？

研修医　いいえ．どちらかと言うと苦手です

指導医　そうか．学生の頃，私も病理学はあまり（かなりかな？）近づきたくない科目だったよ．恥ずかしいことに皮膚科医になるまで，病理がこれほど重要なスキルであるとは知らなかった．医師になった後も必要なスキルとして勉強はしてきたけれど，好きになったわけではなかったね．でも皮膚科医になって四半世紀が経ち，最近はわりと「病理が好きになっているのでは？」と感じるようになったんだ

研修医　なぜですか？

指導医　病理所見が意味するもの，診断名ではなく，現象や原因，あるいは自分で勝手に考えている仮説などを想像するようになったからかもしれないね．今はあまり好きでなくても，病理との付き合いを続けていくことをすすめるよ

1　皮膚の正常組織

まずは，正常組織についてチェックしてみましょう．

問題　図1の番号が示す組織名を言ってください．答えは112ページです
① この網目構造は？
② 矢印が示す部位名は？
③ 少し濃いめの核を持つ胞体の明るい細胞は？
④ この辺りの層は？
⑤ この管は？
⑥ 細長い薄紫の物質がたくさん見えますが，これは？
⑦ このあたりの真っ赤な層は？
⑧ この中央が赤く染まる輪切りの物体は？
⑨ これは？

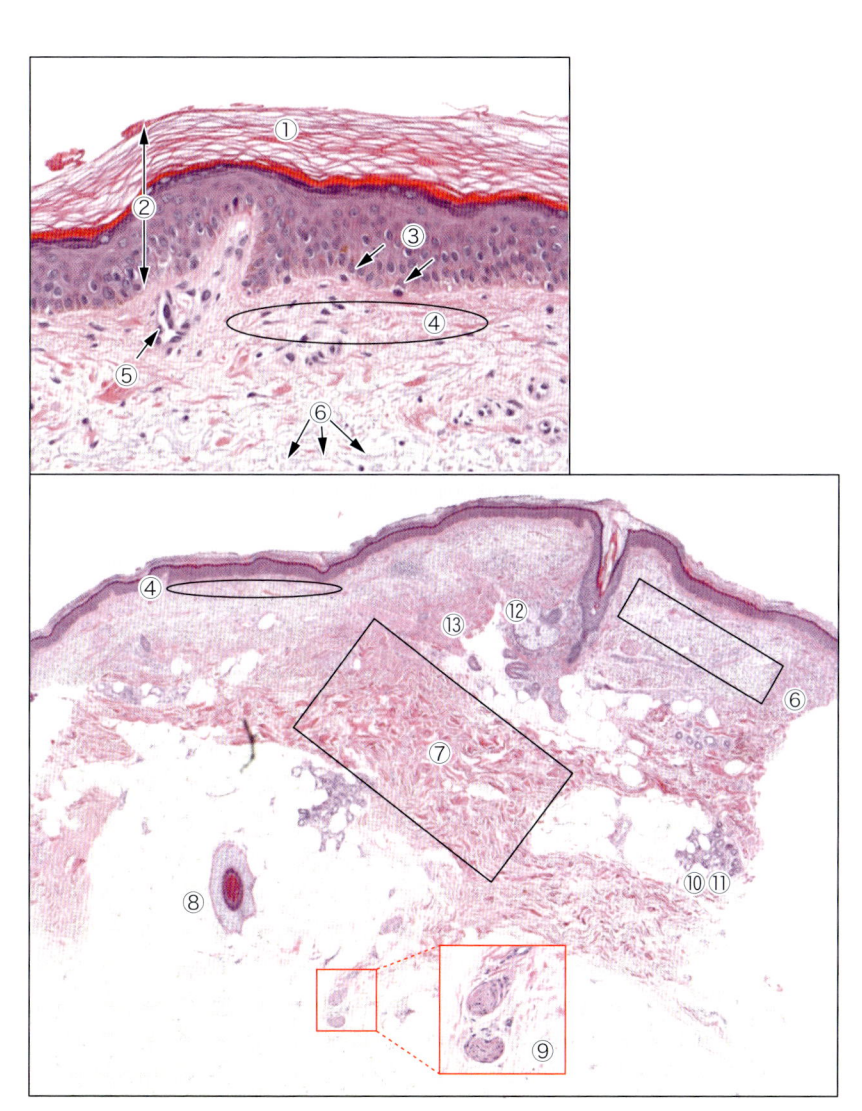

図1 ● 日光露出部の皮膚組織
⑩〜⑬は次ページに拡大写真があります

4 皮膚の病理所見のとり方

1．まずは正常組織と用語を覚えよう　**111**

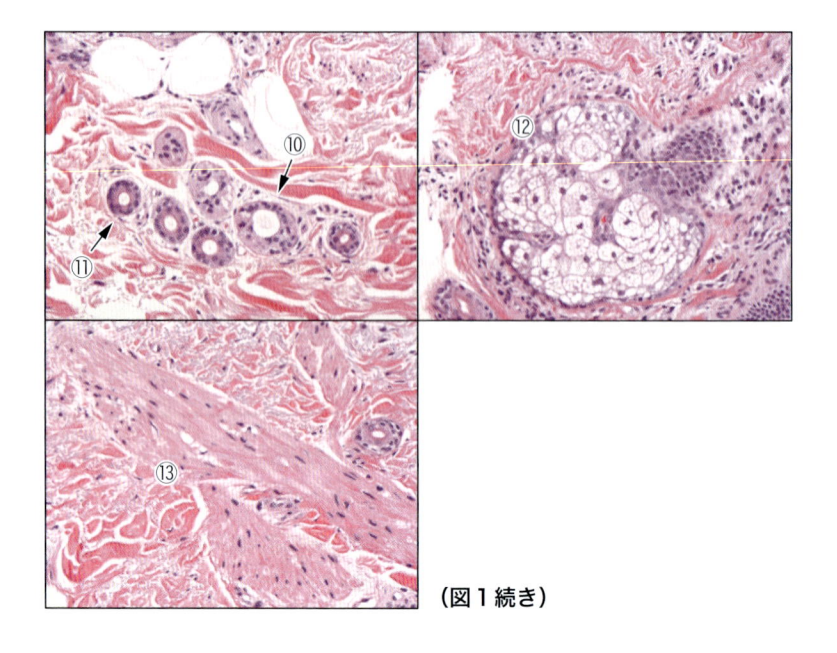

(図1続き)

⑩ この管は？
⑪ この管は？
⑫ この明るい細胞が集まったものは？
⑬ 図の左上から右下に向かって流れる帯状のものは？

解答（図2）

① **角層**です．網状になっています
② **表皮**です．角層直下の細胞には紫色の顆粒があります（顆粒層）．その下が有棘層と基底層です
③ 基底層に胞体の明るい細胞が点在しています．**メラノサイト**です
④ **真皮乳頭層**です．網状層と比べると膠原線維が細いため全体的に少し明るくてスカスカしています
⑤ **血管**です．静脈に圧がかかりやすい下腿などでは，このレベルの血管の数が増え，壁が厚くなります
⑥ 紫外線による**弾性線維の変性**（solar elastosis）です．網状層の浅層によく認められます．進行すると全体にべたーっとした薄紫色にな

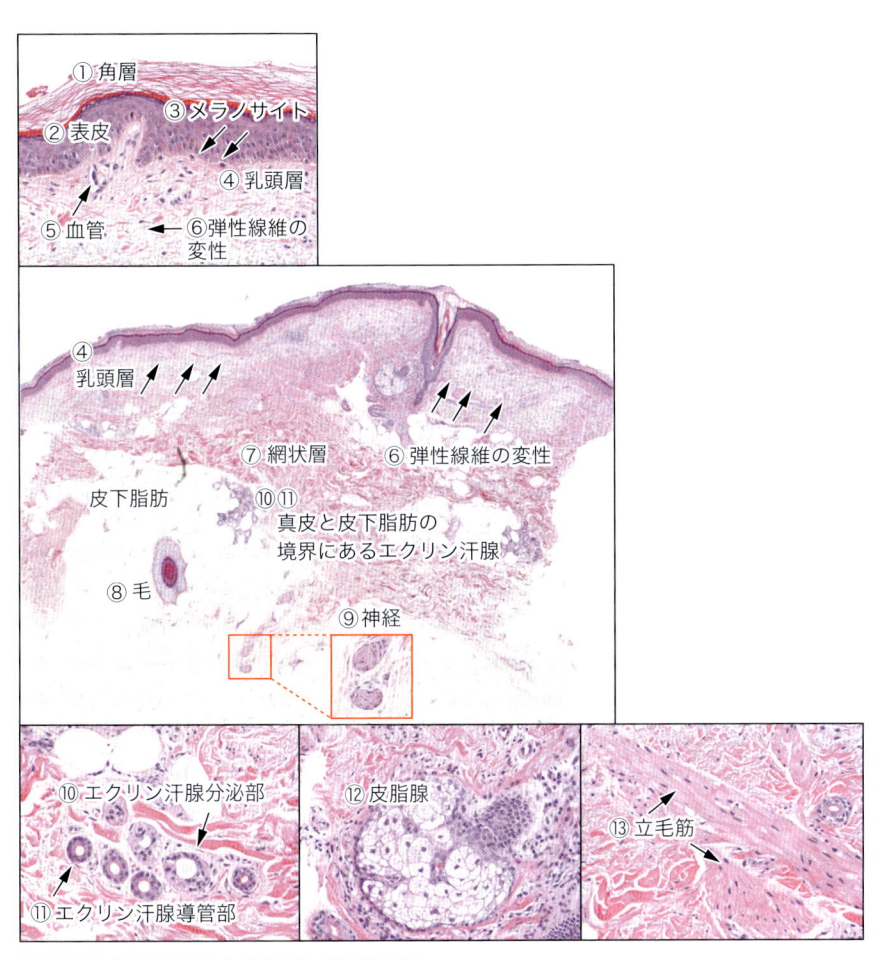

図2 ● 日光露出部の皮膚組織（解説付き）

りました．この所見があれば中高年の日光露出部（顔，首，上肢など）の皮膚であることがわかります
⑦ **網状層**です．膠原線維の幅が太く密になり，乳頭層に比べて全体的に濃い赤になります
⑧ **毛**です
⑨ **神経**です

1．まずは正常組織と用語を覚えよう　**113**

⑩ **エクリン汗腺の分泌部**です．⑪が導管部です．分泌部は外側に明るい細胞，内側に濃い細胞が並び，二重になっています．導管部の1番内側は濃いピンクに縁取られています．"クチクラ"と言います．エクリン汗腺系腫瘍の診断に重要な所見です．エクリン汗腺は表皮内から真皮網状層まではほぼ垂直（汗を運ぶ管：導管部です）で，真皮の1番深いところでとぐろを巻きます（導管部から分泌部です）．ちなみにアポクリン腺は一重です．エクリン腺の分泌部は真皮と皮下脂肪の境界に存在します．もし分泌部より深部に膠原線維が厚く存在する場合は，組織が斜めに切れているか，膠原線維の増加（強皮症）を疑います

⑪ **エクリン汗腺の導管部**

⑫ **皮脂腺**です．皮脂腺細胞の核は辺縁が二枚貝のヘリのようにギザギザしています．脂腺系腫瘍の診断に重要な所見です．

⑬ **立毛筋**です．この筋肉の付着部付近に毛のステム細胞がいます

2 代表的な皮膚病理組織用語（図3）

表面から順に，代表的な病理組織用語を示します．

① **過角化**（hyperkeratosis）：角層が厚くなっている状態です
② **表皮肥厚**（acanthosis）：表皮が厚くなっている状態です．長期間掻破した慢性湿疹や表皮細胞の増殖が亢進している乾癬などに認められます
③ **不全角化**（parakeratosis）：角層に核が残っている状態です．正常皮膚では核は消失します．略して"パラケラ"
④ **異常角化**（dyskeratosis）：表皮内に真っ赤になった細胞をぽつんぽつんと認めることがあります．核は正常細胞と比べて濃く見えます．Bowen病などに認められます．個細胞壊死と区別がつきにくいです．個細胞壊死は短期に細胞が死んだことを示しています．⑦の液状変性と一緒に認められたときは注意が必要です
⑤ **海綿状態**（spongiosis）：表皮や毛包壁における浮腫です．上皮細胞間に水がたまりスカスカになります．程度が強くなれば水疱になります．湿疹の代表的な所見です

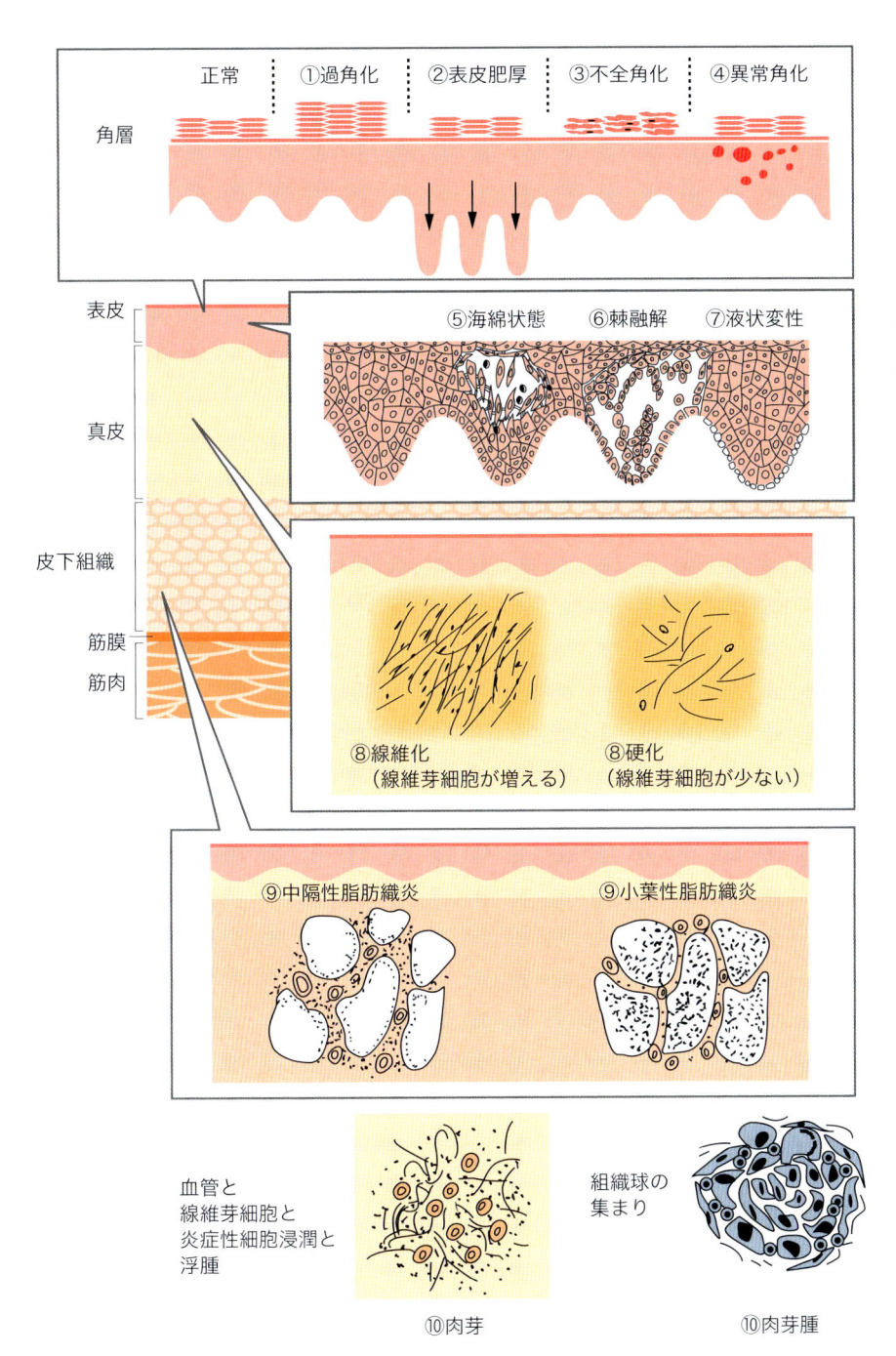

図3 ● 代表的な皮膚病理所見

⑥ **棘融解（acanthosis）**：表皮細胞間のつながり（デスモゾーム）が切れてばらばらになった細胞が体液の中に浮いている状態です．天疱瘡や膿痂疹に認められます

⑦ **液状（空胞）変性（liquefaction degeneration, vacuolar alteration）**：表皮と真皮の境界部に小さい穴が開いている所見です．個細胞壊死を伴えば，GVHD，SLE，皮膚筋炎，Stevens-Johnson症候群，TEN型薬疹，固定薬疹，扁平苔癬，などの重要な疾患を示唆します．進行すると裂けて水疱になります

⑧ **線維化（fibrosis）と硬化（sclerosis）**：線維化も硬化も真皮が正常よりも赤みが強く見えます．線維化は長く続いた炎症の後に認められ，線維芽細胞も増えています．硬化は強皮症で認められます．やはり真皮の赤みが強くなりますが，線維化と異なり，線維芽細胞は減少し，膠原線維束が全体にべたーと均一になります

⑨ **脂肪織炎（panniculitis）**：皮下脂肪に炎症性細胞浸潤があれば脂肪織炎です．皮下脂肪織は線維によって小さい区域に分かれています．この線維部分は中隔，区域された脂肪を小葉と言います．中隔には血管が多数含まれます．中隔の幅が広くなり，ここに細胞浸潤が強いときは中隔性脂肪織炎（septal panniculitis），小葉に強ければ小葉性脂肪織炎（lobular panniculitis）と呼びます．前者は結節性紅斑などに，後者はバザン硬結性紅斑，エリテマトーデス，リンパ腫などで認められます

⑩ **肉芽（granulation）と肉芽腫（granuloma）**：両者は全く異なる組織変化です．肉芽は創傷治癒の段階などで認められる変化で，多数の毛細血管，炎症細胞浸潤，浮腫を伴った組織です．肉芽腫は組織球の集塊です．上皮に似た組織球（類上皮細胞）の集まりは結核やサルコイドーシスで認められ，脂肪を貪食した組織球の集まりは黄色腫や黄色肉芽腫に認められます

Lecture 4 皮膚の病理所見のとり方

2．病理標本の観察の手順

1 弱拡大で可能な限りすべての所見をとる

最初から対物レンズを10倍（黄色）にして所見をとりはじめる方がいます．しかし，いきなり拡大すると，木を見て森を見ず，になります．全体のシルエットが大切です．

Ackerman先生は教科書"Histopathologic diagnosis of inflammatory skin disease"（Williams & Wilkins）で全体のシルエットの大切さを強調されました．先生の本の記述を私なりに解釈すると，バードウォッチングでは，普通は鳥のシルエットでおおまかに種類を判別し，次に模様などで鳥名を明らかにします．しかし，道に落ちている鳥の羽で鳥の種類を当てるのはクジャクのように特徴がない場合は専門家以外は難しいですね．遠くから全体像を見て，まずはおおまかに種類（病理における鑑別）を推定しておいてから，次に細かい部分の観察に入るという段階を踏むということです．

病理所見もほとんどの所見は対物4倍（赤）でとれると思います．とれるだけとって，もう限界だと思ったら対物レンズの倍率を10倍に上げてください．対物10倍以上の倍率では細胞や核の状態や浸潤細胞の種類などを観察します．

2 表面から順番にスキャンするように見ていく

CTや胸部X線写真や心電図を見るときと同じように，病理標本も一定のパターンで見ていく必要があります．見落としを避けるためです．皮膚の標本は上下がありますので，基本的には角層から深部に向かって順に所見をとっていきます．病理組織の端に正常部分がある場合はそれと比較して異常所見をピックアップするとよいでしょう．

なお，所見をとる前には，標本のでき具合の評価，解剖学的部位の予測を行っておくとよいと思います．

例えば，こんな感じです．

① 標本を顕微鏡にセットする前に裸眼でスライドを見る．
　ヘマトキシリンに染まる部分が多い標本は青っぽく見えますが，これは細胞成分が密で多いことを示します．悪性腫瘍やリンパ節などで認められます．
② 標本を顕微鏡にセットし，最弱拡大の対物レンズ（4倍以下：オリンパスなら赤帯のレンズ）を選びます．もし2倍のレンズがついていれば2倍から観察してもよいです．
③ 標本の全体像をざっと見ます．ここでチェックできる項目は以下です．

■ **標本のサイズ**
全摘出した標本で対物4倍の視野に収まっていれば，標本のサイズは5 mm以下であると予測できます．標本のサイズは色素性母斑とメラノーマ（5 mm以下のメラノーマはきわめて稀です）の鑑別に使えます．

■ **標本が正しく作製されているか？**
表皮が網目状になっている（表皮内に真皮が混在する）場合は，標本が斜めに切れている可能性があります．斜めに切れていると本来基底層にあるはずのメラノサイトが有棘層の上層に出てきます．表皮内のメラノサイトの位置はメラノーマの診断上重要な項目です．また，足底や手掌の色素性病変の標本では，皮膚の溝に垂直に作製された標本（角層が規則的に波打ち，表皮内に汗腺が一定の間隔で現れている）でないと，診断が難しくなります．

■ **部位を想像する**
今見ている標本がどの部位から取られたものか想像します．図1の背部と腹部のHE標本はともに対物4倍で観察すると真皮は視野いっぱい，あるいははみ出すほどの厚みがあります．しかし背部では膠原線維が太く密なため赤が濃く見え，腹部は線維が繊細ですので区別できます．太い毛が何本も含まれていれば頭，皮脂腺が発達していれば顔，とくに鼻とその周囲，を疑います．角層が濃いピンクで厚ければ手足，角層と顆粒層の境が濃い均一のピンクになっていれば四肢，毛が貧弱か認められない，表皮が薄いなどは上肢屈側や大腿内側部，表皮が乳頭状にくねっていれば腋や陰部などの間擦部，でしょうか．もし当たったら自分を思いっ

きり誉めてあげましょう．部位だけでも当たれば病理診断が少し楽しくなるかもしれません．

A 頭部：太い毛が何本も含まれている

B 顔：皮脂腺が発達している

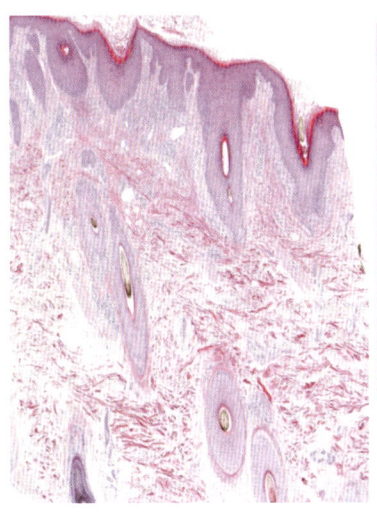

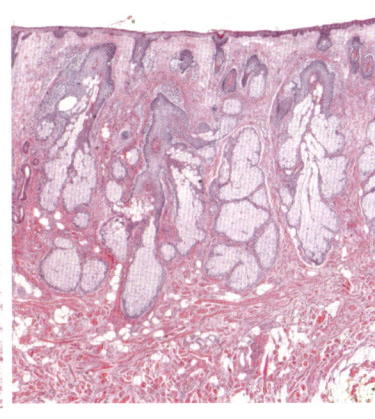

C 背部：真皮が厚くて赤みが濃い

D 腹部：真皮は厚いが線維は繊細

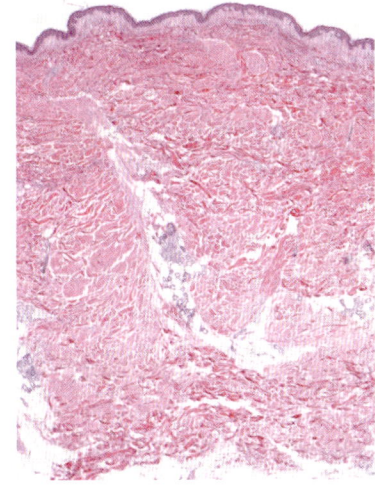

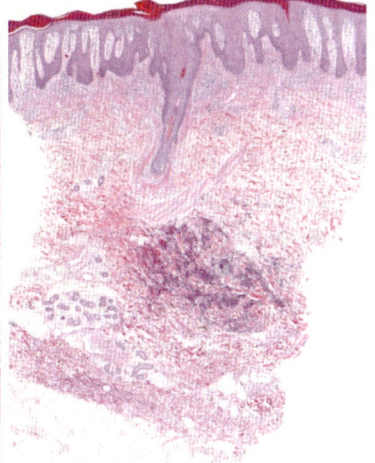

図1 ● 各部位の正常皮膚の組織所見

(図1の続き)

Ⓔ 下腿：角層と顆粒層の境が濃い　Ⓕ 足底：厚くて赤みの濃い角層
　　　均一のピンク

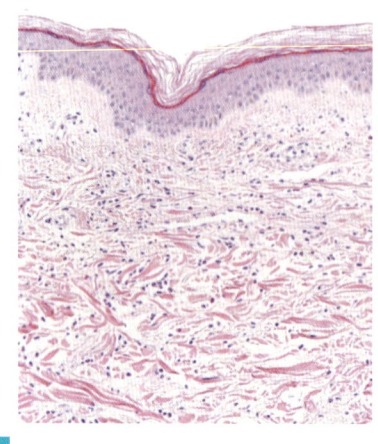

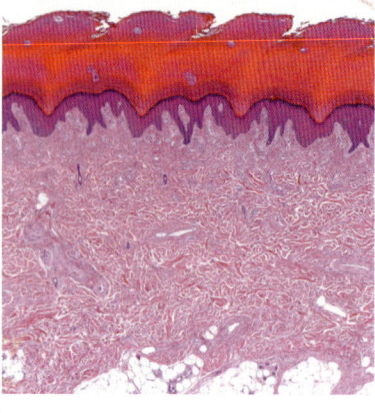

memo 暗黙知

　「暗黙知」とは言葉にできないが経験として個人が持っている知識などと説明されます．皮膚診療では皮疹や病理標本を見たときに，一目で診断がわかるような状況が該当するのかもしれません．事実，腕のいい皮膚科医の頭の中にはたくさんの画像があります．

　この本も含め，教科書は，皮疹や病理所見の形態を表現する多くの言葉を用いて診断の根拠を説明しています．実は「絵」（臨床像や病理所見）が頭に入っていない頃は読んでもよくわかりません．何例か症例を経験すると絵合わせで一瞬のうちに病名が浮かぶようになります．それからもう一度教科書を読むと書いてある内容が少しわかるようなります．

　したがって言葉による説明（アルゴリズムを含め）は暗黙知に後付された説明（さて，私はどうやって診断したのだろう？）であり，実際はそんな面倒臭い方法で診断していないでのではないかという考えもあります．

　では，一定の手順で所見をとっていくというやり方に意味はないのでしょうか．「暗黙知」はたぶん単なる絵合わせより深く広い判断を含んでおり，また，形態学を画像そのものとして記憶できる能力には個人差があるので一概には言えませんが，私自身は絵合わせで診断できるようになった先に系統的な所見採取が意味をなしてきたような感じがします．1つは無意識下の決断を意識下に引っ張り出すことによるチェックであり，これは誤診予防に多少役立っているかもしれません．もう1つは既存の診断名に無理に寄り添うのではなく，病態を病理所見から想像した大きな枠の中でとらえるようになったことでしょうか．しかし，不得意な間葉系腫瘍はいまだに絵合わせ前の域に停滞しています．

Lecture 4　皮膚の病理所見のとり方

3．実際に所見をとってみましょう

　弱拡大のままで所見をとりはじめます．できれば，とった病理所見から臨床像を想像すると，少しおもしろいかもしれません．こんな感じでしょうか．

1　まず弱拡大で
（4倍の対物レンズ：オリンパスなら赤のレンズ）

　図1を見て下さい．
① 4倍の対物レンズの視野全体を真皮が占めています．真皮が厚い部位（体幹）を疑います．膠原線維は繊細ですので，背中よりは腹部から採取した組織ではないかと想像します．
② **角層**は全体に厚く（**過角化**）真っ赤で密（compact）な感じがします．少し時間の経った病変でしょうか．何か点々も混じっています．不全角化か炎症性の細胞浸潤があるのかもしれません．臨床的には厚い鱗屑に覆われた病変を想像します．
③ **表皮**では表皮突起が全体に棍棒状に延長し，突起の長さが一定で，そろっています．臨床的には台状に隆起した病変を想像します．
④ **真皮**
　　上層に細胞浸潤を認めます．
　　乳頭層（表皮突起の間）は明るい感じがします．
　　中層あたりに赤紫の濃いかたまりを認めます．
　　深層やその下の皮下脂肪に異常はないようです．

　ここまでの所見から，この標本は乾癬と乾癬に類似した所見をとる疾患の鑑別が重要になるだろうと予測できます．次に少し拡大を上げます．

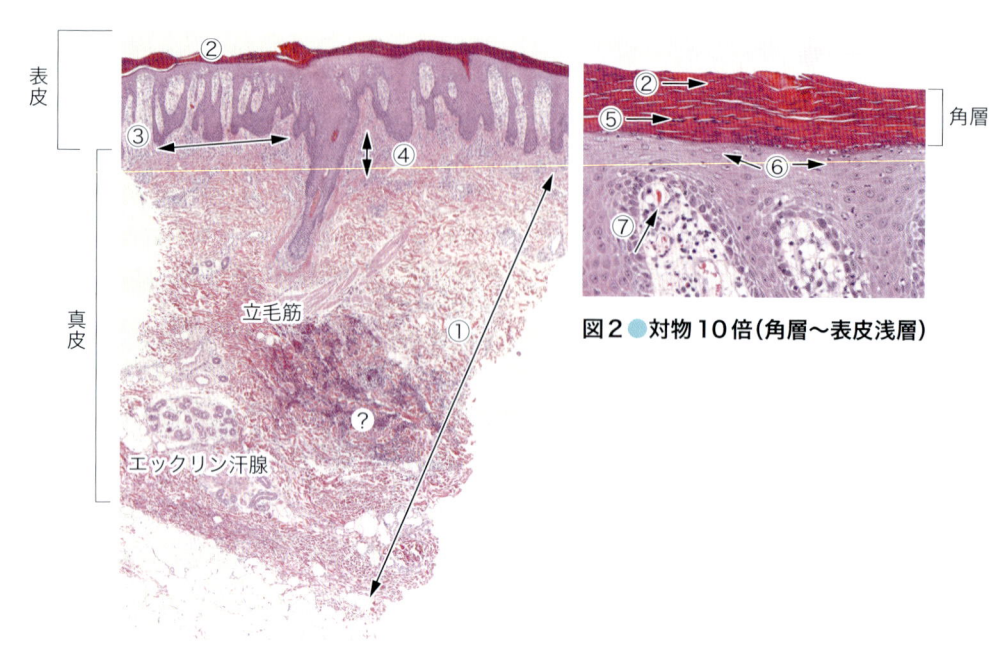

図1 ●対物4倍

図2 ●対物10倍（角層～表皮浅層）

2 次に倍率を1段階上げて観察する
（10倍の対物レンズ：黄色のレンズ）

図2を見ましょう．

⑤ 図1Aの②で見えていたのは，水平方向に少し伸びた紫色の核でした．核が角層に残っているのは異常です．**不全角化**といいます．不全角化は**鱗屑**として認められます．また，⑤には細かい濃い顆粒を認めます．好中球の核です．この標本は，腹部にしては角層が厚くcompactで，好中球の核が混じっていますので，臨床的には少し濁った厚い鱗屑を付着した皮疹としてみられるのではないかと想像します．

⑥ の位置の矢印部分の異常は何かわかりますか．顆粒層がないのです．普段あるはずのものがない場合も異常所見です．表皮細胞の増殖が亢進している可能性があります．

⑦ 乳頭層の血管が開いています．臨床的には紅斑として認められるはず

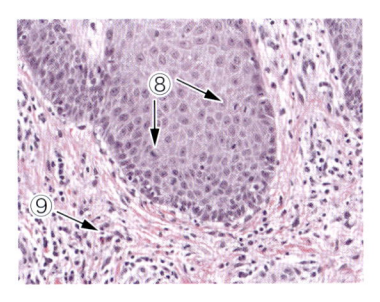

図3 ● 対物10倍（表皮突起の先端）

です．ダーモスコピーでは点状の血管拡張が多数観察されるはずです．
⑧ 分裂像が基底層の少し上のレベルにたくさん認められます．表皮細胞の分裂（増殖）が活発になっているようです．基底層や表皮と真皮の境界部に異常はありません（図3）．
⑨ 真皮上層の細胞浸潤の正体はリンパ球がほとんどですが，好中球もわずかに認められます．

3 まとめ

- **角層**：不全角化と好中球の核を混じた硬くて厚い角層です．臨床的には厚くて濁った鱗屑だろうと推測します
- **表皮**：表皮突起は棍棒状に延長しているが，その長さは比較的そろっています．臨床的には全体に台状に少し肥厚した病変を想像します
- **顆粒層**：消失しています．表皮細胞の増殖が亢進しています
- **有棘層**：基底層の上の層に核分裂像が目立ちます．意味は同上です
- **基底層**：異常なし
- **表皮真皮境界部**：異常なし
- **真皮**：乳頭層に血管拡張と炎症性細胞浸潤（臨床的には紅斑として認められる）があります．網状層上層の血管周囲にわずかに細胞浸潤を認めます
- **皮下脂肪**：異常なし

と，いった具合になります．ちなみに上記は，ある乾癬患者の生検標本の病理所見です．臨床写真（図4）を見てみましょう．こじつけた部分も

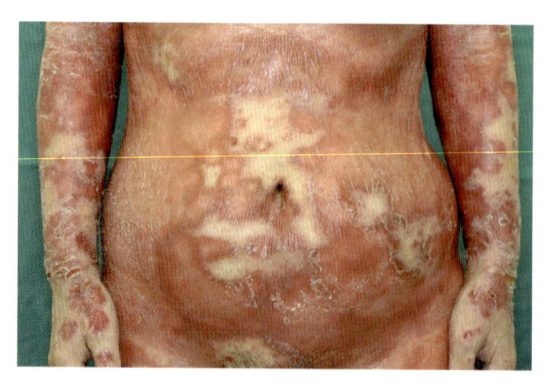

図4 ● 図1の臨床写真

なきにしもあらずですが，病理組織像と臨床所見をリンクさせて覚えていくと忘れにくいかもしれません．

memo 皮膚を触ること

　　JAMA（アメリカ医師会誌）の名物コラム「A Piece of My Mind」（日本語訳：医者が心をひらくとき，李啓充訳，医学書院）に乾癬の患者さんの話（粉ふき男）が出てきます．重度の乾癬が皮膚科医によってコントロールされ，闇のような青春時代を抜け出し，幸せな家庭を築いた方のお話です．彼が主治医の皮膚科医に最も感謝したことは，自分の皮膚を普通に触って診察してくれたことでした．皮膚を触って診察することにより「乾癬は感染症ではない」ということを医師自身がきちんと表明し，患者さんの苦しみをわずかでも共有する姿勢を示せたのかもしれません．滲出液が出ている場合を除けば，患者さんの皮膚を素手で触り，撫でて診察することは皮膚診療に必須のスキルでしょうか．

Lecture 4 皮膚の病理所見のとり方

4．角層の所見は大切です

1 角層を無視していませんか？

角層なんて，不全角化ぐらいしか所見がないのではないか？　不全角化って，診断上あまり重要な意味を持つことはないのでは？　などと思っている方もいるかもしれません．でも角層には診断上重要なヒントがたくさん隠れています．

1）不全角化が意味するもの

不全角化は表皮細胞がきちんと死ねなかったことを意味します．不全角化は何らかの炎症が続いた場合と表皮細胞の癌化で認められます．

2）不全角化で時間がわかる

表皮や真皮に炎症所見があるのに角層が正常な場合は，事件が起きてからまだ日が浅いことを示しています．例えば多形滲出性紅斑の角層は正常です．臨床的にも鱗屑のない滲出性（浮腫性）の紅斑として認められます．角層に不全角化が出現するまでには，事件が起きてから有棘細胞が角層に移行するまでの期間が必要ですので，最低でも1〜2週間はかかるからです．

図1はA，Bともに細胞傷害性変化（リンパ球が表皮細胞を攻撃する）を伴った標本です．表皮細胞が壊死し（赤くなる），表皮と真皮の境界部に穴が開いています（液状変性あるいは空胞変性）．このような変化はGVHD，SLE，皮膚筋炎，多形滲出性紅斑やStevens-Johnson症候群（感染症か薬剤で起きます），TEN型薬疹，固定薬疹などに認められます．いずれも皮膚科診療で重要な疾患であり，生検することも多いと思います．

さて，Aの角層は少し赤みが強いですが網状で核の遺残もなく正常です．これは発症後あまり時間が経っていない（1週間以内）ことを示しています．Bの角層も基本的にはきれいな網目状を呈していますが，中央部の顆

Ⓐ 急性期

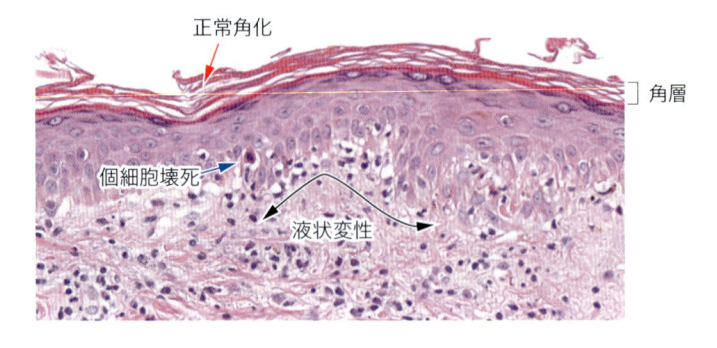

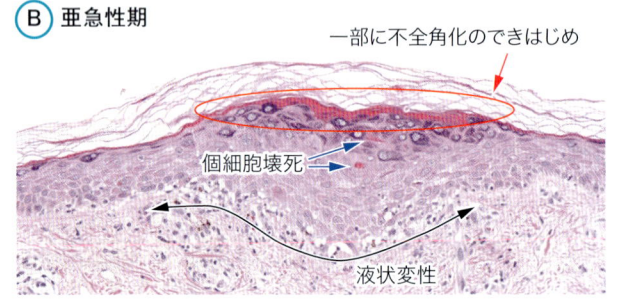

正常角化
個細胞壊死
液状変性
角層

Ⓑ 亜急性期

一部に不全角化のできはじめ
個細胞壊死
液状変性

図1 ● 不全角化で時間がわかる

　粒層との境界部に濃い赤のcompact（密）な角層を認め，不全角化も伴っています．1〜2週間程度経過していると想像できます．なお，粘膜は最上層まで不全角化を示すのが正常ですので，異常所見ととらないように注意してください．

3) 腫瘍と不全角化

　炎症以外にも日光角化症やBowen病でも不全角化が認められます（図2）．Bowen病の境界部では，不全角化が途切れ，正常角化に移行したところの表皮内には顆粒層が現れます（図2矢印）．この直下の有棘層や基底層に異型細胞が残存しますが，図の右方向に進むと異型細胞は目立たなくなっていきます．日光角化症（表皮内がん）か日光黒子（老人性色素斑：脂漏性角化症のできはじめ，良性の上皮性腫瘍）か迷ったときや，日光角化症の

←―― 不全角化（腫瘍部）――→ ←―― 正常角化 ――→

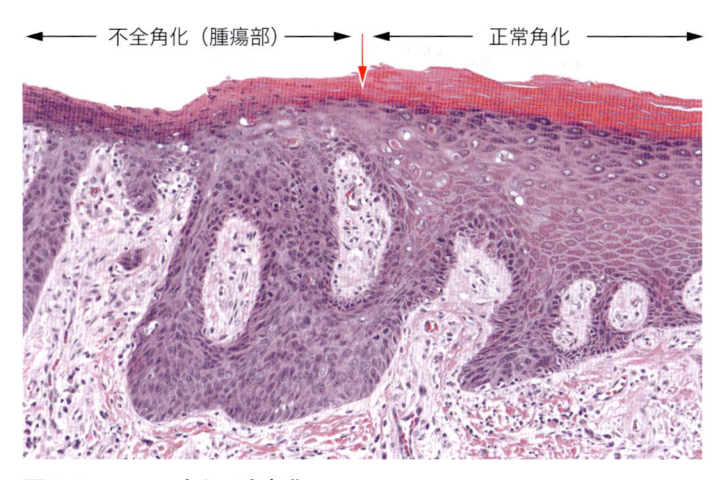

図2● Bowen病と不全角化
腫瘍の境界部ではまず角層が正常化している（赤矢印）

境界がはっきりしないときは不全角化が参考になります．日光黒子に不全角化は通常認められません．

2 角層の病理所見の表現方法

1）赤く均一（compact）か網目状（basket-weave）か：
皮疹の経過時間がわかる

"compact"とは固く隙間のない状態です（図3A）．正常な手足，扁平苔癬，DLE，魚鱗癬などで観察されます．また，慢性（時間の経っている）の疾患であることを示唆します．

"basket-weave"とは網目状を示します（図3B）．手足以外の角層の正常所見です．何らかの疾患の標本で角層が網目状ならまだ急性期（時間が経っていない）病変を示唆します．標本では網目は空いていますが，生体では細胞間脂質が詰まってミルフィーユのような状態です．標本の固定の際に溶け出してしまったのです．basket-weaveに似ていますが，層が平行に並んで網目をつくらないパターンをlaminateと言います．魚鱗癬や粉瘤内部の角層などに認められるパターンです．

4．角層の所見は大切です

2）角層の厚み

　　厚い場合は**過角化**（hyperkeratosis）と言います．

3）不全角化

　　角層に核が残っている（図3C）かどうかを見ます．ただし，粘膜は正常でも核が残っています（図3D）．

Ⓐ 赤く均一（compact）

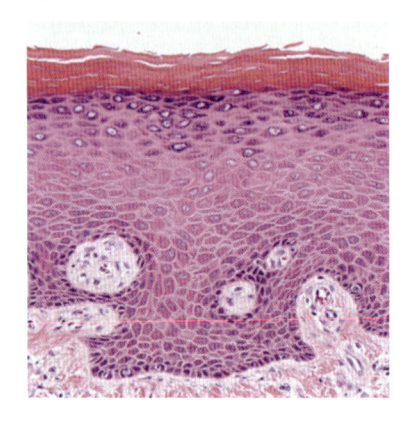

Ⓑ 網目状（basket-weave）

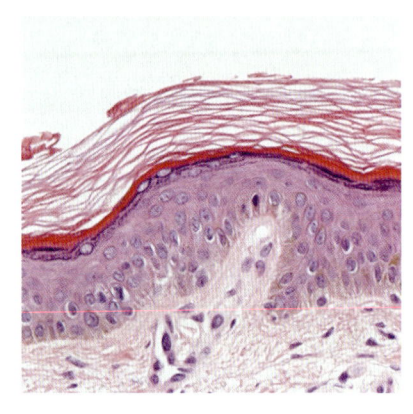

Ⓒ compact＋不全角化

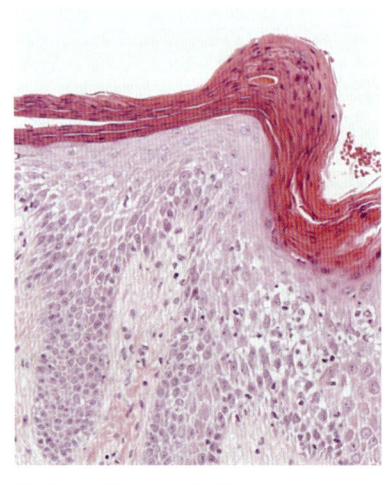

Ⓓ 正常の粘膜

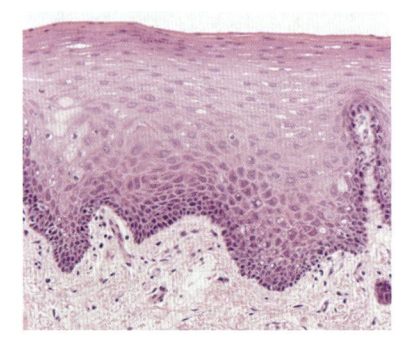

図3●いろいろな角層

表現としては上記1）～3）の3要素を組み合わせて表現します．例えば，「角層はcompactな過角化を示し，一部に不全角化を伴います」などです．

> **診療のコツ**
>
> **角層の所見が役に立つ疾患の例**
>
> Ackerman先生の"Histologic diagnosis of inflammatory skin disease, 2nd ed", Williams & Wilkins 1997）を参考にしました．
> - basket-weaveでhyperkeratosis：感染症（癜風/疣贅）
> - compactなhyperkeratosis：長期間の掻爬，扁平苔癬，正常の手足
> - normal basket-weave＋個細胞角化（表皮細胞壊死）：急性の細胞壊死（多形紅斑，固定薬疹，熱傷）
> - compact（正常あるいは不全角化）＋個細胞角化（表皮細胞壊死）：ゆっくりとした細胞壊死（Bowen，扁平苔癬）
> - laminate：尋常性，伴性魚鱗癬，cyst，atheroma，脂漏性角化症のpsudocyst
> - 毛一致性の角化：毛孔性紅色粃糠疹，lichen planopilaris，DLE，疥癬，ビタミン欠乏（アルコール依存）
> - エクリン汗腺出口の角化：lichen sclerosis et atorophicus，水疱症やporphyria cutanea tarda，治癒後のmilia
> - 柱状のcompact keratosis：汗孔角化症
> - 正常角化の中で部分的（断続的）に起きる不全角化（mound状）：滴状乾癬
> - 上下左右に交互に起きる（チェッカーボード）：毛孔性紅色粃糠疹
> - 病変部の角層の全体に不全角化：乾癬，日光角化症，Bowen病
> - 角層内に血漿成分を伴う：脂漏性皮膚炎
> - 角層内にメラニンの柱が一定間隔で認められる：色素性病変では良性の母斑を疑う所見

Lecture 4　皮膚の病理所見のとり方

5．顆粒層から皮下脂肪までの所見

　非常に多くの所見が存在しますが，ここでは炎症性疾患を中心に超基本的な所見のみを取り上げます．ぜひ病理の教科書で確認してください．

1）まずは弱拡大（対物4倍）で表皮・真皮を観察
- 表皮内の浮腫，水疱，壊死，細胞浸潤の有無と種類
- 表皮突起の延長あるいは萎縮
- 表皮真皮境界部の変化
- 真皮内の炎症性細胞浸潤の有無と浸潤パターン，結合織の染まりぐあい
  　　血管周囲（perivascular）
  　　膠原線維内にパラパラ（interstitial）
  　　炎症細胞の巣状の集まりが点在している（nodular）
  　　真皮全体にびまん性に浸潤している（diffuse）

  　interstitialは蕁麻疹や丹毒で認められる浸潤パターンです．真皮の深いところまでリンパ球がnodularに認められればSLEなどを疑います
- 毛包や汗腺の有無，サイズ
- 汗腺分泌部の位置
  　正常であれば真皮と皮下脂肪の境界にあります．分泌部より下に結合組織（真皮）があれば強皮症などを疑います
- 皮下脂肪織における炎症の有無

2）次に倍率を上げます（対物10倍）
① 顆粒層
- 顆粒層はあるかないか，厚いか薄いか
  　厚ければ増殖スピードが落ちています．消失していればスピードが上がっています［乾癬など］

② 有棘層
- 浮腫（spongiosis），微小膿瘍（microabscess）［菌状息肉症］，分裂像［乾癬］，浸潤細胞の種類

③ 表皮真皮境界部
- 液状変性（liquefaction，あるいは空胞変性：vacuolar alternation）の有無
液状変性は非常に重要な所見なのでなるべく多くの症例を見て慣れておくとよいと思います

④ 真皮
- 炎症細胞の種類（リンパ球，組織球，好中球，好酸球），血管との関係
血管外に漏出した赤血球があれば血管壁の変化（均一な赤み）と血管周囲に好中球と核塵がないかチェックします（血管炎の可能性が出てきます）

⑤ 皮下脂肪織
- 皮下脂肪織の浸潤細胞の種類と場所
その細胞浸潤が脂肪巣に優位であればlobular（小葉性），脂肪巣を分けている結合組織に優位であればseptal（中隔性）と呼びます．皮下脂肪に炎症があったら必ず血管に異常がないか見ます

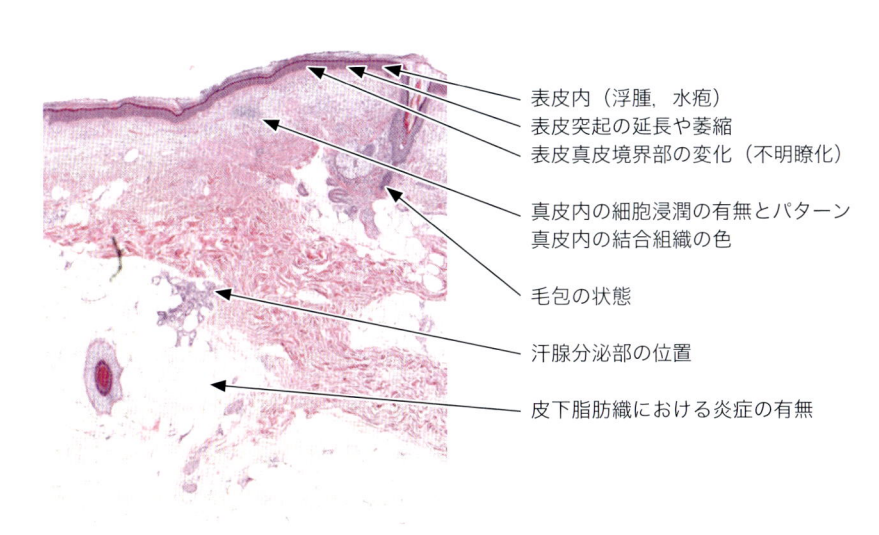

図1 ● 顆粒層から皮下脂肪までの所見

表皮内（浮腫，水疱）
表皮突起の延長や萎縮
表皮真皮境界部の変化（不明瞭化）
真皮内の細胞浸潤の有無とパターン
真皮内の結合組織の色
毛包の状態
汗腺分泌部の位置
皮下脂肪織における炎症の有無

Lecture 4 皮膚の病理所見のとり方

6. 皮膚病理診断が上達するためには

1 臨床情報なしで病理標本を見る

　自分で生検した場合は，臨床診断や経過がわかってしまっているので，難しいかもしれません．でも，大学病院や基幹病院では，自分以外の先生が担当した標本もありますね．そんなときは，臨床情報なしで病理標本を観察することをお勧めします．その週にできてきたすべての標本を臨床情報なしに観察するのは大変かもしれませんが，毎週1〜2例トライするだけでも実力はついていくと思います．

　最初はあらゆるものが正常なのか異常なのかわかりませんし，目立つ所見しかとれないかもしれません．それでも，正常か異常か判断できない所見は異常所見としておけば，正常な所見を含んだ多数の所見を釣り上げてくることができますし，診断上重要な新しい所見を見つけることができるかもしれません．釣り上げた所見の中で正常所見を1つ1つ覚えていけば，徐々に精度が上がっていきます．

　何年か皮膚科経験のある先生でも，はじめて臨床情報なしで病理診断にトライすると，最初は余計な所見を拾ってcommonな疾患でも診断に迷うことが少なくないと思います．臨床情報なしに標本を見ると，知識のあやふやさを実感でき，それをくり返すことでだんだん自信がついてくるのです．個人的な経験では，最初に臨床診断名を確認し，次に病理の教科書で該当する項目を読み，そこにあった所見を病理組織切片の中に探すような方法をくり返してもなかなかスキルはあがりませんでした．

2 病理標本を見るときの順番の例

① 解剖学的部位を想像します（頭かな？ 顔かな？ 足かな？）
② 角層から皮下脂肪まで，自分が納得できない（正常か自信がない）所見をすべてとっていきます．箇条書きにしてもいいですし，絵を描いても

いいです
③ 上記の所見をとったら，臨床像を想像します．皮下脂肪に細胞浸潤が密にあれば，しこりが触れるのかな，など．次に診断をつけます．最初はわからないことのほうが多いかもしれません
④ 病理の教科書を見ます．自分でとった病理所見を索引で調べて該当する疾患のページを見るわけです．それでも診断は難しいですね．いくつかの鑑別疾患があがれば上出来です
⑤ ここではじめて臨床情報（診断名）と生検部位，臨床写真などを確認します．部位が当たっていたら自分を誉めます．臨床写真は病理所見から想像した臨床所見と合っていましたか？ 病理所見上は鑑別診断としてあげても，臨床所見からははっきりと除外できる疾患があります．病理と臨床の合わせ技で診断することも少なくありません．皮膚病理診断を皮膚科医が行わなければならない理由です
⑥ 臨床診断名を病理の教科書で調べます．どうでしたか？
⑦ ②でとった所見で正常か異常かわからなかった所見や臨床診断名の病理所見と自分がとった所見とに一致しない点があれば，先輩に聞きましょう

3 病理所見から臨床所見を想像する

くり返しになりますが，臨床写真を見る前に病理所見から臨床症状を想像することをくり返すと皮疹を診る能力も向上します．例えば，以下のような臨床所見が思い浮かぶようになります．

a. 不全角化
鱗屑です

b. compactな過角化
手足の皮膚のように厚みと光沢がある（手掌と手背を見比べてください．手掌には光沢があるでしょ）［扁平苔癬，DLEなど］

c. 表皮細胞が広い範囲で壊死に陥っている
皮膚が白く濁る，あるいは白っぽい水疱になる［熱傷，外傷性水疱（手足のタコ），手足口病，多形滲出性紅斑の中心部，など］．自己免疫性水疱症では水疱蓋の表皮は壊死しませんので，水疱は透明です

d. 表皮真皮境界部が攻撃されて空胞ができている

　　皮疹は紫がかった赤になる［GVHD，SLE，皮膚筋炎，多形滲出性紅斑，扁平苔癬，など］

e. 真皮上層に強い浮腫がある

　　見た目も滲出性（浮腫性）のやや盛り上がった紅斑になる．一見水疱に見えることさえある［アレルギー性接触皮膚炎，多形滲出性紅斑，虫刺症，Sweet病，自己免疫性水疱症］

f. 表皮の変化は乏しく，真皮内にリンパ球が密に浸潤している，あるいは肉芽腫を認める

　　臨床的には皮膚の表面は正常だが，盤状に少し盛り上がった病変か板状のしこりを触れる［環状肉芽腫，サルコイドーシス，など］．脂肪を貪食した組織球が多ければ黄色に見える［黄色腫，黄色肉芽腫］

g. 皮下脂肪織に強い炎症性細胞浸潤がある

　　皮膚の深いところにしこりをふれる［結節性紅斑，バザン硬結性紅斑，

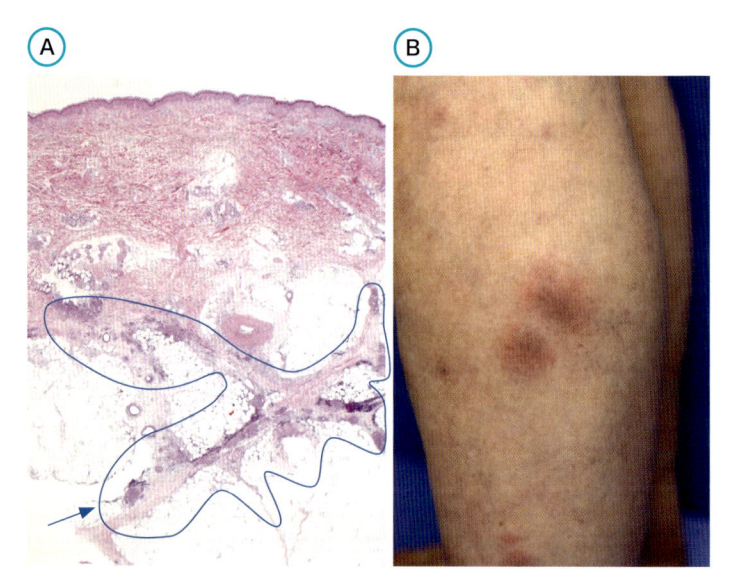

図1 ●病理所見から臨床症状を想像する（結節性紅斑）
　　A）皮下脂肪織の隔壁に細胞浸潤が認められる（矢印）
　　B）表面は赤み以外に変化に乏しいが，触ると深いところにしこりを触れ，圧痛を伴う

うっ滞性脂肪織炎，深在性エリテマトーデス，リンパ腫，など］

図1は皮下脂肪織（の隔壁）に強い細胞浸潤がありますが，表皮と真皮上層にはほとんど所見がありません．臨床的には皮膚表面の皮野は正常で，しかし炎症により赤く，きっと皮下にしこりが触れると思います．最も頻度の高い疾患は結節性紅斑です

4 "compatible"はカルテや報告書に書いても，心の中にはなるべく書かない

　病理標本を見て，所見がそろっていて診断をきちんとつけることができる場合と，よくわからないけど，「まぁ，たぶんこっちだろう」というときがあります．「ぴったりこないが，まぁいいだろう」というときにcompatibleという言葉を使うことがあります．しかたがない場合もあります．しかし，compatibleを連発していると病理の力はつきません．モヤモヤした部分は忘れないようにお気に入りの教科書などに書き込んでおくとよいでしょう．時間が経ってから解決することがあります．

5　1つの病理所見からいくつかの鑑別疾患をあげる

　病理の勉強の初期は，担当になった症例と対応する病理所見を教科書で調べます．これをくり返すことで徐々にいろいろな疾患の病理所見を覚えていくようになります．もし余裕があれば，特徴ある病理所見と関連するほかの疾患もついでに覚えていくとよいと思います．

　例えば，液状変性は，SLE，皮膚筋炎，GVHD，多型滲出性紅斑，TEN，固定薬疹などの細胞傷害性の疾患に認められます．でも液状変性らしきものが認められたときに必ず鑑別に入れておかなければならないのは，菌状息肉症，苔癬状粃糠疹，慢性色素性紫斑です．好中球が真皮や皮下脂肪にたくさん集まっていたら（膿ですね）どんな疾患を考えるのか，皮下脂肪に好酸球を多数認めたら，皮下脂肪に形質細胞が見えたら，と勉強していきます．こんな項目が出ている教科書があればいいですね（参考図書参照）．

参考図書（皮膚病理の勉強をはじめるときにおすすめの図書）
- ◇ 『皮膚病理組織診断学入門 改訂第2版』（斎田俊明 著），南江堂，本体16,000円，2009
- ◇ 『皮膚科サブスペシャリティーシリーズ 1冊でわかる皮膚病理』（木村鉄宣 編），文光堂，本体19,000円，2010
- ◇ 『エキスパートに学ぶ 皮膚病理診断学 (皮膚科臨床アセット)』（山元 修 他編），中山書店，本体20,000円，2012
- ◇ 『皮膚病理イラストレイテッドⅠ 炎症性疾患 』（今山修平 著），学研メディカル秀潤社，本体9,000円，2012
- ◇ 『みき先生の皮膚病理診断ABC ①表皮系病変』泉 美貴 著，本体8,000円，2006
- ◇ 『みき先生の皮膚病理診断ABC ②付属器系病変』泉 美貴 著，本体9,000円，2007
- ◇ 『みき先生の皮膚病理診断ABC ③メラノサイト系病変』泉 美貴 著，本体8,000円，2009
- ◇ "Histologic diagnosis of inflammatory skin diseases：An algorithmic method based on pattern analysis 2nd ed"（Ackerman AB, et al），Williams & Wilkins，1997
  - ▶旧版（2版）です．用語の定義と巻末の病理所見とそれに対応する疾患が掲載されている部分はおすすめです．1つの病理所見が意味するもの，あるいは病理診断の限界などが正直に書かれています．中古市場で高額な本ですが，医局などにあればぜひ見てください．

Lecture 5　基本的な検査

1．真菌検査

研修医　皮膚科でまず覚えたほうがよい検査は何ですか？
指導医　皮膚科では眼でみるだけで診断がつく疾患もあるけれど，診断のためのスキルとしてまず身につけなければならないのは，真菌検査，細胞診，ダーモスコピーかな．まずは，真菌検査法からいきましょうか．

1　こんなときに白癬を疑う

　　白癬の臨床症状は多彩です．皮膚科のキャリアが長くなればなるほど真菌症の診断の難しさを実感するようになります．白癬や疥癬を見逃した（臨床症状から白癬は除外できると勝手に思い込み真菌検査をしなかった）苦い経験を持つ皮膚科医は少なくないと思います．私も経験があります．1日に真菌検査を行う患者数はキャリアの短い先生よりベテランの先生のほうが多いかもしれません．ここでは，白癬菌（糸状菌）の感染を疑わなければいけない，つまり真菌検査を行わなければいけない臨床症状を部位別に取り上げます．

a. 頭部や口周囲などの毛が生えているところ
　　膿疱や膿がある．毛を引っ張るとずるっと抜ける場合（**易脱毛**）は必ず真菌検査を行います（図1）．検査をせずにステロイド外用剤を処方しては

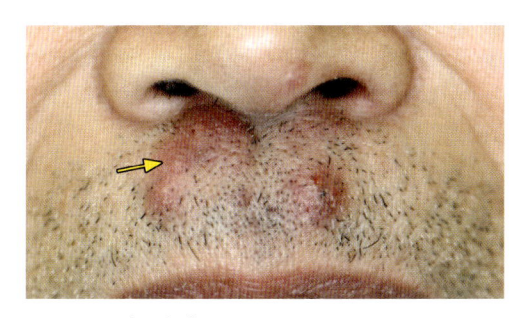

図1　ヒゲの白癬
　　患部は脱毛している（矢印）

いけません．頭皮の真菌症は治癒後に永久脱毛（不可逆性の脱毛斑）になることがあるからです．頭皮に鱗屑や痂皮（かさぶた）が付着している場合も検査をすべきでしょう．

b. 顔

鱗屑がある場合（かさかさしている場合）は基本的には真菌を調べます．猫から感染した白癬は数mm程度のピンク色の扁平な丘疹が両頬に多発します．鱗屑も少ないので白癬を疑いにくいので注意が必要です．

c. 毛の生えていないところ（とくに，頸周囲，胸，股）（図2）

頸周囲，胸，股の白癬は赤い輪になり，その輪の上に鱗屑や丘疹や膿疱が点在するような所見が特徴です．英語では白癬のことをringwormなどと呼びます．無理に訳すと「輪虫」でしょうか．

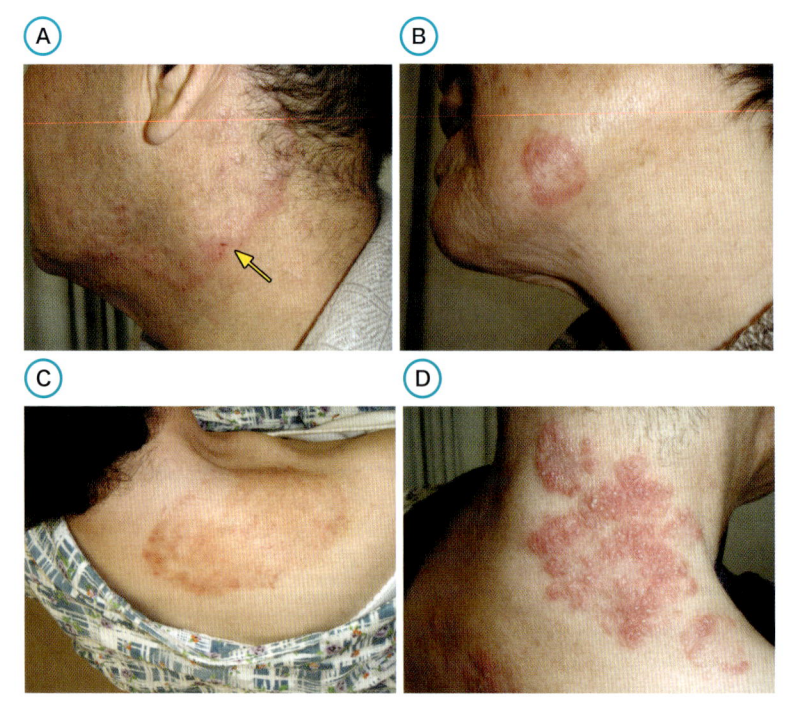

図2 ●白癬症の症状は多彩です
A〜B）首や体はリング状になりやすい．かさかさして鱗屑があれば必ず調べる．足の爪もチェックする．C〜D）ステロイドを外用すると特徴が失われる

d. 手

利き腕より逆の手の方の皮膚症状がひどいときは白癬の可能性があります．

e. 爪

濁っている爪と正常の爪が混在している．もちろん進行すればすべての指趾の爪がにごりますが，すべての爪が濁っていても必ずしも白癬とは限りません．体幹に白癬がある方（図2）の多くは足の爪白癬を伴っています．

f. 足底

水疱，膿疱，鱗屑(りんせつ)が認められたり，全体に角化しているとき．

g. 足趾間

ふやけているとき．

2 こんなときにカンジダを疑う

- 指の付け根の股（とくに3～4指間）の赤み，皮膚のふやけ
- 爪周囲の赤み，腫脹（抗生物質で治らないときや爪と皮膚との間に隙間が開いていて，そこから膿や滲出液が出ているとき）
- 口角のふやけ
- 口腔粘膜に1～2 mmの米カス（ヨーグルトの粒）様の白苔の付着
- 陰部では病巣の辺縁に1～2 mmの丘疹，紅斑，膿疱（ピンセットでつまむと角層が膜様に剥げてとれる）（図3）

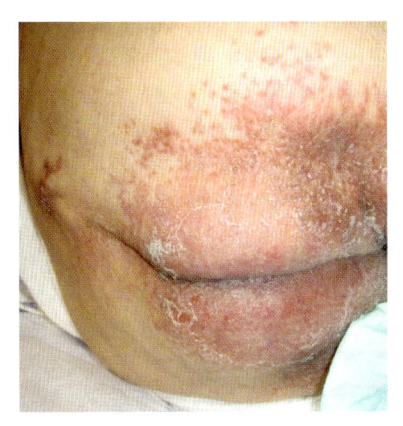

図3 ● 陰部のカンジダ症

病巣の辺縁に1～2 mmの丘疹，紅斑，膿疱（ピンセットでつまむと角層が膜様に剥げてとれる）が認められる

1．真菌検査

> **memo 口角炎はビタミン不足か？**
>
> 　口角炎が栄養不足のサインであるという論文があります[1]．ただしネパールの難民キャンプでのお話です．難民キャンプでは確かに血液中のビタミンB$_2$の低さ（他の栄養素も）と口角炎の有無との間に関連が認められたそうです．
> 　では日本に住んでいる方の口角炎も栄養素の不足によるのでしょうか？　腸の病気や栄養素を吸収できない何らかの病気のある方，口角炎のほかに舌がつるつるテカテカで食べ物や熱い飲み物がしみる方（鉄が不足している可能性があります．どこかで出血しているかもしれません），鼻の穴や目じり，肛門周囲もただれている（亜鉛，アミノ酸，脂肪酸やビオチンが不足しているかもしれません）などの症状がなく，とくに元気な方で口角炎だけある場合の原因は唾液だと思います（かなり個人的な意見です）．口角炎はフランス語でperlècheですが，「舌でなめる」という意味合いがあるそうです．

3　白癬の検査法（図4〜6）

　まず，すでに抗真菌薬を外用している場合は，真菌検査が陰性でも白癬の可能性を否定できません．抗真菌薬の外用を中止してから1〜2週開けて再検査が必要です．

a. 爪
- 爪の表面だけが白くなっているとき：表面をピンセットなどでこすると

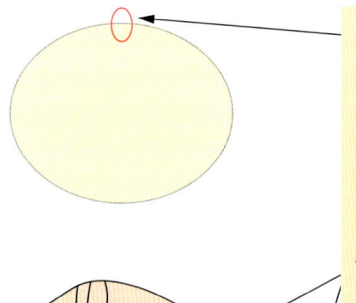

1. 病巣の辺縁から正常部にかけてとる
2. 膿疱や水疱があったら必ずとる
   （感度・特異度ともに最も検出に適した検体である）
3. 手足では皺の中の角層をとる
   ＊趾間などのふやけた角層やすでに完全に浮いている角層は検査に適さない
4. 爪は黄白色に混濁した部分の1番正常部に近いところをとる．また，必ず爪下の皮膚（爪床）の鱗屑もとる

図4 ● 真菌検査に適した検体の採取部位

白い粉が落ちます．これをKOH法で観察すると真菌が見つかります
- 爪が厚く，濁っている場合：爪床の皮膚（なるべく奥）と変色している爪のできるかぎり近位部（できれば正常爪との境界）から検体を取ります．末梢のぼろぼろの爪は真菌検査には適しません

b. 足
- 水疱か膿疱の天蓋や褐色の痂皮と周囲の角層を採取します（図5 A）
- 皺の中の角層を採取します（図5 B）
- 趾間のふやけて白くなった皮膚からは真菌は見つかりません．正常との境界部分を正常側に少しはいだ角層を検査してください（図6）

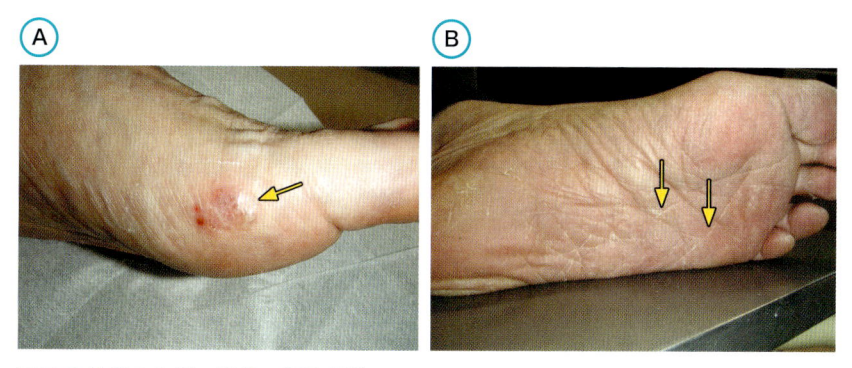

図5● 足底の白癬：検体の採取部位
足底の水疱や膿疱は必ず調べる（A）．次に病巣の端の正常部分との境界や皺の間の鱗屑をとる（B）

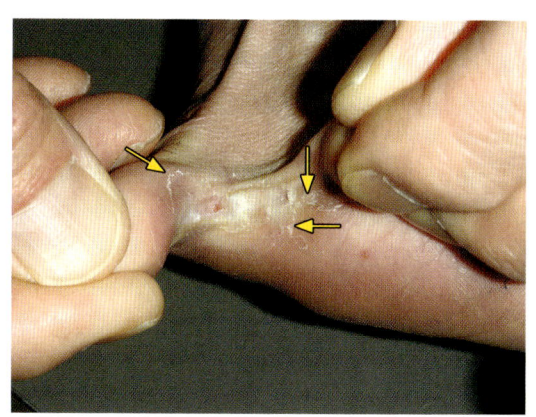

図6● 足趾間の白癬：検体のとり方
足趾間のふやけたところからは真菌は見つからないので，端からとる

1．真菌検査　　**141**

c. 体

病巣の辺縁の鱗屑，痂皮，膿疱を調べます（図4）．

d. 頭

毛だけではなく周囲皮膚の角層も検査します．ブラシで10回ほどとかして鱗屑を採取します．頭部白癬は治療が遅れると永久脱毛になることがあります．治療は抗真菌薬の内服が基本です．直接鏡検では偽陰性がありうるので，必ず培養を行うべきだといわれています．

4 カンジダの検査法

オブラートのように薄くむける（卵の殻の裏にあるような膜状の）鱗屑を調べれば必ず見つかります．KOH液のかわりに水をたらすだけでも観察できます．

5 KOH法（図7）

検査用の検体をスライドグラス上に載せたらカバーグラスを置きます．次にカバーグラスの隅からKOH液をしみ込ませます．KOH液は20〜30％になるように水で薄めた液です（角質の融解が早く進むよう10〜20％DMSOを入れることもあります）．ズーム® （久光製薬）という市販品もあります．KOH液をかけたら1〜2分温めてから観察します．

6 顕微鏡のセットのしかた（図8）

10倍の対物レンズ（オリンパスで黄色）にセットします．スライドを顕微鏡のステージにセットしてから，コンデンサを下げます．次に絞りを絞ると画面は暗くなりますが，ピントの合う範囲は広くなるので，厚みのある角層を見るのに適しています．ただし，コンデンサを下げすぎると，ギラギラして見にくくなります．

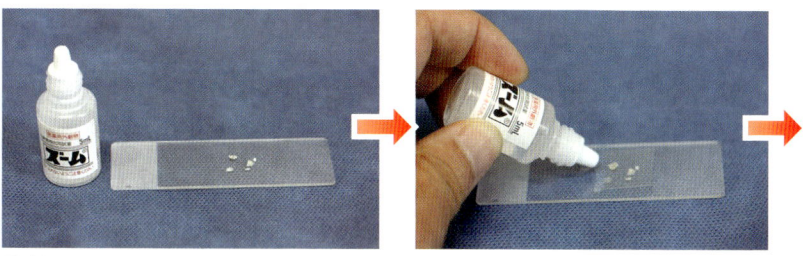

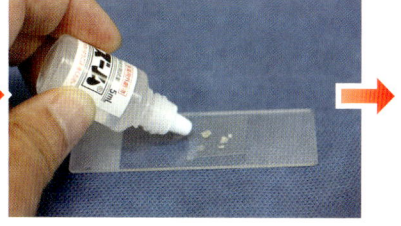

① 鱗屑をスライドグラスへ ② カバーグラスを載せてわきからKOH液を入れる

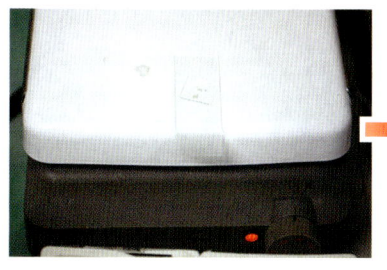

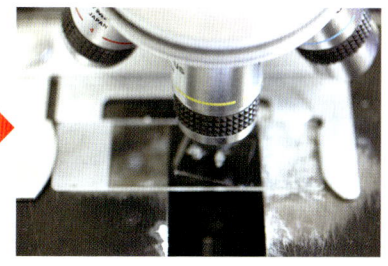

③ 1〜2分温める ④ 10倍の対物レンズで観察する

図7 ● KOH法の手順

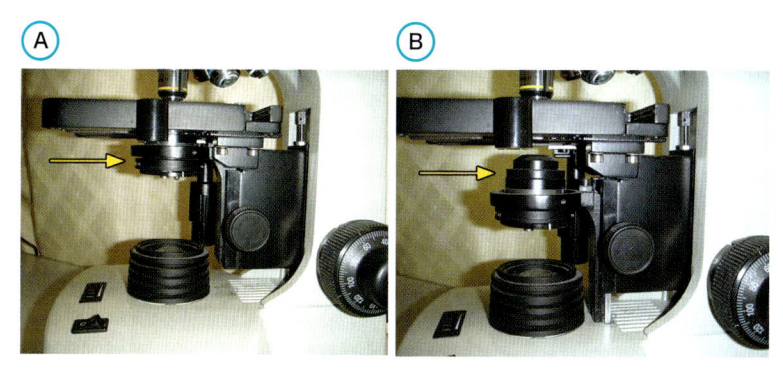

A B

図8 ● 顕微鏡のセットのしかた
　　A) コンデンサを上げた状態（HE標本を見るとき），B) 下げた状態（真菌検査）

1．真菌検査

memo 紫外線を使う（図9）

　頭部，腋窩，陰股部に細かい鱗屑を伴う紅斑として認められ，白癬を疑ってKOH法を行っても菌体が見つからないことがあります．紅色陰癬という細菌感染症の可能性があります．紅色陰癬は紫外線でピンク色を呈する特徴があります．ダーモスコピーの機種で紫外線ライトが付属しているものがありますし，また，100円ショップでも紫外線が出るペンを売っています．1本持っていると便利です．

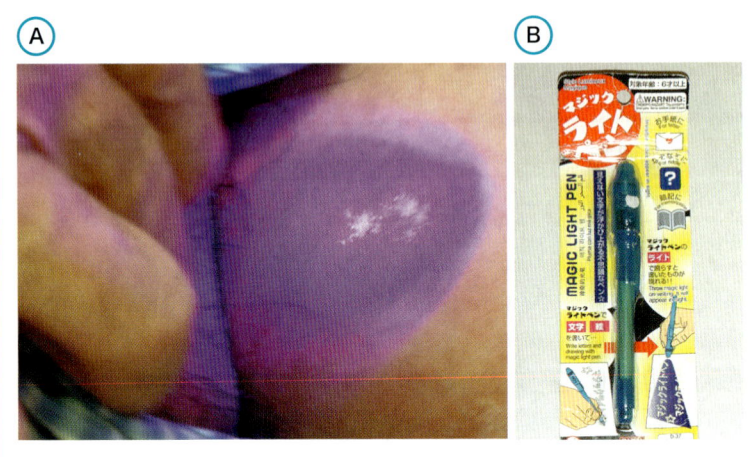

図9 ● 紫外線を検査に使う
　A）紅色陰癬（紫外線でピンク色に光る），B）100円ショップで買える紫外線ペン

診療のコツ

内服治療が必要な白癬

　白癬菌は皮膚表面の角層にしか付きませんので，ほとんどは外用で治療が可能です．しかし，爪白癬，角化型の白癬（足の裏の皮が白く厚くなっていて赤みのないかさかさした状態），毛の生えているところの白癬（頭部や口のまわり），そしてレスリングや柔道などの格闘技のクラブ内で多発するトンズランスという白癬は内服が基本になります．外用剤が効きにくいからです．

memo 糖尿病と白癬

　水虫が命にかかわることは通常ありませんが，糖尿病の方は注意が必要です．白癬による爪変形により爪周囲皮膚に傷があったり，趾間に浸軟化した病変がある場合は，そこから化膿菌が入り，糖尿病患者さんは蜂窩織炎や壊死性筋膜炎などの重症感染症になることがあります．糖尿病患者さんの足に感染が起きると足全体の血行が悪くなり急速に壊死が拡大することがあります．

　糖尿病患者さんの足はもともと血行が悪く，血液供給がぎりぎりの状態にあります．そこに感染が起きるともともと少ない血流が感染部位に集中してしまい，ほかの部位から血液を巻き上げてしまうのです．糖尿病があると感染が重症化するだけでなく，周囲の阻血をも引き起こす危険性があるのです．

文献・参考図書

1) Blanck HM, et al：Angular stomatitis and riboflavin status among adolescent Bhutanese refugees living in southeastern Nepal. Am J Clin Nutr 76：430-435, 2002
◇　渡辺晋一，他：皮膚真菌症診断・治療ガイドライン．日皮会誌119：851-862, 2009
　　▶ウェブで閲覧できます

Lecture 5　基本的な検査

2．細胞診

1　細胞診が役立つ疾患

細胞診は簡単かつ強力な診断ツールです．外来診療ですぐに役立つ疾患は以下でしょうか．

1）帯状疱疹，単純ヘルペス（図1）

少し慣れればほとんどの症例は臨床所見だけで診断できますが，難しい症例も時々あります．とくに発症初期で水疱が目立たない場合や，進行しても水疱ができない方がいます．

帯状疱疹や水痘を絶対に見逃してはいけないのは**免疫不全**の患者さん（免疫を抑える治療をしている方や白血病などの血液疾患にかかっている方）です．すぐに治療をはじめないと命にかかわることと，まわりへの感染を防御しないといけないからです．小児科や血液内科に入院している患者さんの皮疹についてコンサルトされた場合は，感染症が隠れていないか身構えないといけません．免疫不全の患者さんの水痘や帯状疱疹は水疱が1cm

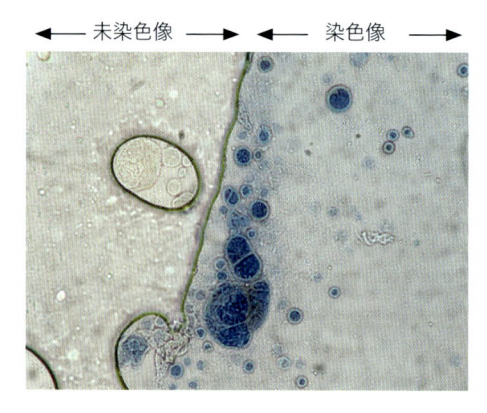

図1●細胞診：ヘルペスウイルスが感染した細胞
大小の類円形の細胞を認める

146　どう診る？ どう治す？　皮膚診療はじめの一歩

以上の大型になったり，免疫不全のために炎症が起きないため赤み（紅斑）がなく水疱のみであったり，血液が混じって血疱になったり，単なる紫斑だけで水疱が目立たない場合があります．

2）新生児の膿疱，水疱

まずは膿痂疹（ブドウ球菌，レンサ球菌），カンジダ，ヘルペスの鑑別を行います．通常の真菌検査（KOH法）と同時に細胞診を行えばヘルペスの診断も可能です．好酸球が多ければ新生児中毒性紅斑や稀ですが色素失調症（図2）を，骨髄系の未熟な細胞が多くを占めていればダウン症に伴うことの多い骨髄増殖性疾患を疑います．

新生児でも簡単に行えるのが細胞診の利点です．

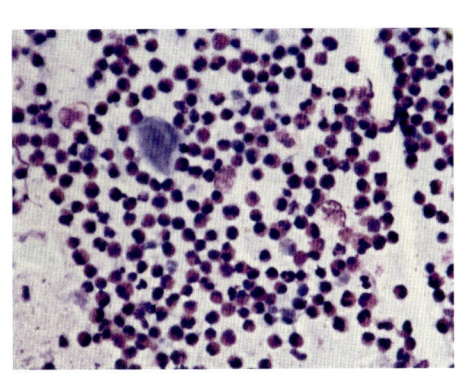

図2 ● 色素失調症（ギムザ染色：多数の好酸球）
(伊那中央病院 福澤正男先生ご提供)

3）自己免疫性水疱症

内容液中に好酸球がたくさんあれば水疱性類天疱瘡や尋常性天疱瘡などを疑います．しかし，ノミなどの虫刺されや激しい接触皮膚炎などでも同様に好酸球が観察されますので臨床所見と合わせて鑑別します．

2 実際の手順

検査時間は1分です．
① 水疱の膜をピンセットではがします．
この膜はスライドグラスに少しこすりつけてからそのままくっつけてお

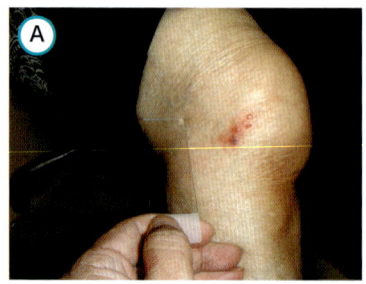

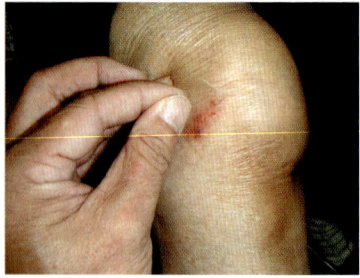

A 水疱を破り,水疱底をカバーグラスでよくこすりとる

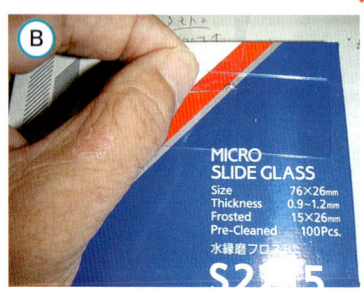

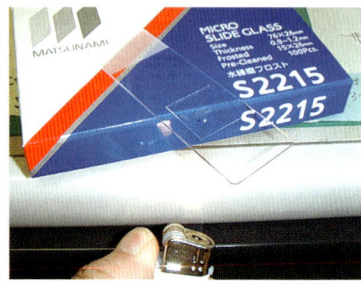

B こすりとった滲出物をスライドグラスの上にトントンと落とし,軽くライターで炙って乾燥させる.振って乾燥させてもよい

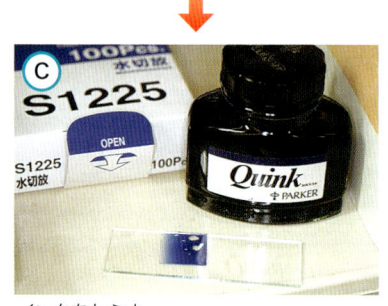

C インクをたらす

図3● 細胞診の手順

　きます.この水疱の膜や膜についている液や水疱内容液からはウイルス巨細胞は見つけにくいので,必ず水疱底のびらん部をカバーグラスでこすって滲出物をとります(図3A).

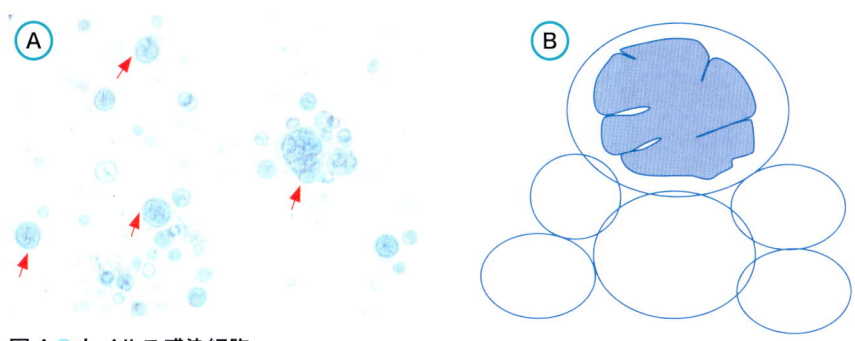

図4● ウイルス感染細胞
大小の類円形細胞を認める．中型から大型の感染細胞は核に切れ込みが入る（Aの矢印，B）

② スライドグラスにこのカバーグラスを垂直にコツコツと当てて液をスライドガラス上に落とします（図3B）．
③ ライターなどで乾かし（ガラスを横に振って乾かしてもよい）（図3B），完全に乾いたらパーカーインク（万年筆のインク）などを垂らします（ギムザ染色のほうが圧倒的にきれいですがインクのほうが簡単です）（図3C）．もし診察室にインク類がない場合は病理検査部に頼んで細胞診用の染色をお願いしてもよいと思います．

　ヘルペスウイルス感染症以外の皮膚の潰瘍面からとった検体では，リンパ球や好中球などの炎症細胞とサイズのそろった楕円形から多角形のシート状の表皮細胞しか認められません．ヘルペスウイルスが感染した表皮細胞の特徴は，大小さまざまなサイズの類円形の細胞です（図4A）．これらが散在性あるいはいくつか集まった状態で観察されます．中型から大型の感染細胞は核に切れ込みが入り脳回転状を呈します（図4）．
　典型的な帯状疱疹の患者さんが来たら，2，3例試しにやっておけばウイルス感染細胞はすぐに覚えられます．いざというときのために練習しておきましょう．ウイルス感染細胞は結構きれいです．一度見ておくことをお勧めします．

Lecture 5　基本的な検査

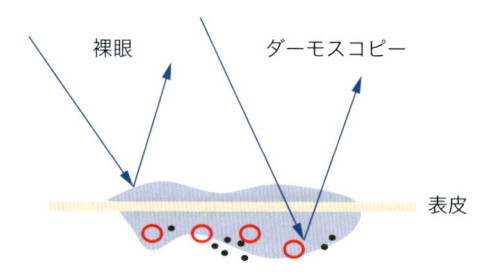

3. ダーモスコピー

研修医　ダーモスコピーって何ですか？　虫眼鏡で拡大してみるのと何が違うのですか？

指導医　ダーモスコピーとは偏光下で皮疹を拡大してみる検査だよ．反射光を除去することにより真皮上層までの深さの血管や色素のパターンが観察できるようになるんだ（図1）．

研修医　何だか難しそうですね

指導医　そうだね．たくさんの所見が得られる反面，学習時間が短いと裸眼で見るより誤診が増える危険性があると言われているんだ．ただダーモスコピーは皮膚科診療において重要なスキルなので，この項では，道具やダーモスコピーの勉強のはじめ方について解説するね．とにかくはじめてみることが大切だからね

1　おすすめの機種

　ダーモスコピーには多くの機種があります．私が思うダーモスコピーの理想型は，「片手で簡単に保持できるサイズであること」「本体のレンズを覗き込んで使う場合は口径が数cm以上あること」「偏光度を変えることができること」「ワイヤレスあるいは有線で別のモニター上にリアルタイムで映せること」「画像保存が簡単に行えること」「記録した画質が300万画素

図1●ダーモスコピーの原理
偏光下で観察することにより，真皮上層までの色素や血管のパターンがわかる

以上あること」「できれば動画も撮れること」です.

　しかし，これらをすべて満たす機種は限られていますし，逆にすべてを満たすと使いにくくなるかもしれません．十徳ナイフが日常生活では使いにくいのと一緒です．持ち歩く場合は携帯性を重視し，外来に置きっぱなしにできる場合は画像保存ができるタイプをそろえることになります．

　以下に機種選択のポイントと代表的な機種の利点と欠点について説明します．2013年8月現在の状況です．

1）機種選択のポイント

a. オイルやジェルを使用するタイプ（接触型）と使用しないタイプ（非接触型）がある

　ダーモスコピーのレンズと観察する皮膚病変の間にゼリーやオイルをはさんだほうが，より反射光を除けるので深いところの所見が見えやすくなります．しかし，ゼリーやオイルをつける手間とふきとる手間がかかります．また，潰瘍部では感染などが気になります．1回ごとに酒精綿でふけば問題ないという報告がありますが，気にする方もいるかもしれません．好みの問題ですが，外来でスクリーニングとしてダーモスコピーを用いる場合は非接触型が簡便です．ただし皮膚表面が乾燥していると光が反射しやすくなるので，アルコール綿などで拭いてから観察することをおすすめします．なお，接触型でもオイルやゼリーを使用しなくても血管所見（押しつぶされてしまうため）以外はある程度観察が可能です．

b. 記録ができるかどうか

　ダーモスコピーの診断では，「たぶん良性だが経過をみたほうがよいだろう」と判断する症例が少なくありません．経過観察には画像の保存が必須です．また学習のためにも保存画像が必要です．診療が終わってから大きなモニターで観察できますし，得意な先生にコンサルトすることもできるからです．とくに難しい症例は大型のモニターで拡大して観察する必要があります．

c. 保存画像の画質

　カメラ接続型の機種は問題ありませんが，USBでPC接続，あるいはワイヤレスで飛ばす機器の画質は100万画素程度のことが多いようです（画素数は〇〇〇〇×〇〇〇〇と表示されていますので購入前に計算してみて

ください）．論文掲載には300万画素数以上が望ましいため，出版物に使用する予定がある場合は注意が必要です．また100万画素程度ですと画質が悪いため，細いfibrillar patternがparallel ridge patternに見えてしまうことがあります．

2）実際の機種の長所・短所

a. 画像保存はできないが外来で使いやすい機器

- **DermLite（ダームライト）DL100，3Gen**

利点 DermLite DL100（図2A）は小型なので白衣のポケットに入れて持ち歩くのに適しています．しかしレンズが小さいため視野が狭く患部にかなり近づく必要があります．非接触型（オイル不要）です．価格は数万円です．DermLiteには9つの機種があり，DL100より高級機種（図2B）（当然値段も高くなる）になるとレンズも大きくなり装備も充実してきます．紫外線付きタイプ，接触型と非接触型が装備されているタイプ，カメラに装着できるタイプなどです．最も機種の多いメーカーと言えます．

一方，オンデコのダーモスコープ（図2C）は視野が広く，偏光を手元で切り替えられます．DermLiteシリーズに比べて無骨ですが，数万円程度と安いのが特徴です．レンズの前にあるアダプターを取ればぎりぎり白衣のポケットに入りますが，携帯性は今ひとつです．ただ持ち歩かないのであれば1番コストパーフォーマンスに優れた観察しやすい非接触型の機種だと思います．

画像保存 オンデコは別売のアダプター（数万円）を購入すればほとんどのデジカメに付けられますが，かなりアダプターがごつく，脱着性と携帯性に難があります．記録用には適しません．DermLite DL100は画像保存はできませんが，同シリーズの別の機種でカメラが付けられるタイプがあります（下記参照）．

b. 画像を記録したい

- **デジタルカメラとレンズの合体型〔デルマ9500＋キャノンパワーショット（デルマ医療），10～20万円〕（図2D）〔DermLiteⅡpro（3Gen）＋デジカメ：20万円＋デジカメ代〕**

利点 高画質（1,000万画素）で記録できます．

欠点 カメラのモニターが小さいので撮影画像に難（ぶれなど）があって

もその場では気づかないことがあります．デルマ9500は単体では記録専用になりますが，デルマ9500から大型モニターへ出力が可能です．DermLite Ⅱ proはカメラと脱着可能です．狭いところはデルマ9500のほうが撮影しやすいと思います．

- デルマ9500のレンズ部分＋ハイビジョンカメラ＋モニターへの出力（図2E）

利点 画質が美しいです．静止画も動画も撮れます．大型モニターにリアルタイムで映せるのでその場で詳細な観察が可能で，患者さんにも説明しやすく便利です．最近のハイビジョンカメラは小型になっています．ハイ

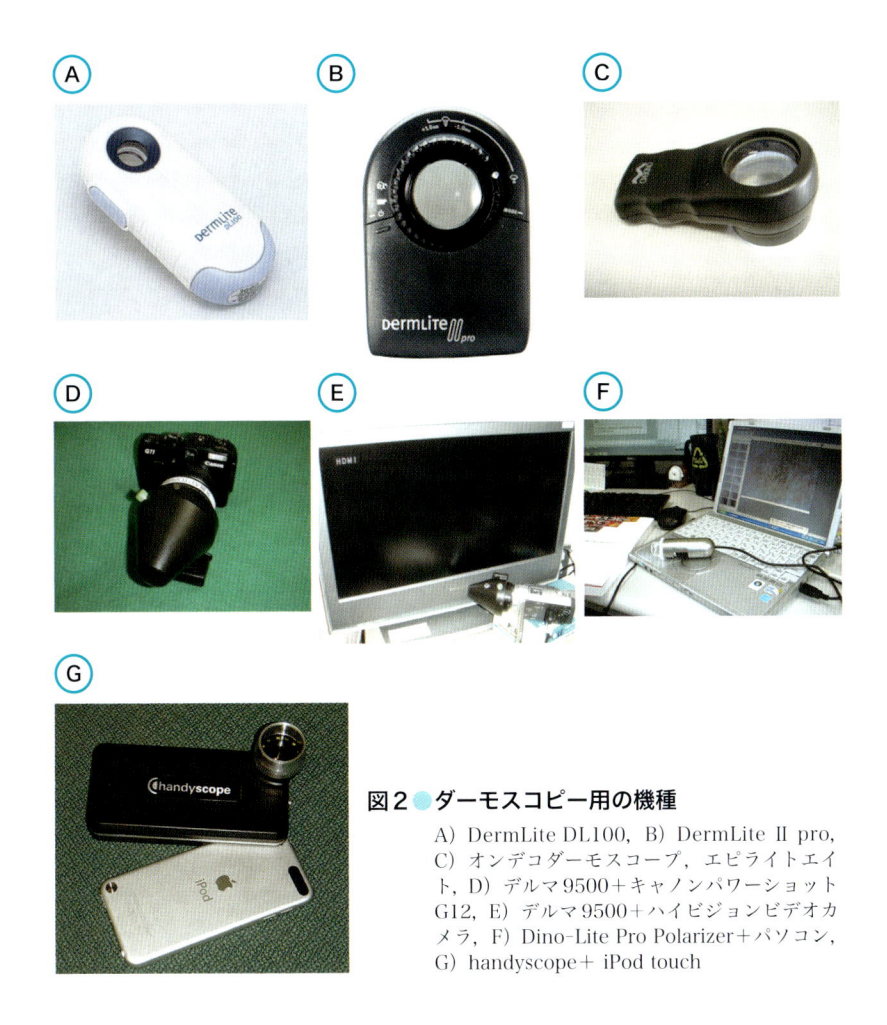

図2 ● ダーモスコピー用の機種

A) DermLite DL100, B) DermLite Ⅱ pro, C) オンデコダーモスコープ，エピライトエイト, D) デルマ9500＋キャノンパワーショットG12, E) デルマ9500＋ハイビジョンビデオカメラ, F) Dino-Lite Pro Polarizer＋パソコン, G) handyscope＋ iPod touch

ビジョンカメラと接続可能か事前にチェックが必要です．
- **Dino-Lite Pro Polarizer**（タイワン製，代理店：サンコー）（**図2F**）

  利点 画像をUSBでPC画面上に映して観察します．静止画も動画も記録可能で，画像の計測などが行えるソフトが付属しています．実勢価格3〜4万円と安価です．手元で無段階に偏光度を調節できます．スコープ本体にシャッターがついているので撮影も簡単．小型で持ちやすい形状です．PCを持っていれば出張先でも患者さんにモニターを見せながらリアルタイムに説明できます．

  欠点 医療機器ではなく，100万画素程度の画質しかありません．倍率は20と200倍で，もう少し倍率が小さいほうが使いやすいかもしれません．PCを一緒に持ち歩く必要があります．

- **ワイヤレススコープ AirMicro メディカル**（スカラ社）

  画像をワイヤレスでiPadなどに飛ばせることができます．ただ100万画素程度の画質しかありません．価格は20数万円程度です．前出のDino-Liteとほぼ同じ性能ですが価格はだいぶ違います．

- **handyscope**（ドイツ製：実勢価格8〜9万円）＋**iPod touch/iPhone**

  利点 小型でありながら，カメラよりは大きな画面で観察できます．静止画も動画もリアルタイムに記録できます．患者さんに見せながら説明できます．画質も500〜1,000万画素でよいです．iPhoneを持っている場合は8万円程度の投資でダーモスコピーができるようになります．接触型ですが，オイルを使用しなくても十分観察できます．iPod touch（3〜4万円）と組み合わせると，現在最もコストパーフォーマンスが高く，おすすめの機種と言えます．

  欠点 携帯端末として使用している場合は情報の管理に注意が必要です．iPod touchをCloudなどのネット環境を用いずにダーモスコピー専用で使用すれば問題ありません．

2 検査前の準備と工夫

1）オイルとゼリー

接触型ではオイルやジェリーなどが必要です．観察する皮膚面にジェリー

を塗ったら，カメラを横方向に動かさないように押し付けてさっさと写真を撮らないと空気の泡が入ってしまいます．KYジェリー（潤滑ゼリー）がおすすめです．オイルやエコージェリーに比べて泡が出にくいようです．

2）表面の乾燥対策

　　非接触型は偏光レンズのみで光を捉えますから，皮膚面が乾燥していたり鱗屑や角化があると光の反射が強くなり観察しにくくなります．色素斑を観察することが多い踵部などは，アルコール綿などで皮膚を湿らせると観察しやすくなります．

3）皮膚の染色

　　手足の色素性病変の診断には皮膚の皺（皮溝，皮丘）との関係が大切です．しかし，偏光下で観察すると皺が見えにくくなります．こんなときはホワイトボード用のマーカーペンで皮膚に色を付けてから軽くティッシュペーパーなどで拭き取ると，皺の中に色素が残って観察しやすくなります（furrow ink test）（図3）．インクは水で簡単に落ちます．

3　ダーモスコピーをどのようにはじめるか？どのように勉強するか？

　　初心者が一番戸惑うのは，自分がとった所見が本当に定義された所見として正しいのかどうかという点でしょうか．したがって，ダーモスコピー診断に慣れた方がいれば，まずは黒い腫瘍の代表である，メラノーマ，色素細胞母斑，基底細胞がん，脂漏性角化症の典型的な所見を教えてもらうのがてっとり早いかもしれません．そのような方が見つからない場合は図に矢印で所見が付いている教科書を購入し，説明を見ないでできるだけ自分で所見をとってみるという練習やWEB上のクイズ形式のものを選んでチャレンジしていくとだんだん所見がとれるようになる（納得できるようになる）と思います．ダーモスコピー診断の練習として個人的におすすめの方法を紹介してみます．

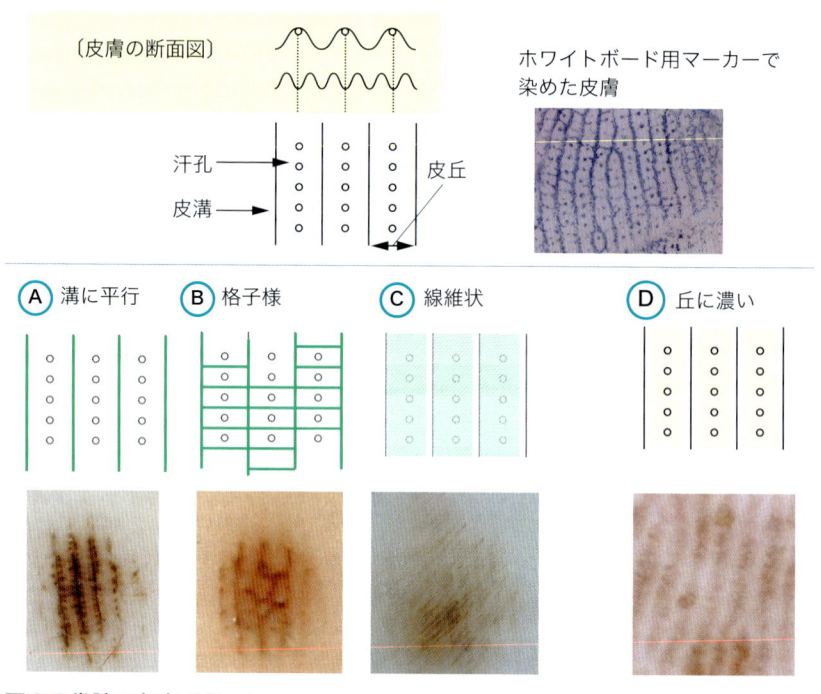

図3●掌蹠の色素パターン
A)〜C）は良性のことが多い，D) parallel ridge patten はメラノーマを疑う

1）まず，足底のほくろからはじめてみる

　　　足底の色素斑の多くは色素性母斑であり，ほかには炎症性のシミが時々あるのと，ごくごくたまにメラノーマがあるのみです．黒い腫瘍として鑑別が必要な基底細胞がんや脂漏性角化症は足底にはまずできません．鑑別すべき疾患が少ないため，ダーモスコピーをはじめる一歩として適しているかもしれません．足底の色素性病変をダーモスコピーで観察するときに重要なポイントは，以下の3つです．

① 色素斑にはじめて気づいた年齢
② 皮膚の溝と色素との位置関係
③ 色素性病変が存在する足底の部位

足底や手掌では溝と丘が平行に走っています．丘は山脈のように連なり，1番出っ張った山頂部分に汗腺が開口（汗孔）しています．汗孔と汗孔の中間地点は山頂と山頂の間のように低くなっています．基本的には溝や汗孔の間の低い部分に色素があれば良性です．丘に強い場合（parallel ridge patten）は悪性（メラノーマ）を疑います（図3）．

足底の体重がかかる部分とかからない部分（土踏まず）ではパターンが変わります．荷重部では皮膚が斜めに倒れているため細かい線維状（fibrillar pattern：畳の目）のようになります．非荷重部では皮膚が垂直ですので平行線（parallel furrow pattern）や格子様（latice-like pattern：阿弥陀くじ様）を呈します．線維状のパターンはメラノーマとの鑑別が難しいことがありますので，サイズが大きい場合は上級医に相談したほうがよいと思います．

2）3ポイントチェックリストを試してみる（表1）

手足以外の色素斑の診断は手足よりずっと難しくなります．たくさんの鑑別法が報告されていますが，**手足と顔以外の平らな（盛り上がらない）色素性病変**の鑑別に使える最も簡単な鑑別法が**3ポイントチェックリスト**です．皮膚の色素性病変のほとんどは良性です．メラノーマは年間10万人に1人か2人しか発症しない稀な疾患です．したがって，ダーモスコピー診断の最も重要な心がまえは，悪性の可能性のある病変を見逃さないということになります．3ポイントチェックリストはとても簡単ですが，少しでも怪しい点があるとひっかかってしまいます．でもそれでよいのです．メラノーマを見逃さないために上級医や専門医にコンサルテーションする症例が増えることに何ら問題はありません．ダーモスコピーがなかった時代には何倍もの患者さんが生検や切除を受けていたのです．

表1 ● 3ポイントチェックリスト

体幹四肢の平らな色素病変を生検すべきかどうかを単純に判断する方法〔感度91％　特異度72％〕

1. 色調とダーモスコピー所見の非対称性（形は見ない）
2. 不規則な網穴と太い編み紐
3. 青，青灰，白のいずれかがないか

・2つ以上あてはまれば生検する
・盛り上がった病変には使わないほうがよい

（文献1より引用）

3ポイントチェックリストを実際に行ってみましょう．ポイントは以下です（図4）．

① **まずダーモスコピー所見の対称性を見る**

病変を横切る線を引いたときに両側に最も対称性のパターンが認められる部位を選びます．評価項目はダーモスコピーの"パターン"と"色"であり，病変の形は評価しません．一部が出っ張っていたり，引っ込んでいてもそのような出っ張りやへこみ自体は評価しません．網目や線，均一な色素斑などパターンが対称である部位を選びます．どこにも対称な部位を見つけられなければこの時点で1点となり，②へ進みます．もし，1本目のラインの両側が対称であった場合は，さらにこのラインに垂直なラインを引き，そのライン両側でパターンを比較します．同じようなパターンなら0点，違っていれば1点を入れます．

② **次に網目状のパターンがないか見ます**

網目状のパターンは基本的にメラノサイト系の病変であることを示していますので，もしあれば，ほくろかメラノーマかということになります．もし網目状のパターンがあったら，その紐の太さや紐が囲むスペース

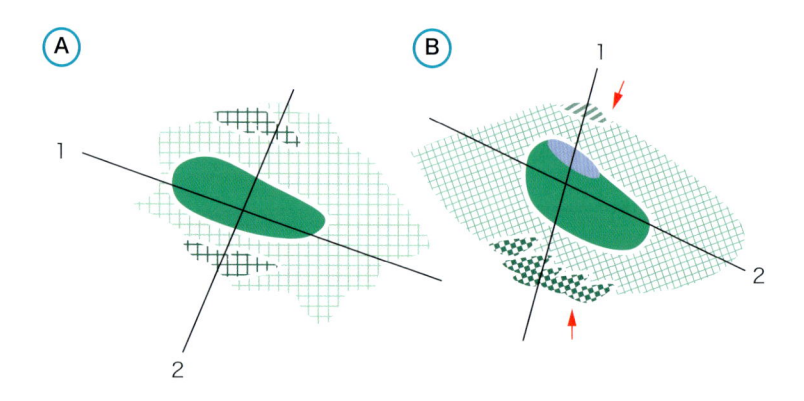

図4 ● 3ポイントチェックリスト

1番対称と思われる部位に対角線1を引き，それに垂直な線2を引き，線が交差する病巣辺縁の周囲のパターンを比較する．Aは2方向ともに対称なので0点（全体の形ではなくダーモスコピーパターンを見る），Bは何とか左右が対称な線1を選べたが，直行する2方向目では左右の所見が異なるため1点が入る（2の線の左右の同じ部位に濃い部分（矢印）はあるがパターンが異なる）

（網穴）のサイズをチェックします．繊細な細い紐と濃い太い紐が混在していたり網穴のサイズが不規則なら1点を入れます．この網目の評価は3ポイントチェックリストで一番難しい点かもしれません．迷った場合は1点を入れたほうがよいでしょう．

③ 次に，病巣に青の成分がないか見ます

青，青灰，白の成分があれば1点を入れます．

④ 集計します

2点以上の場合は生検するか，専門医に紹介してください．くり返しになりますが，ダーモスコピー診断はメラノーマを見逃さないことが重要ですので，自分に自信がなければ誰かに相談する，あるいは紹介する，あるいは生検する，という態度が大切です．「たぶん大丈夫だろうなぁ．でも自信がないなぁ」は紹介すべきです．

診療のコツ

ダーモスコピーと心中しない

ダーモスコピーのトレーニングに入る前に裸眼である程度腫瘍の見分けがつくようになっていなければなりません．ダーモスコピーは年齢，病歴，裸眼での所見と同格のデータであり，ダーモスコピー所見のみを特別扱いしてはいけません．もしダーモスコピーで診断が難しければ年齢や病歴，裸眼での所見に立ち返り総合的に判断します．スキルアップのためには，皮膚病理と同様に，臨床症状や経過などの情報なしにダーモスコピー画像のみを見て診断をつめるトレーニングが必要です．でも，これを診療現場で1人だけで行うのは危険です．ダーモスコピーを使う場合は迷ったら生検を躊躇しない，あるいは専門家にコンサルトするという態度が必須です．

文献・参考図書

1) Zalaudek I, et al : Three-point checklist of dermoscopy: an open internet study. Br J Dermatol 154 : 431-437, 2006

◇「ダーモスコピーのすべて」（斎田俊明），南江堂，本体7,500円，2012
◇「必携ダーモスコピー」（斎田俊明，土田哲也，古賀弘志），金原出版，本体3,800円，2011
◇「ダーモスコピー超簡単ガイド」（田中　勝），秀潤社，本体3,000円，2010
◇「ダーモスコピーの診かた・考え方」（斎田俊明），医学書院，本体7,200円，2007
▶ 上記4冊はダーモスコピーの教科書（数年以内に出版されたもの）．ダーモスコピーの写真1枚1枚に所見が記載されている書籍であれば，図の説明を見ないで所見をとるとよい練習になると思います．

Let's Try!

問題　練習問題①〜④の写真をみて3ポイントチェックリストを試してみましょう

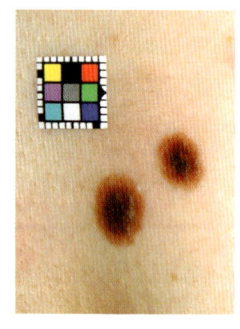

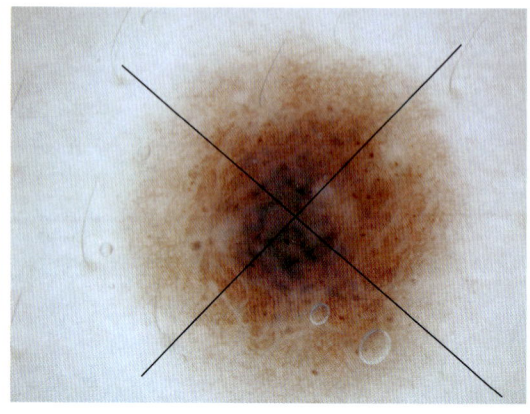

●練習問題①

1. 色調とダーモスコピー所見の非対称性	点
2. 不規則な網穴と太い編み紐	点
3. 青，青灰，白のいずれかがないか	点
計	点

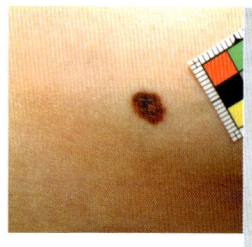

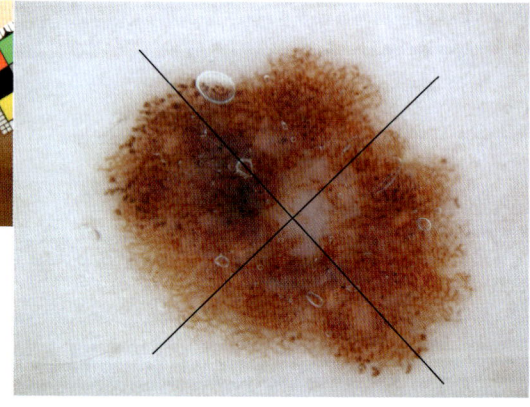

●練習問題②

1. 色調とダーモスコピー所見の非対称性	点
2. 不規則な網穴と太い編み紐	点
3. 青，青灰，白のいずれかがないか	点
計	点

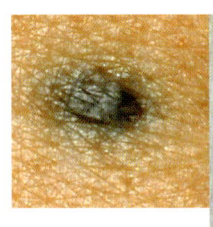

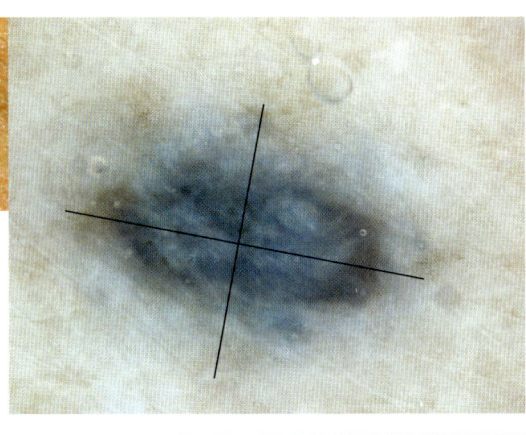

●練習問題③

1. 色調とダーモスコピー所見の非対称性	点
2. 不規則な網穴と太い編み紐	点
3. 青，青灰，白のいずれかがないか	点
計	点

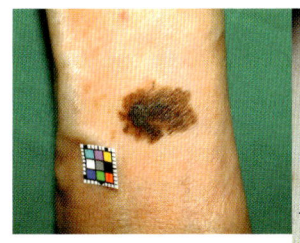

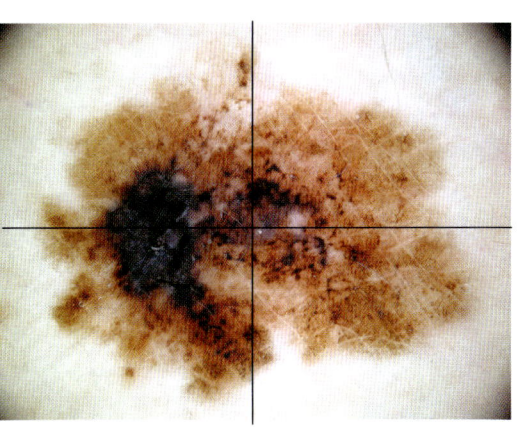

●練習問題④

1. 色調とダーモスコピー所見の非対称性	点
2. 不規則な網穴と太い編み紐	点
3. 青，青灰，白のいずれかがないか	点
計	点

3．ダーモスコピー

Let's Try!

解答

練習問題①
1. 色調とダーモスコピー所見の非対称性　：なし　　　　　　　：0点
2. 不規則な網穴と太い編み紐　　　　　　：なし　　　　　　　：0点
3. 青，青灰，白のいずれかがないか　　　：中央に白がある　　：1点
　　　　　　　　　　　　　　　　　　　　　計　1点（→ 経過観察）

練習問題②
1. 色調とダーモスコピー所見の非対称性　：1方向で非対称性あり：1点
2. 不規則な網穴と太い編み紐　　　　　　：あり？　　　　　　：1点
3. 青，青灰，白のいずれかがないか　　　：白あり　　　　　　：1点
　　　　　　　　　　　　　　　　　　　　　計　3点（→ 生検）

練習問題③
1. 色調とダーモスコピー所見の非対称性　：なし（2方向に対称）：0点
2. 不規則な網穴と太い編み紐　　　　　　：網がなし　　　　　：0点
3. 青，青灰，白のいずれかがないか　　　：青あり　　　　　　：1点
　　　　　　　　　　　　　　　　　　　　　計　※

※：このような隆起性病変には3ポイントチェックリストは使用しないほうがよい（メラノーマを見逃す危険性がある）

練習問題④
1. 色調とダーモスコピー所見の非対称性　：あり　　　　　　　：1点
2. 不規則な網穴と太い編み紐　　　　　　：あり　　　　　　　：1点
3. 青，青灰，白のいずれかがないか　　　：白あり　　　　　　：1点
　　　　　　　　　　　　　　　　　　　　　計　3点（→ 生検）

Lecture 5 基本的な検査

4．アレルギーの検査

　皮膚科外来を受診する患者さんの半分以上はアレルギー性疾患です．可能な限り原因検索を行うことになります．ここではアレルギー疾患の問診，アレルギー検査の選択法と実際のやり方について説明します．

1 アレルギーの問診

1）即時型（蕁麻疹，結膜炎，鼻炎，喘息，アナフィラキシー）

　以下の問診のうち，下線部分はアナフィラキシーの重症度判定とエピペン（自己注射型のエピネフリン）の処方の判断に必要な項目です（表1，2）．

- 直前に何を食べましたか？（メニューではなく入っていた具材をすべて聞く）
- そのとき運動をしていましたか？（食物依存性運動誘発アナフィラキシー）
- 何か薬は飲んでいましたか？（とくに鎮痛薬）
- 唇や瞼は腫れましたか？
- かゆい皮疹は出ましたか？
- 鼻水や涙は出ましたか？
- 息苦しくなりませんでしたか？
- 喉がかゆくなったり，締めつけられる感じや声がかすれたり，咳が出たりしませんでしたか？
- 不安や死にそうな恐怖感を感じませんでしたか？
- 嘔気，嘔吐はありましたか？ くり返しましたか？
- 強い腹痛が続いたり尿や便を漏らしませんでしたか？
- 果物を食べて唇が腫れたり，喉がいがいがしませんでしたか？（口腔アレルギー症候群）
- 直前に風邪をひいていませんでしたか？（感染症由来の蕁麻疹）

表1 ● 食物アレルギーの重症度（グレード5は省略）

	グレード1〜2	グレード3	グレード4
皮膚症状	全身のかゆみ，発赤，蕁麻疹，血管性浮腫	左と同じ	左と同じ
呼吸器症状	鼻閉，くしゃみ	鼻汁，咽頭喉頭の掻痒感，絞扼感	嗄声，犬吠様咳嗽，嚥下困難，呼吸困難，喘鳴，チアノーゼ
消火器症状	口腔内掻痒感，違和感，軽度口唇腫脹，悪心嘔吐	＋くり返す嘔吐	＋下痢
循環器症状		頻脈（＋15/分）	＋不整脈，軽度血圧低下
精神神経症状	活動性変化	不安	軽度頭痛，死の恐怖感

＋：「左の項目に加えて」の意味
（文献1より引用）

表2 ● 食物アレルギーが起きたとき，エピペンの注射はどのタイミングで行えばよいのか？

消化器の症状	・繰り返し吐き続ける	・持続する強い（がまんできない）おなかの痛み	
呼吸器の症状	・のどや胸が締め付けられる ・持続する強い咳込み	・声がかすれる ・ゼーゼーする呼吸	・犬が吠えるような咳 ・息がしにくい
全身の症状	・唇や爪が青白い ・意識がもうろうとしている	・脈を触れにくい・不規則 ・ぐったりしている	・尿や便を漏らす

アナフィラキシーショックが疑われた場合，上記の症状が1つでもあればエピペンを使用すべきである（日本小児アレルギー学会の提言）

2）遅延型：かぶれや薬疹

皮疹の部位によって聞く内容は変わります．

- 毛染めの時期，アロマオイルの使用，化粧品（頭髪用製品，リップクリーム，石鹸を含む）の変更時期，金属製品の使用，ゴム製品の使用，観葉植物，農作業
- 使用していた外用薬，消毒薬
- 職場環境（接着剤，有機溶剤，金属，油，など）

診療のコツ

アレルギーの問診と推理小説

アレルギー症状の原因検索で最も多くの情報が得られるのは問診です．「昼食をとった後に唇が腫れ，息が苦しくなり，蕁麻疹が出た．昼食には冷やし中華を食べた」というような病歴の患者さんがいたとします．原因と

> して何を考えますか．冷し中華には食物アレルギーの原因になることが多い卵や魚介類，麺（小麦やそば粉）が含まれています．しかし，実際は冷し中華のたれに含まれていた成分でアレルギーが起きていたという症例があります．また，アレルギー症状はいつも午後に出るけれど特定の物を昼食に食べていないという患者さんのアレルギーの原因が，朝食で食べた納豆だったというような事例があります．納豆はねばねばしているので抗原の吸収が遅れるのです．フキノトウのアレルギー症状は蕗味噌より天ぷらのほうが遅れて出るというようなこともあります．家でつくったお好み焼きで起きたアレルギーの原因が小麦粉に湧いていたダニだったなどという症例も報告されています．
>
> アレルギーの原因検索（問診）は推理小説を読み解くような感じがします．皮膚科診療の醍醐味の１つかもしれません．

2 こんな臨床症状があったらこんな皮膚テストを行います

1）プリックテスト，皮内テスト

- **蕁麻疹**：蚊に刺されたようなぷくっと盛り上がった赤い皮疹（膨疹）が出たり引っ込んだりする．朝方出ていたが昼には消えてしまった．しかしまた夕方から出た．かゆい．
  ただし患者さん自身が原因となるものを自覚していない場合は8〜9割は検査をしても原因を特定できませんし，積極的に皮膚テストを行うことはあまり普及していないかもしれません．食事をしてから，あるいは何か薬を飲んだり注射してから，などの原因となりうる候補が考えられるときには皮膚テストによって原因探しをすることになります．
- **急に瞼や唇が腫れた**：突然はじまった口唇の腫れは，蕁麻疹そのものの症状である場合のほかにクインケ浮腫，降圧薬によるもの，そして果物や甲殻類による口腔アレルギー症候群などでも起きます．持続的な瞼の腫れにはアレルギーのほかに甲状腺，リンパ腫，皮膚筋炎などが隠れていることがあります．
- **その他**
  アレルギー性結膜炎
  アレルギー性鼻炎
  突発的に起きた喘息発作
  アナフィラキシーショック：蜂，薬剤，食品

2）パッチテスト

該当する疾患は以下の通りです．
- **かぶれ**：顔や手に急に皮疹ができた．あるいは難治性のかゆい皮疹
- **薬疹のほとんど**：投与直後に症状が出るアナフィラキシー型以外の薬疹のすべて

問題 次の症状ではどんな検査が必要ですか？
① 歯科治療中に具合が悪くなった
② 毛染めをしたらかゆい皮疹が出た
③ 夕食を食べてから蕁麻疹が出た
④ 銀杏を拾ったら顔や手にかゆい皮疹が出た

解答 ① プリックテストなど（ただしほとんどが迷走神経反射でアレルギーは少ない）
② 毛染めの後1〜2日してかゆい皮疹が出てきた場合はパッチテスト，毛染め中か直後に具合が悪くなった場合はプリックテストなど
③ プリックテストなど
④ パッチテスト

診療のコツ

蕁麻疹は問診だけでわかる？

蕁麻疹は血管から血漿が急速に漏れるために虫刺されのようにプクーッと腫れるのですが，しばらくすると血漿はすみやかに血管内に戻りますから症状は短期間に治まります．「朝たくさん皮疹が出てつらかったから病院に来たのに，診察を待っているうちに消えてしまった．残念です」などとおっしゃる患者さんがいますが，この病歴に合う皮膚疾患は蕁麻疹しかありません．出たり引っ込んだりするのが蕁麻疹の特徴です．

ただし，1個1個の蕁麻疹（膨疹）は出たり引っ込んだりしていても，次から次へと新しい膨疹が出ている場合には，患者さんはずーっと出ていると言いますので，例えば診察時に出ている皮疹を指さして，「この皮疹は昨日からあったのですか？」と聞くことが大切です．

3 皮膚テストの前に

1）説明と同意（「命がけの検査になりますよ」）

　　アレルギー検査は血液を使って調べる検査（RASTなど）と患者さん自身の体を使って調べる検査があります．患者さん自身の体を使って調べる検査には，皮膚で反応をみる検査と実際に内服などで体の中に抗原を入れて反応を調べる検査があります．患者さんの皮膚で行う検査は比較的安全ですが，既時型アレルギーの検査では，全身性の反応が起きる可能性もあります．場合によっては**命がけの検査になる**ことを患者さんに説明し，同意を得られなければ検査はできません．また，検査を行っているときは**アナフィラキシー反応にすぐ対応できる体制（ルート，薬剤，人的な準備）をとっておく必要があります．**

2）即時型反応に対する検査の種類

　　即時型アレルギーの検査法には，検査で用いる抗原の量が少ない順（危険性が低い順になります）に，オープンテスト（ただ皮膚に塗る，あるいはセロハンテープなどで角層をはがした後に抗原を塗る），プリックテスト（針でチョンと刺して抗原を入れます），皮内テスト（0.02 mL程度を皮内に注射します），口含みテスト（口に含んですぐはきだします），内服あるいは血管内投与，があります．

　　重度のアナフィラキシーを起こした既往がある場合は，オープンテストから行ったほうが安全かもしれません．個人的にはプリックテストからはじめることが多いと思います．私は基本的には入院で，かつ中程度異常のアナフィラキシーの既往がある場合は血管を確保してから検査を行っています．やりすぎかもしれませんが，過去にベッドサイドで薬剤性のアナフィラキシーを起こした患者さんを見てから十分すぎる体制で検査を行うようになりました．

　　最もよく行われるのはプリックテストです．乳児などで血中抗原特異的IgE抗体を測定しにくい場合や口腔アレルギー症候群（桃などを食べて唇が腫れたり，喉の違和感出現）ではプリックテストが有効であると言われています．安全である反面偽陰性もあります．

皮内テストはショックの危険性や偽陽性率が高いため食物アレルギーの検査としては通常は行わないように勧告されています[1]．

4 プリックテストの実際

a. 内服薬のチェック

まず抗ヒスタミン剤を内服中の場合は3日間中止します．

b. 用意するもの

①ランセット〔(株)ヤヨイ〕という穿刺用針を使います（**図1A**）．針の長さが短いので出血しない程度の深さで留まるようになっています．痛みもそれほど強くありません

②調べる抗原を用意します

③陽性と陰性コントロール用に二塩酸ヒスタミン1％溶液と生理食塩水を用意します

c. 検査の実際

抗原が液体の場合は，腕に1～2滴たらし，その上からランセットで血が出ない程度に刺します．刺したあとに残っている水滴はティッシュの端などで吸い取ります．このとき隣り合った抗原が混じり合わないよう1回1回吸い取り用の紙の部位を変えてください．

果物や魚介類などの食品では，食品自体をランセットでつついてから次

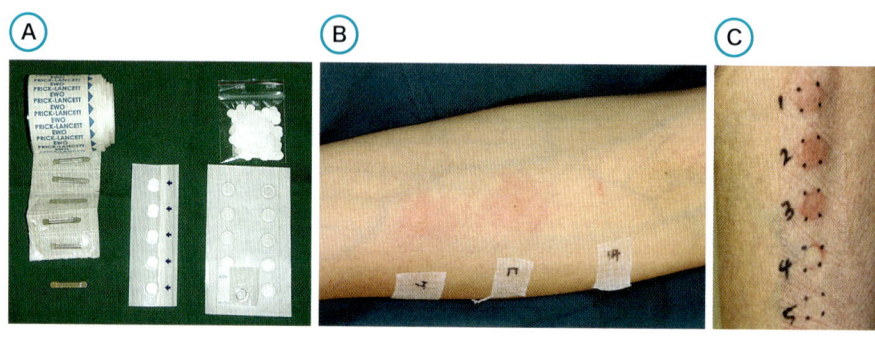

図1●プリックテストとパッチテスト
A）左：プリックテスト用ランセット　右：パッチテスト用シールと濾紙（上方）
B）プリックテストの判定
C）パッチテストの判定

に皮膚を刺します．

　判定は15分後に行います．膨疹が5 mm以上あるいは紅斑が15 mm以上（10 mm以上を陽性としてもよいという報告もあります）を陽性とします（**図1B**）．ヒスタミンによる反応の1/2以上で生理食塩水より反応が大きければ陽性とするという判定法もあります．

> **memo** 皮膚テストの費用
> - 21種類以内は1種類あたり160円（3割負担で50円ちょっと）
> - 22種類以上はいくつやっても3,500円（3割負担で1,200円弱）

5　パッチテストの実際

　内服して数時間以上たって出た薬疹や接触皮膚炎の原因検索には，パッチテストを行います．

1）説明と同意

　パッチテストの後に**色素沈着**が残る場合があることを前もって説明しておきます．また，薬疹の原因検索のために行った場合は，「検査で反応が出た（陽性）ときは原因物質である可能性が高くなるが，陰性の場合は判定不能となる（検査をしたが結局わからなかった）」ことも伝えます．

　また，パッチテストの判定は理想的には48時間，72時間，1週間後の3回必要です．通院が可能か確認してスケジュールを組みます．

　また，最初の48時間は検査部位を濡らすことができませんので，入浴ができない（頭部や下半身のシャワーは可能）こと，汗をかくような作業やスポーツを控えるよう説明が必要です．とくに金属のパッチテストは汗で流れると炎症が拡大したり，判定がしにくくなりますので，できれば夏場は避けたほうが無難です．

2）検査試薬の準備

　患者さんに持参してもらう化粧品や植物などのほかに，検査薬がセットになっている金属シリーズとジャパニーズスタンダードシリーズ（日常でかぶれやすい物質のセット）があります．試薬になっていない物質は検査

用に加工する必要があります．大まかな調整法は以下です[2]．

a. アレルゲン調整法
- 染毛剤，パーマ：オープン（ただ塗るだけで何かで覆わない）でas is（製品そのままで）
- 揮発性物質：オープンないし皮膚に塗って揮発後に覆う
- 外用剤：オープンでas is．ゲル剤は刺激があるので注意する（アレルギーではなくゲル剤そのものに皮膚刺激作用がある）
- 点眼液：as is
- 植物：葉と花びらはすりつぶして塗布．プリムラなどのかぶれやすいものは10％程度に希釈し短時間パッチテスト
- 食品：as is
- 農薬：使用濃度ないし10倍希釈．ワセリンや水でおおむね0.1〜1％に希釈
- 金属：ヤスリですった粉をパッチテスト
- 衣類：刻んでパッチテスト
- 洗浄剤：水で1％に希釈してパッチテスト

b. ジャパニーズスタンダード

何らかのかぶれを疑った場合はパッチテストで原因を探します．身の回りで実際に使用しているもので調べるのが基本ですが，かぶれやすい物質の成分がセットになった検査試薬があります．ジャパニーズスタンダードと呼ばれており，海外技術交易，鳥居薬品，佐藤製薬などから購入できます（連絡先は文献2参照）．主な成分をまとめておきます[2,3]．

- 金属：コバルト，ニッケル，クロム，水銀，金
- ゴム：加硫促進剤（チウラム，メルカプト，ジチオカーバメイト）と老化防止剤（PPDブラックラバーミックス）
- 麻酔：カインミックス（プロカイン，ベンゾカイン）
- 抗生物質：フラジオマイシン（別名ネオマイシン）〔リンデロン®Aやネオメドロール®EEに入っている〕．フラジオマイシンは硫酸ゲンタマイシンと交差性あり（p177「診療のコツ」参照）
- 化粧品：フレグランスミックス（香料ミックス），ペルーバルサム，PPD，ラノリンアルコール．ラノリンアルコールは最近陽性率が低下しているそうです

- 防腐剤：パラベンミックス，ホルムアルデヒド，ケーソンCG，チメロサール．パラベンミックスは陽性率が上昇しているそうです
- 植物：ウルシオール，プリミン，セスキテルペンラクトンミックス（菊）
- 樹脂：ロジン，レジン，エポキシ樹脂

c. パッチテスト用シール（ユニット）（図1A）

　試薬を皮膚に密着させておくためのシールです．国際的に推奨されているのはFinn Chamber（Epitest社）です．薄いアルミの四角い少し皿状になった板がシール上に並んでいます．検査試薬が軟膏に溶いてある場合は直接アルミの板に置きます（肌に貼ったときにまわりに染み出さない程度でかつアルミのお皿全体に広がる量）．液体の場合は，アルミの板にワセリンで付属の濾紙を貼り付け，その上から試薬を15 μL滴下します．

　なお，水銀はアルミと反応してしまうのでFinn Chamber以外の種類のユニットを使用します．試薬を載せるユニットの形状には四角と丸がありますが，四角いほうがアレルギー反応と刺激反応が見分けやすいと言われています（アレルギー反応はユニットの形によらず丸くなりますが，刺激反応はユニットの形内にとどまるため四角い形を呈する傾向があるそうです[4]）．

3）検査の実際

a. 塗布部位

　上背部が基本です．抗原が少数の場合は上腕を使うこともありますが，背部での検査に比べて陽性率が50〜70％程度にまで下がるとのデータがあります．前腕と下背部も感度が落ち，偽陰性を生じることがあります．また，肘窩とその周囲は避けます．

　ユニットの裏（抗原塗布部位と反対側の面）に抗原の種類がわかるように番号をマジックで書き，その上からポリウレタンフィルムで覆うとはがれ防止になります．

b. 判定

　48時間後に再診していただき，ユニットをはがします．皮膚面に残っている試薬があればオリーブ油などでそっと拭き取ります．また抗原が接触していた部位が後でわかるように抗原の接触部位の横にマジックで数字や目印をつけておきます（図1C）．はがしてから30分以上時間をおいてから判定します（はがした直後は刺激で全体が赤くなっていることが多いため）．

判定は抗原の種類や患者さんの都合にも左右されますが，理想的には72時間，96時間，1週間後にも行います．判定方法は**表3**のとおりです．

表3 ● パッチテストの判定方法（ICDRG基準反応）

−	反応なし
＋？	紅斑のみ
＋	紅斑＋浸潤，丘疹
＋＋	紅斑＋浸潤＋丘疹＋小水疱
＋＋＋	大水疱
IR	刺激反応
NT	施行せず

＋以上を陽性反応とする

注意！ 抗原と判定までの日数

ステロイド軟膏や毛染め剤は2〜3日で判定可能です．香料や防腐剤は反応が速く，消えてしまうので2〜3日で判定します．金属，抗菌薬（アミノグリコシド，硫酸フラジオマイシン），ステロイド主薬は4〜5日以後に出るので遅めに判定します．金属は刺激反応との鑑別のために1週間後の判定が必須です．香粧品は反応が弱い（＋？程度しか出ない）ことがあるようです．

memo オープンパッチテストと携帯電話のカメラの利用

パッチテストのために頻回に通えない患者さんがいます．このようなときはオープンパッチテストと携帯電話のカメラの併用で何とか反応を確認することができます（正式な方法ではありません．あくまでもしかたがない場合の対処法です）．調べる抗原の種類が数種類以内であれば，両側の上腕に10円玉程度の範囲に部位を決めて3〜4日毎日1回塗ってもらいます．赤みが出れば合わない可能性があると判断できます．携帯電話のカメラで撮影しておいてもらうと次回受診時に確認することも可能です．

6 血液を用いた検査

1）血中抗原特異的IgE検査（RAST）

即時型反応の検査です．いくつか注意点があります．食物アレルギーについては，RASTの値と臨床症状との相関の程度が年齢によって異なりま

す[1]．3歳以下では高い相関があります．つまりRAST陽性の食物を摂ると臨床的にも症状が出る可能性が高くなります．成長に伴ってRAST値と臨床症状の出やすさが乖離してきます．検査結果を患者さんやご家族にお話しするときに参考になります．

保険診療では1度に調べられる検査料に上限があります．保険診療では，1項目1,100円，1度に調べられる上限は13項目（14,300円）＋判断料1,440円です（3割負担なら自己負担金は×0.3になります）．

2）薬剤リンパ球幼若化試験（リンパ球刺激試験：drug-induced lymphocyte stimulation test：DLST)

薬剤アレルギーの検査です．患者さんのリンパ球と疑わしい薬剤を混ぜると，もしリンパ球が感作されていれば反応して幼若化し，DNA合成が盛んになります．このときDNA合成のおかずとなるサイミジンに標識をしておいて，どれだけ取り込まれたかをコントロールとの比で確認することができます［基準値：単位（％）陽性200以上　疑陽性180〜199　陰性179以下］．

感度は薬剤によって異なりますが50％前後です．したがって陽性になれば原因薬剤の可能性が高くなりますが，陰性の場合は何ともいえないということになります．患者さんのリンパ球を使いますから，リンパ球が1μLあたり1,000個以下しかない場合は多めの採血が必要ですので，リンパ球数を確認してからオーダーしましょう．

検査時期はStevens-Johnson症候群やTEN型や通常の薬疹では，なるべく発症早期（1週間以内）に，DIHS（薬剤性過敏症症候群）では早期には反応しないので数週間以上経ってから検査をします．

費用は3,500円です．

文献・参考図書
1）『食物アレルギー診療の手引き2011年版』，厚生労働省研究班，2011
2）日本皮膚科学会接触皮膚炎ガイドライン，日皮会誌119：1757-1793，2009
3）鈴木加余子 他：これだけは知っておきたい接触皮膚炎の基礎知識：ジャパニーズスタンダードアレルゲンと陽性率の推移．日皮会誌122：3115-3117，2012
4）松永佳代子：接触皮膚炎．皮膚科の臨床51：1323，2009

Lecture 6　基本的な治療法

1. ステロイド外用剤

指導医 今回は皮膚科の基本的な治療法について学ぼう

研修医 まず，ステロイド外用剤ですね．いろんな種類がありますね…

指導医 ステロイド外用剤（副腎皮質ホルモンの外用剤）は皮膚科でもっとも処方する機会の多い薬剤だね．ポイントをまとめたので見ていこうか

1 ステロイド外用剤は強さに差がある

　ステロイド外用剤には抗炎症反応や血管収縮作用に関して，強いものから弱いものまで多数の製品があります（図1）．すべての薬剤を覚える必要はなく，日常診療では各群（Ⅰ～Ⅴ群）から1種類ずつ選んでおけば十分でしょう．

　Ⅰ，Ⅱ群は効果もありますが副作用（主に皮膚萎縮です）もあります．しかし，副作用を怖がって弱いランクの外用剤を選択しても，治療効果が上がらずに外用期間のみが延び，結果として副作用が出てしまうことがあります．適切な強さの外用剤で短期間に軽快させ，その後断続的に使用しながら外用間隔を徐々に開け，完治に持っていくことが理想です．

2 基剤の選択

　外用剤には，軟膏，クリーム，ローション，などさまざまな剤形が存在します（図2）．効果を発揮する主人公である副腎皮質ホルモン剤を "**主剤**" といいます．この主剤を薄めるための溶剤を "**基剤**" といいます．基剤は主剤の効果を発揮するためにとても重要な役目を持っています．したがって，外用剤をうまく使い分けるには基剤の長所短所を知っておく必要があります．

強い ↑

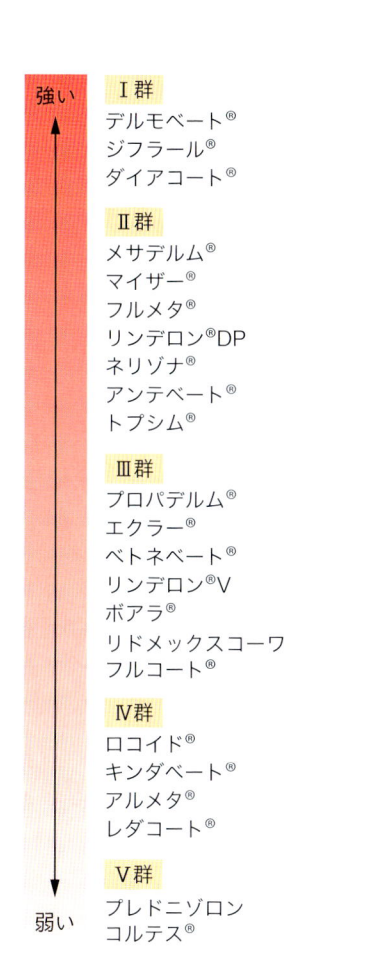

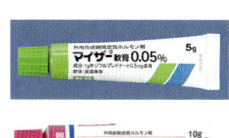

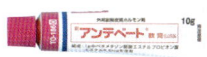

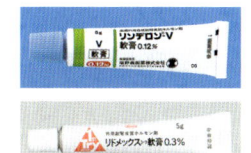

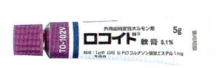

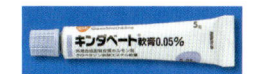

Ⅰ群
デルモベート®
ジフラール®
ダイアコート®

Ⅱ群
メサデルム®
マイザー®
フルメタ®
リンデロン®DP
ネリゾナ®
アンテベート®
トプシム®

Ⅲ群
プロパデルム®
エクラー®
ベトネベート®
リンデロン®V
ボアラ®
リドメックスコーワ
フルコート®

Ⅳ群
ロコイド®
キンダベート®
アルメタ®
レダコート®

Ⅴ群
プレドニゾロン
コルテス®

弱い ↓

図1● ステロイド外用剤の強さ

1) 軟膏

　ワセリンに溶いてあります．軟膏はどんな病変にも使える汎用性の高い基剤です．使い分けがわからなければ軟膏を選択しておけば問題はありません．短所はべたつくことです．私の経験では，患者さんがべたつきをいやがってあまり外用していなかったということがあります．**外用剤との相性をときどき患者さんに尋ねたほうがよいでしょう．**

　乾燥した皮膚には軟膏が適していますが，ステロイド軟膏はワセリン基剤でも使用しているうちに徐々に乾燥が進みます．ステロイドの主作用で

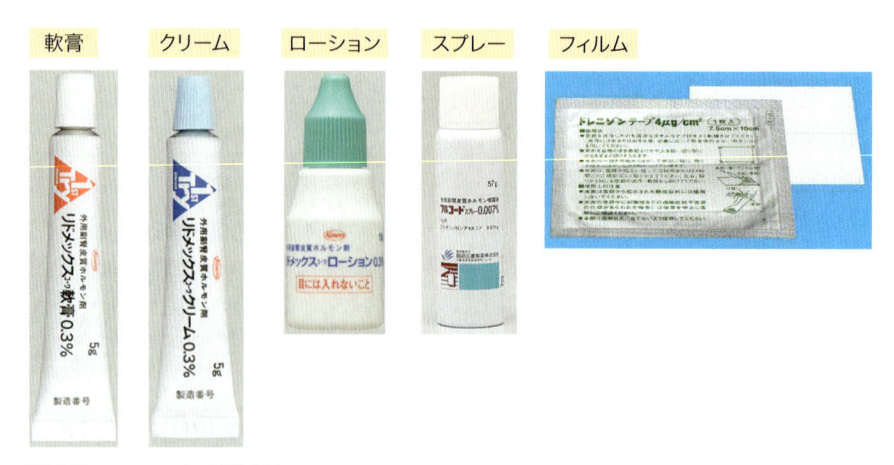

図2 ●いろいろな剤形がある

す．軟膏基剤だから保湿剤はいらないとは考えずに，適宜保湿剤を併用したほうがよいでしょう．

2）クリーム

　　水と油を混ぜたものです．水の中に油滴が浮いているもの（oil in water：o/wと書きます）と油に水滴が浮いているもの（water in oil：w/o）があります．前者のほうがさらっとした感じになります．クリームは軟膏に比べてサラッとしていて塗りやすいという長所があります．ただし，滲出液を伴う潰瘍面には合いません．

　　また，水と油を混ぜるために界面活性剤の役割をする成分が入っていますので，軟膏より乾燥しやすく，また刺激性皮膚炎（赤くなる）を起こすことがあります．刺激性皮膚炎は高濃度のプロピレングリコール，ラウリル硫酸ナトリウム，塩化ベンザルコニウム，オレイン酸などが原因になります．

　　保湿剤なども含め，外用すると赤くなる，ヒリヒリする，などと患者さんが訴える場合はクリームの成分が合わない可能性があります．

3）ローション

　　ローションはクリームよりさらにさらさらしていて塗りやすい特徴があります．頭皮などの毛が生えているところに使いやすい製剤です．イソプ

ロパノールが入っている製品（デルモベート®，フルメタ®，リンデロン®など）はさっぱりした感じがしますが，傷があるとしみます．ローションがしみると訴える患者さんにはアンテベート®，エクラー®あるいはイソプロパノールが入っていないジェネリックに変更します．ストマによる皮膚炎や過剰肉芽に軟膏やクリームを塗るとストマが貼り付かなくなりますが，ローション（イソプロパノールが入っていない製品）なら外用後にストマを貼ることが可能です．また，夏などの暑い時期は頭皮以外の部位についても，軟膏やクリームよりもローションのほうがさっぱりして使いやすいことがあります．

4）その他

スプレータイプは手の届かない背中などへ使用すると便利だと思いますが，製品は限られています．ゲル，ジェル剤はさっと塗って乾く部位にはよいですが，外用後に密閉すると皮膚刺激により炎症が起きることがあります．フィルム剤は薬剤の吸収がよくなります．苔癬化した湿疹や固い痒疹結節などに使用します．

診療のコツ

ステロイド外用剤でかぶれた！！

そんなばかなことがあるのかと思うかもしれませんが，あります．主剤であるステロイド自体にかぶれる場合とステロイド外用剤に混ぜてあるおかずの成分でかぶれる場合があります．

後者の代表はリンデロン®A軟膏やネオメドロール®EE軟膏に含まれるフラジオマイシン硫酸塩とマイザー®クリームなどに含まれるクロタミトン（オイラックスの主成分）です．フラジオマイシン硫酸塩は痔核用の外用剤にも入っていることがあり，時々激しいかぶれを起こす方がいます．クロタミトンは多くの市販の外用剤にも入っています．

注意しなければいけないのは，**先発品には入っていないのに後発品には入っている場合があることです**．例えば，先発品であるデルモベート®，アンテベート®，メサデルム®，トプシム®，キンダベート®にクロタミトンは入っていませんが，後発品であるマイアロン®（デルモベート®のジェネリック：以下括弧内は先発品），ソルベガ®（デルモベート®），アンフラベート®（アンテベート®），ベタメタゾン酪酸エステルプロピオン酸エステル（アンテベート®），プロメタゾン®（メサデルム®），メインベート®（メサデル

ム®），プロメタゾン®（トプシム®），シマロン®（トプシム®），キンダロン®（キンダベート®）には入っています．このようなことを知らないと「クロタミトンは入っていないはずのになんで悪化するのだろう？」と首をひねることになります．

　また，医師が処方する医薬品にはほとんど入っていませんが，水虫の薬などがOTC化（一般医薬品化）されるとなぜかクロタミトンや局麻薬や抗ヒスタミン剤などの成分を追加して入れるようになります．これらがかぶれの原因になる場合があります．

　KEGG MEDICUS医薬品情報（http://www.kegg.jp/kegg/medicus/）で成分名を入れると含まれている製品が調べられます．

3 外用する部位によってステロイドの吸収量が異なる

　ステロイド外用剤は外用する部位によって薬剤の吸収が異なります（図3）．背中や手足は吸収が悪く，顔面，頸部，腋，乳輪，陰部は吸収がよいため，同じ外用剤を塗っても効果と副作用の出やすさが異なります．

　とくに顔面と陰部にステロイド外用剤を処方する場合は，外用してよい期間を患者さんに伝え，それを処方箋にも書いておきます．

　ステロイドの長期外用で起きる**酒さ様皮膚炎**（口周囲や頬の赤み，ほてり，にきび）のほとんどは皮膚科医が処方したステロイド外用剤で起きているという報告があります．酒さ様皮膚炎を疑うポイントは「何件かの皮膚科にかかっていたが」×「顔の赤みとほてりが治らない」×「外用すれば軽快するが止めるとすぐもとにもどる」という病歴です．なお，酒さ様皮膚炎の半数には化粧品などによる接触性皮膚炎が合併しているという報告があります．顔につけているすべてのものを中止することとパッチテストが必要です．

4 外用剤の量と外用できる範囲

　患者さんへの指導と患者さんが適切な量を塗っているかどうかをチェックするためと1回の処方量を推測するために，外用剤の量と外用できる範囲との関係を知っておく必要があります．

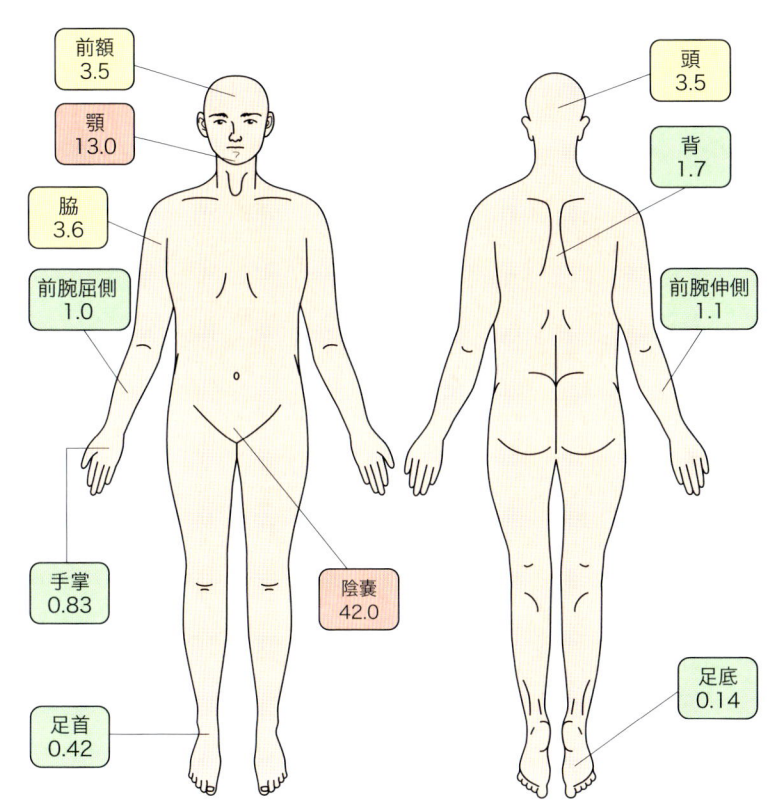

図中ラベル:
- 前額 3.5
- 顎 13.0
- 脇 3.6
- 前腕屈側 1.0
- 手掌 0.83
- 足首 0.42
- 陰嚢 42.0
- 頭 3.5
- 背 1.7
- 前腕伸側 1.1
- 足底 0.14

図3● ヒドロコルチゾンの吸収の部位的な差（前腕屈側を1とする）
（文献1より引用）

　人差し指の先から第1関節まで（1.5～2 cm程度）絞り出すと，0.5 gになります（**図4**）．**フィンガーチップユニット**（finger-tip unit：FTU）といいます．1FTU 0.5 gで手掌2枚分の面積を塗るのに適切な量だと言われています（外用剤の塗り方の例としては，ティッシュペーパーがくっつくかくっつかないか程度に塗るという指導法もあります）．

　一方，FTUは欧米のデータであり，日本で発売されているチューブは5～10 gと小さいためチューブの口も小さいので絞り出した量は0.5 gより少ない可能性があります．それでもFTUはある程度の目安にはなります．手掌1枚は体表面積のだいたい1％です．

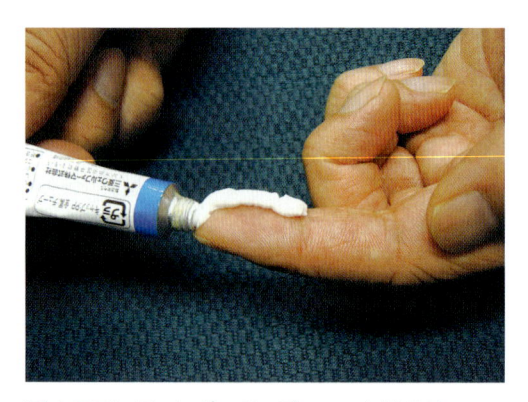

図4 ●ワンフィンガーチップユニットは0.5 g
これで手掌2枚分（体表面積の2%）が塗れる

　また，熱傷面積を計測する方法に9の法則があります．頭頸部9%，上肢9%，下肢18%といった具合です．0.5 gで手掌2枚（2%）程度塗れるとすると，片方の上肢に2.25 g，片方の下肢で4.5 g，全身を1回塗るには25 g必要になります．通常，頭頸部とそのほかの部位については外用剤を変えますので，例えば頭頸部以外の全身を外用するには1回20 g程度必要になるということになります．全身に皮疹がある患者さんには1日1回2週間で280 g，4週間で560 gも必要になるということです．

　ただし，1ヵ月に560 gのステロイド外用剤を処方すると査定される（保険診療として認められない）可能性があります．地域によって異なりますが，内規で1ヵ月に処方できるステロイド外用剤は250 g前後としている地域もあるようです．先輩の先生に教えてもらうとよいと思います．

　皮疹の面積と必要な外用量の関係を知っておくと，患者さんがどの程度きちんと外用しているかがわかります．再診時に患者さんが要求する処方量が少ない場合は外用が十分に行われていない可能性が高いと思います．とくに慢性の湿疹で症状が軽快しない場合はチェックが必要です．

> **診療のコツ**
>
> **しみる薬は洗顔直後に塗らない**
>
> 　傷があるとしみる外用剤があります．代表格はアトピー性皮膚炎用のプロトピック®軟膏とニキビ用のディフェリン®ゲルです．これらの薬は顔をさっぱり洗った直後に塗るとさらに皮膚の刺激感が強く出ることがあります．洗顔は皮膚表面の脂や角層を取りますので，外用剤がしみこみやすくなるからです．しみる薬は顔が少し脂っぽいような時間帯に塗ったほうがよいかもしれません．
>
> 　患者さんは外用前には洗顔や入浴によって肌をきれいにしておかなければいけないと強く思っています．入浴できないときには外用できないと勘違いしている方さえ少なくありません．
>
> 　プロトピック®軟膏はステロイド外用剤からうまくスイッチできれば副作用の少ない有益な治療薬になります．はじめて使用したときにしみたり刺激感があったりすると患者さんは二度と使わなくなります．はじめてプロトピック®を使用する患者さんにはよく説明しておく必要があります．

5　外用剤の混合について

　ステロイド外用剤と保湿剤を処方すると2度塗りしなければなりません．お年寄りはチューブのキャップの開け閉めが意外と大変ですので，2度塗りは面倒がります．こんなときは2種類を混ぜて大きめの容器に入れてもらうよう薬局に頼むと患者さんは外用が楽になります．

　しかし，外用剤は安定性と効果発現のために1剤ずつ基剤が工夫されています．基剤の種類の違う外用剤を混ぜると，組み合わせによってはお互いの効果を打ち消し合ってしまったり，逆に浸透しやすくなって効果が強くなったりすることがあります．軟膏同士，クリームではw/o同士，o/w同士以外の組み合わせ以外では少なからず配合変化が起きるようです．

　プロトピック®軟膏は小さい油滴に入った主成分が油の基剤中に分散した状態になっています．油中に油滴です．この製品にほかの種類の外用剤を混ぜると主成分の分布にむら（濃いところと薄いところ）ができる可能性があります．

また，ステロイド外用剤の効果を弱める（?）目的で保湿剤や白色ワセリンを混ぜている場合があります．しかし4〜16倍にワセリンで薄めても血管収縮の度合（効果）は変わらなかったというデータがあります．つまり少しぐらい薄めても減弱しないようです．むしろ保湿剤と混合した場合は吸収がよくなる可能性さえあります．

　なお，外用剤の名前が「○○軟膏」でも，実際の基剤は軟膏ではなくクリームの製品があります．ケラチナミン，ユベラ®，レスタミン，ザーネ®，ウレパール®，オイラックス®などです．いずれもステロイド外用剤と混合することがある外用剤ですので注意が必要です[2]．

診療のコツ

患者さんに自宅できちんと外用してもらうには

　患者さんの外用行為は受診後日が経つにつれておざなりになるようです．外用剤を塗りはじめると赤みやかゆみが軽快しますし，症状がおさまってくれば外用も忘れます．当然かもしれません．しかし，予約日が近づくとまたきちんと塗るようになるという報告があります．「あさって予約日だ．まずい．ちゃんと塗ろう」と思うのでしょう．

　慢性湿疹は掻破により硬く肥厚した湿疹です．短期間の外用ではすぐに元にもどってしまうので，かゆみが消失した後も外用を継続することが必要です．**眼を閉じて手で患部を触ったときに皮疹の存在がわからなくなるまで外用**しないと治りません．

　慢性湿疹の患者さんには，「薬の効果をみたいので1〜2週後に再診していただけますか？　効きが悪ければほかの治療も検討したいので」などと言って，再診予約を入れます．予約を入れたほうが薬がよく効くような印象があります．

memo 誉めましょう

> とくに小児のアトピー性皮膚炎などの湿疹病変については，もし症状が軽快してきたら，「一生懸命よく塗ったね」，「お母さん．頑張ったね．大変だったでしょう」などと誉めましょう．さらに効果が上がるはずです．毎日外用する（してあげる）のは本当に大変なんです．

memo 患者さんからの質問で多いもの

Q 1回よりも2回外用したほうがよく効きますか？

上位にランクされる強いステロイド外用剤については1回と2回では効果にあまり差がなかったという報告があります．症状の強い場合は痒みが収まるまでの数日は2回ほど外用してもらい，症状が落ち着いてきたら（皮疹は残っているのに外用を止めてしまう方がいますので），「1回でもいいから塗り続けてください」と指導しています．

Q 入浴後に外用したほうがよいのでしょうか？

ヒルドイド®などの保湿剤は入浴後すみやかに外用したほうが保湿効果は長く続くようです．脱衣室に外用剤を置いておけば塗りやすいですし，皮膚が温かいので外用剤の伸びもよくなります．しかし，気をつけないといけないのは入浴できない日は外用してはいけないと勘違いしている方がいることです．入浴しなくても1日1回は塗るように指導します．

Q すり込んだほうがよいのでしょうか？

一生懸命すり込む方がいます．バリアが壊れるので吸収はよくなるかもしれません．しかしすり込むことでかゆみが誘発されることがあります．基本的にはすっと伸ばすだけで十分だと思います．

memo 皮疹を隠すな．皮疹を起こしている原因を探せ

火傷や重症薬疹の一部を除けば，皮疹自体で命を失うことはほとんどありません．皮疹は目に見えるので患者も医師もかなり心配になります．とくに全身に発疹が出ている場合は，副腎皮質ホルモンの注射，内服，外用で目の前の厄介者をただちに消したいという気持ちはよくわかります．でもこれは「臭いものにフタ」です．怖いのは皮疹の原因になっているアレルギーや感染症や膠原病や悪性腫瘍のほうです．皮疹だけを無理に消す必要はありません．皮疹は病勢のマーカーにもなります．まずは原因を探しましょう．

文献・参考図書

1) Feldmann RJ, et al：Regional variation in percutaneous penetration of 14C cortisol in man. J Invest Dermatol 48：181-183, 1967
2) 大谷道輝，薬剤，治療編，『皮膚疾患診療実践ガイド 第2版』（宮地良樹，古川福実 編），文光堂，2009

Lecture 6　基本的な治療法

2．ウイルス性疣贅（ゆうぜい）に対する冷凍凝固術

　イボの治療は，液体窒素に浸した綿棒や鑷子でイボを凍結させる冷凍凝固術が一般的です（図1）．1回に何秒間当てて，何回くり返せばよいのか決まった方法はありません．病変のサイズ，厚さ，解剖学的部位によって凍結の程度を変える必要があります．通常は病巣と周囲に角化を伴っていれば（手足など）その部分を含めて全体に白く凍ったら1回とし，これをくり返します．足底の疣贅については治療1～2日後に皮膚が白く浮く変化が起きれば1～2週のうちに脱落する可能性が高くなります．

　しかし，加減がわからないうちは，初回治療時は軽めに行い，効き具合を試したほうがよいでしょう．とくに顔面頸部は凍結が強いと潰瘍化することがありますので，初回はやりすぎないように注意します．手足は凍結が効きにくいため凍結療法の効果が出にくい部位です．角化が強ければスピール膏を再診数日前より就寝時に貼付し，受診時に浸軟化した角層を除去してから凍結すると効果が得られやすくなります．

　凍結療法は痛みが強く，かなりの苦痛を伴います．一度自分の肌で液体窒素による凍結がどのくらい痛むか試してみると患者さんの痛みがよくわかると思います．

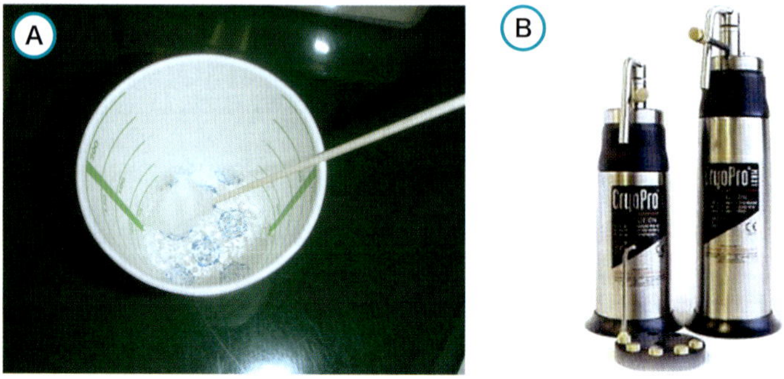

図1 ●冷凍凝固術
A) 尿検査用カップと綿球と液体窒素：1回ごとに使い捨てにする
B) スプレータイプ

くり返しになりますが，疣贅周囲の襟巻状の角化部分も含めるように凍結させないと効果は得られません．ポリープ状であれば，液体窒素で冷やした無鈎鑷子で挟んで凍結させると綿球方法より痛みが少ないといわれています（江川方式）．びらんがあり綿球が固着しやすい場合は，スプレータイプを使用するか，サランラップを当てた上から液体窒素を含ませた綿球を当てると綿球が付着しないで凍結させることができます．

> **memo　子供にタコはない？**
>
> 　個人的な印象ですから間違いがあるかもしれません．12歳ぐらいまでの小児の手足に硬い"タコ""ウオノメ"ができたといって来院される方のほとんどすべてがウイルス性疣贅です．足にタコ（胼胝）やウオノメ（鶏眼）ができるのは圧倒的に成人後に多く，20～30歳代でもイボのほうが多いと思います．タコとウオノメは足のアーチのくずれによって足底にかかる荷重バランスの異常や加齢による軟部組織の減少によってできます（p201）．子供はアーチがしっかりしているため，よほど過激なスポーツをやらないかぎりタコやウオノメはできません．逆にタコやウオノメはただ削ってもすぐにもとに戻ってしまいます．靴の履き方や中敷，クッションなどによる予防が必要です．

診療のコツ

イボの見分け方（点状の出血）（図2）
　タコやウオノメからイボを見分ける1つの方法は点状出血の有無です．

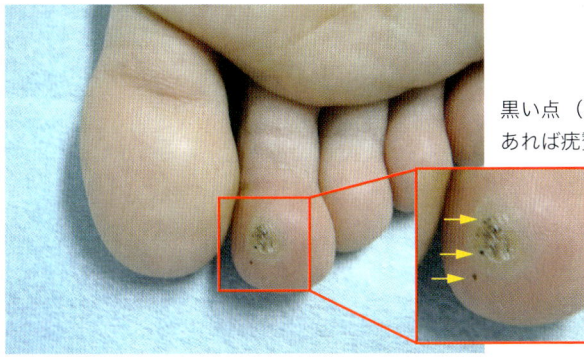

黒い点（出血点）が複数あれば疣贅

図2　イボの見分け方

参考図書
◇　江川清文 編著，『カラーアトラス 疣贅治療考』，医歯薬出版，2005

Lecture 6　基本的な治療法

3．傷の処置

研修医　創処置の方法が先生によって違うような感じがします．消毒はしたほうがよいのか？何を塗ったらよいのか？どんな被覆材を使ったらよいのか？薬剤や製品の種類が多くてよくわかりません

指導医　そうだね．傷の処置のしかたには先生ごとに考え方があるので，下で指導を受けている先生たちは混乱することがあるかもしれないね．公的なガイドラインでは考え方や薬剤や被覆材を公平に（横並びに）紹介しないといけないので，記載されている種類が多くて何を使ってよいかえって混乱する場合もあるかもしれないね．ここでは，単純に私のやり方を紹介するね．現在指導を受けている先生の方法と違う場合もあるかもしれないので1つの例として読んでください

1　傷の処置の基本

① 傷が治るためには湿っていなければならないが，水浸しでもいけない
② 「壊死組織が多いとき」と「きれいな肉芽が出てきているとき」では処置方法が異なる
③ 新鮮な傷か慢性の傷か（新鮮な熱傷か外傷か，褥瘡か，下腿潰瘍か）で処置方法が異なる
④ 患者さんが痛くない方法で傷を覆う（ガーゼは痛い）[1,2]（図1）
⑤ 1カ月たっても傷に変化がなければ何か（診断か処置方法）が間違っている

⑤の場合は，まずは塗っている外用剤や消毒剤による皮膚障害を鑑別します．次に有棘細胞がんや非結核性抗酸菌や真菌症（生検）と血管性の皮膚潰瘍を鑑別します．

186　どう診る？どう治す？　皮膚診療はじめの一歩

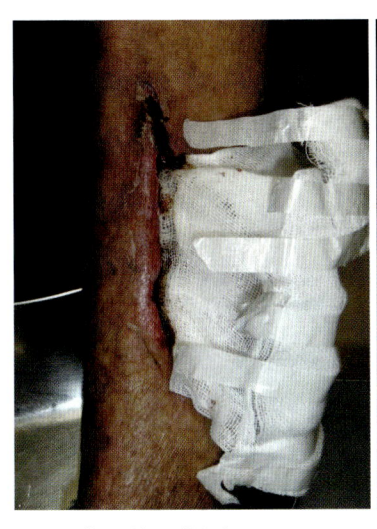

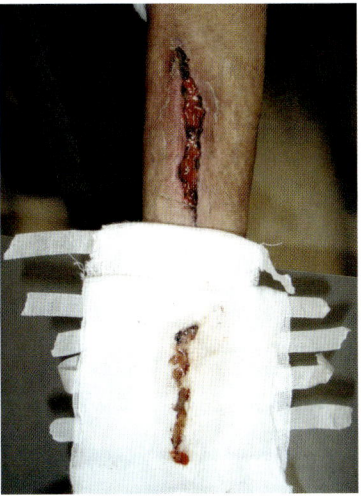

図1 ● 傷にガーゼは痛い
ガーゼは傷に固着して交換時に痛みを伴うことがある

2 被覆材の特徴を知る

　　被覆材の進歩には目覚ましいものがあります．常に新製品に注意を払い，患者さんに最適なものを選べるようにしておく必要があります．ここでは代表的な素材とその特徴について述べます．

1）種類

a. ポリウレタンフィルム（IV3000® など）

　　利点は透明で傷がよく見えることと，防水でありながら透湿性も少しあるので蒸れにくく，傷絆創膏のように白く皮膚がふやける（バリアの破壊）ことが少ない点です．薄いので手指に貼っても作業の邪魔になりません．

　　欠点は滲出液がたまると感染の原因になったり，まわりの皮膚がふやけてただれる点です．また，接着性がよいので高齢者の前腕から手背などの脆弱な皮膚に貼ったときは，剥がすときに注意が必要になります．

　　手足のひび割れや滲出液のほとんどない傷に適します．防水フィルムなどの名称で市販されてもいます．

b. ハイドロコロイド剤（デュオアクティブ®ET など）

　　貼りやすく傷を湿潤状態に保つのに適した製品です．滲出液もわずかであれば吸収できます．水を吸うとふやけてきます．**擦過傷，浅い熱傷，採皮後や治癒真近の潰瘍に適した被覆材**です．また，少し厚めの製品（デュオアクティブ®CGF）は硬い壊死を柔くする目的で使用することがあります．

　　傷の状態を見ることができませんので細菌感染が疑われるような傷には使用しません．また剥がしたときに滲出液がたまっているようなら，もう少し吸収力の高い製品に変更します．

c. アルギン酸塩（ソーブサン®，カルトスタット® など）

　　綿状の形状で滲出液を吸うとゼリー状になります．**止血作用がある**ため，処置後に出血があるような場合はこの製剤を当てておくと止血できます．翌日交換します．

d. ポリウレタンフォーム（ハイドロサイト®）

　　表面がつるつるしてクッション性があるのでぶつけても傷が痛みません．

e. ハイドロポリマー（ティエール®）

　　吸収剤のついた被覆材の中では吸収力が高く，密着性も強いので剥がれやすい部位に適した製品かもしれません．

f. ハイドロファイバー（アクアセル®Ag，バーシバ® など）

　　被覆材の中では比較的吸水能が高い製品です（ただし滲出液がビシャビシャ出ているようなときには間に合いません）．Ag配合（抗菌）のものは，滲出液が中等度で雑菌がついていて色の悪い肉芽や臭いのする傷に使用すると効果的です．アクアセル®Agは上からフィルムなどで覆う必要があります．

g. 非固着性創傷被覆材（ハイドロサイト®ADジェントル，メピレックス®ボーダー）

　　皮膚に密着する部分が非固着性になっており，**皮膚から剥がすときに皮膚面を傷めにくく，一度剥がししても再貼付が可能**です．中央についているパッドもポリウレタンフォームなどで吸収性が比較的よく，また1番外層はポリウレタンフィルムでカバーされています．皮膚にやさしい被覆材のため，皮膚が萎縮している方や先天性表皮水疱症の患者さんには最も適した製品です．一般の創傷に対しても使い勝手がよいです．

　　パッド付の被覆材を1つだけ覚えるなら（滲出液がパッドで吸収できる程度であれば）この製品がおすすめです．

2）被覆材の選択例

- **滲出液が全くないかほとんどない（新鮮な浅いびらん潰瘍や手足のひび割れなど）**
  IV3000®（ポリウレタンフィルム）やデュオアクティブ®ET．交換時に傷周囲の正常皮膚がふやけているようであれば交換回数を増やすかパッド付の製品に変更します．

- **多少滲出液は出るが量は少なく，きれいな肉芽面**
  ハイドロサイト®ADジェントル，メピレックス®ボーダー．外用薬はいらないが，つけるとすればプロスタンディン®軟膏を傷周囲にはみださない程度にわずかに使用します．

- **滲出液が少しあり，肉芽の色が暗い赤や紫で，悪臭があるとき**
  アクアセル®Ag＋IV3000®，あるいはアクアセル®Agの上に滲出液を吸えるパッド類を重ねます．傷の状態がよくなってきたらそれに応じた処置方法に変更していきます．感染があるときは細菌培養を行い，抗菌薬の内服を短期間（数日）行います．

- **デブリードマンの後で滲出性の出血があるとき（量が多い場合はきちんと止血します）**
  止血用にソーブサン®やカルトスタット®を用います．翌日には除去して通常の被覆材に変更します．

- **滲出液が多くて使用している被覆材の表層までしみてくる場合**
  モイスキンパッド®スルー＋尿とりパッド（おむつ）で覆います．この方法でも傷周囲皮膚が白くふやけるようであれば処置回数を増やします（1日2～3回）．

3）患者さんが購入可能な被覆材

　　上記で述べた製品は特定保険医療材料といい，基本的には病院で処置をしたときに使用すれば算定（保険請求）できます．患者さんが家で処置をする分を渡すことはできません（表皮水疱症を除く）．また，一部の製品を除いて薬局でも買えません．

　　傷にくっつかないような素材で，ある程度吸収性がある被覆材で，値段があまり高くない製品としてはモイスキンパッド®とプラスモイスト®があります．ただこれらの製品も最外層が防水処理されているため，吸収で

きる滲出液の量は限られます．

モイスキンパッド® スルーとプラスモイスト® TOPという表面が防水加工されていない製品なら上層にオムツなどを重ねることで吸収量を上げることができます．前者は病院での使用が前提の製品ですが（病院で使用しても保険請求できません．ガーゼと同様に処置料に含まれます），売店などで購入できる病院もあります．26×30 cm 1枚の実勢価格は300円程度です．後者は市販されており，20×25 cm 1枚250円程度です．特定保険医療材料の1 cm^{2}あたり7円あるいは12円に比べると安価です．

注意！

さまざまな製品が滲出液の吸収能の優劣を宣伝していますが，単独で吸収できる量はたかがしれています．単独で吸収できなければ滲出液を上層からさらに上へ透過させてオムツなどで吸収させるか，交換回数を増やすしかありません．

3 処置方法（何を塗るのか？ 何を貼るのか？）

褥瘡を例に述べますが，公的な褥瘡や創傷処置のガイドラインとは意見が異なっている部分があります．私個人の経験による記述です．

1）洗浄

消毒は行いません．洗浄は0.9％の食塩水（生理食塩水）を使用するとしみません．

診療のコツ

真水はしみる

病棟でお尻のまわりを洗ってもらっている患者さんが，痛い痛いと叫んでいたことがあります．看護師さんは申し訳なさそうに「もう少しですから」となだめています．傷がある状態で風呂に入るとしみますね．なぜかというと浸透圧差があるからです．もししみるようなら生理食塩水［0.9％］を使いましょう．簡単につくれます．滅菌水である必要はありません．水道水1 Lあたり9 gの塩を入れればできあがります．

2）二次元グラフで考える（縦軸「壊死」/横軸「滲出液の量」）（図2）

　　乾性の黒い壊死になっている場合は，放置するのか積極的に治癒に向けて処置をはじめるのか決断する必要があります．患者さんが寝たきりの状態で，在宅での処置も難しい場合には，乾いた黒色の壊死が付着した感染がない小型の病変は，全く手を出さずに放置すれば傷処置も不要になり，家族の負担はかなり減ります．時間はかかりますが傷の収縮に伴って自然に脱落します．傷の処置に手をかけられないのであれば，中途半端に介入するよりはむしろ放置したほうが楽だと思います．ただし，黒色の壊死組織の下に感染が起きて膿が貯まることがあるので，熱が出たり，壊死組織周囲に赤みが出るようなら（看護師や家人によく説明しておきます），すみやかに外科的に壊死組織を除去して排膿を行います．

　　積極的に傷を治そうと決断した場合は，外科的にミイラ化している部分

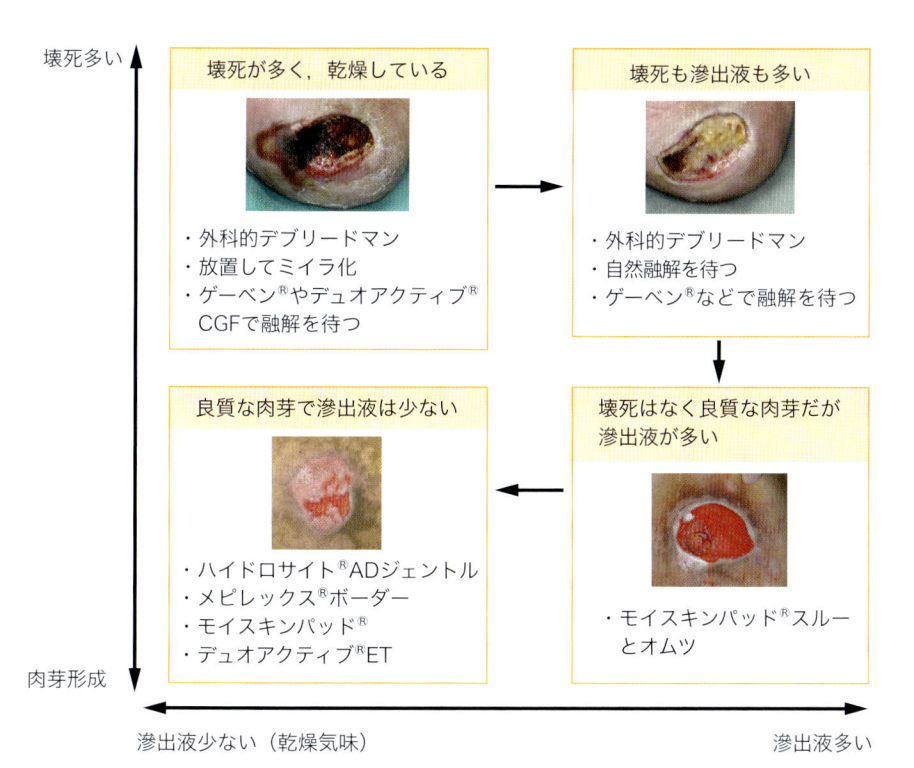

図2 ● 二次元グラフで考える傷の処置

を除去し，黄色の壊死面を露出させます．黄色の壊死面からは滲出液が多量に出ます．感染の危険性も増します．黒色の痂皮がついていたときよりも処置は大変になります．手を出すなら覚悟が必要なのです．この時期には黄色い壊死を減らすことが主たる目標になります．ゲーベン®クリームなどを塗布して湿潤状態を保ちながら自然融解を待ち，外科的にも壊死部分を切除します．壊死がなくなれば滲出液の量で貼付する素材を選択します．創面が乾かないがふやけない貼付法を選びます．

3）交換時には必ず外した被覆材も見る（図3）

被覆材が乾いて傷にくっついているのであれば，乾燥しすぎなので，デュオアクティブ®などに変更します．被覆材の表面まで滲出液が来ていて，傷周囲の皮膚が白くふやけていれば滲出液の吸収が不十分であると言えます．透過性のある素材［モイスキンパッド®スルーなどの表面に防水処理がされていない素材］＋［紙おむつ］などで覆います．傷周囲にはワセリンを塗っておくと水をはねて皮膚がふやけにくくなります．

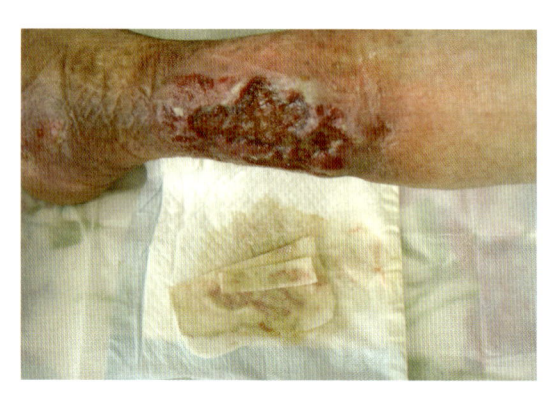

図3 ● 被覆材交換時には外した被覆材も見る
傷面に近いパッドは滲出液でいっぱいになっており，さらに上層のオムツまで滲出液が染み込んでいる．傷周囲の皮膚の一部が白くふやけているため，この処置方法では吸水が不十分であると判断できる

4）外用剤は何がよいのか？

以下の記述はさらに個人的な意見です．

- 刺激がなく創傷治癒を邪魔しなければ何でもいい
- 上皮化を促進する目的よりは適度な湿潤環境を保つために使用している
- ポピドンヨードが入っている製剤は上皮化を遅らせる感じがするので使いません．とくにペースト状の製品は乾燥してボソボソになると傷が痛むので使用しません．ただし悪臭がひどい場合は，消臭対策としてポピドンヨード液を短期間使用することがあります．使用後は生理食塩水で洗い流します
- 抗菌薬入りの外用剤は使いません．明らかな感染があれば局所のデブリードマンと抗菌薬の全身投与で対応します．抗菌薬の外用は効果に乏しく，耐性菌をつくりやすいからです
- 肉芽期にはプロスタンディン®軟膏を使用することが多いと思います．フィブラスト®スプレーは，「きれいな肉芽が出てきているが，もう少し盛り上がってくれると凹みが減るのになぁ」なんて思うときは短期間使うことはありますが，高価なのが難点です
- 肉芽が過剰に盛り上がってきたときはリンデロン®V軟膏程度の強さの外用剤を短期間使用すると肉芽は扁平になります
- 傷は皮膚のバリアがないのですべてのものが吸収しやすくなっています．これは感作が起きやすい（かぶれやすい）状態です．消毒薬や外用剤が合わなくなる（かぶれる）危険性が増していますので，使用する薬剤，消毒剤はなるべく限定すべきですし，**常に外用剤が炎症を起こしていないかチェックが必要です**

memo 皮膚は水に弱い

ヒトは水から上がった生物ですので，皮膚は乾燥には強いのですが，水には弱いのです．ふやけた皮膚は外力に対しても，感染に対しても弱くなります．

memo ゲーベン®クリームについて

いろいろな意見がありますが，個人的には硬い壊死組織が大量にあるときに，柔らかくしてデブリしやすくするまでの期間に使用することが多いと思います．ワセリンのみでも自然に融解していくのでしょうが，ゲーベン®クリームは銀が入っているので（おまじないかもしれないが）感染対策としての効果も少し期待しています．壊死組織がない潰瘍には使いません．

4 疾患別処置方法

1）膿がたまっていて切開が必要な場合（図4）

　　触ると液体が溜まっているような感じ（波動を触れると言います）がしたら切開します．全体に硬ければ切っても血しか出ません．

　　切開前に「麻酔アレルギー」と「持病」と「抗凝固療法」の有無について聞いてください．26Gの皮内針で薄くなった皮膚内に浸潤麻酔を行い，小さい場合はパンチで穴をあけて内容物を排出します．生理食塩水で洗って，ガーゼをあてておしまいです．コメガーゼなどは詰めません．逆にドレナージを阻害するからです．外用剤もいりません．『サンフォード感染症治療ガイド』（ライフ・サイエンス出版）では患者さんに発熱がなく，径5cm以下のせつであれば抗菌薬は不要になっていますが，心配なら2〜3日分を処方してもよいでしょう．毎日シャワーで洗うことができれば頻回の通院は不要です．消毒も不要です．

　　糖尿病などの易感染性がある場合や，排膿しても周囲皮膚に硬結が残る場合や病変が大きい場合は翌日も受診してもらったほうがよいでしょう．

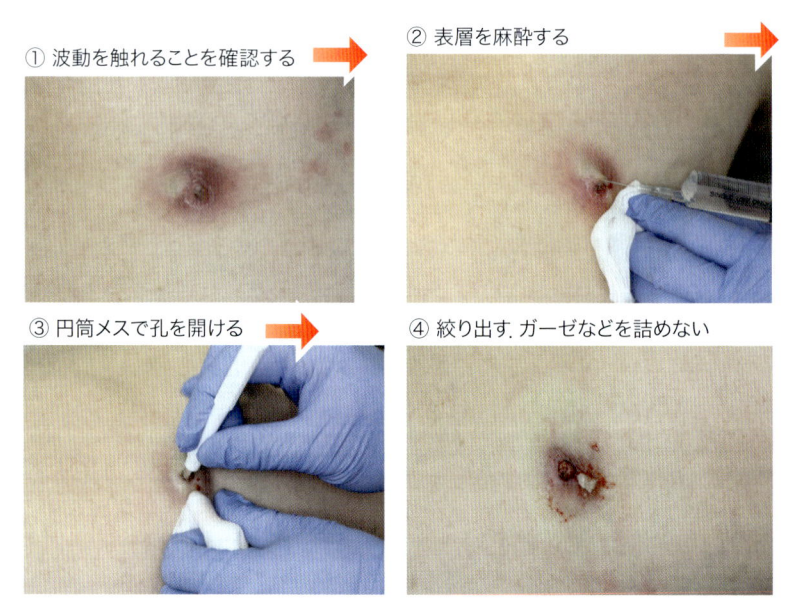

① 波動を触れることを確認する
② 表層を麻酔する
③ 円筒メスで孔を開ける
④ 絞り出す．ガーゼなどを詰めない

図4 ● 化膿性粉瘤やせつの切開排膿

> **診療のコツ**
>
> **せつと感染を起こした粉瘤の見分け方**
>
> 　以前からしこりがあったという病歴があり，結節の中央に穴があれば化膿した粉瘤です．粉瘤は壁があるので切開のみでは再発します．せつは切開排膿のみで治ります．

2）小範囲の熱傷

　体表面積の1～2％程度のⅡ度浅層までの熱傷で，顔面陰部を除きます．気道熱傷やリスク因子がある場合や熱傷スコアが高い場合は全身的な処置を優先します．

　受傷早期の水疱の処置方法については意見が分かれています．私は水疱内の液を出して疱膜も除去し，ハイドロサイト®ADジェントルやメピレックス®ボーダーを貼ることが多いと思います（生理食塩水で洗いますが，消毒はしません）．水疱は保存的にみても内容物がゼリー状になり，結局は疱膜の除去が必要になることが多いからです．また，浅い熱傷ほど痛みが強いので，なるべく皮膚面に優しいものを貼ってあげたいと思います．おすすめはハイドロサイト®ADジェントルやメピレックス®ボーダーです（ただし熱傷の保険適用なし）．

　被覆材の横から滲出液が漏れそうなら，上からガーゼやオムツ，尿とりパッドなどを当てます．家庭などでの応急処置にはラップなどを当ててもよいでしょう．ラップは傷よりわずかに大きめにしてその上から布で覆います．滲出液が多いときに大きくラップを貼るとまわりの正常皮膚がただれます．ガーゼは潰瘍にくっつくのでおすすめできません．赤いだけで水疱がなければ（Ⅰ度）リンデロンV®軟膏などを塗って帰宅してもらいます．デュオアクティブ®ETなどを貼ってあげてもよいと思います．貼ることで痛みが軽くなることがあります[1]．

　水疱の下の皮膚が全体に白っぽくて鑷子で触っても感覚がないようなら，専門医へコンサルトします．水疱は受傷後24時間まで育つので翌日も来院してもらうほうがよいと思います．

　顔の熱傷では傷に固着するガーゼなどは貼りません（デュオアクティ

ブ®ETなどはOK）．ワセリンなどを厚めにベタベタ塗っておくだけでもよいでしょう．

3） 褥瘡

傷の処置方法は二次元グラフで考えます（図2，5）．しかし**褥瘡はまず除圧**です．除圧には**マットレス**と**体位**が重要なポイントになります．

a. マットレス

まず，自分で寝返りができるかどうかを聞きます．寝返りが打てればウレタンマットレス，できなければエアマットレスを選びます．マットレスが薄すぎると除圧効果がなくなりますので厚みもチェックします．

接地面全体を多数の点で支え，その点が移動をくり返して体重を分散させるような電動式の高機能マットレスもあります．高機能マットレスは高価ですが，要介護2以上であれば安い値段でレンタルできます．マットレスとの相性は何日か寝てみないとわからないので，購入するよりはレンタルをおすすめします．レンタル方法についてはケアマネージャーと相談するように伝えます．マットレスを変えたのに褥瘡が新生したり，悪化する場合は，マットレスの質と使用方法をチェックします．マットレスの上に

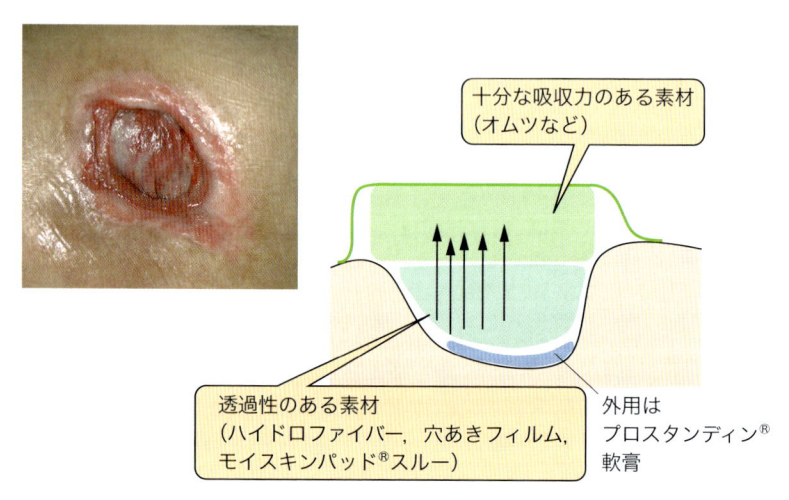

図5● 褥瘡の処置例
　　傷はきれいだが，滲出液がとても多い傷面

布団を敷いている方が時々います（せっかくのマットレスの効果を弱めてしまいます）．

b. 体位

姿勢については，ベッドの頭側を上げると仙骨部などへの荷重が増えます〔ギャッチ（ジ？）アップは和製英語です〕．車椅子などに座った状態では，座面と腰の角度が垂直から上半身がやや前傾するぐらいの姿勢であれば体重は大腿と臀部に分散しますが，リクライニングした状態（偉そうな座り方）だと仙骨部から尾骨に荷重が集中して褥瘡ができやすくなります．クッションを抱く，背面にクッションを入れて上半身をやや前傾にするなどの工夫が必要です．車椅子では座面と足底面の距離も重要です．合わない椅子ではやはり仙骨尾骨に荷重が集中します．車椅子用の低反発マットレスも有効です．

c. 栄養状態

栄養状態についてはリンパ球数が1,000/μL以下あるいはアルブミン値などが参考になります．ミネラル成分の補給のために補助栄養食品をおすすめします．

すべての環境が整ったところで傷の処置を行います．口から食事が摂取でき，末期がんなどの消耗性疾患でなければ除圧と適切な処置で褥瘡は軽快していきます．

> **memo 褥瘡委員会に参加しよう**
>
> 各病院に設置されています．皮膚科，形成外科，看護部，薬剤部，NST，などの他職種が参加し，定期的に病棟の褥瘡患者の往診を行っていると思います．褥瘡委員会に参加すると褥瘡にかかわるさまざまなことを勉強できます．傷の処置法，被覆材の選択，マットレス，公的な援助，栄養，薬剤，などの知識は褥瘡以外の皮膚科診療においても大事なスキルになります．参加をおすすめします．

4）静脈うっ滞による下腿潰瘍（図6）

下肢に静脈瘤を伴う色素沈着，潰瘍あるいは板状の硬結（うっ滞による脂肪織炎）があればまず**弾性ストッキング**の使用が優先されます．これをやらないで静脈の結紮や凝固療法を行うべきではありません．また，観血的な処置をした後も必ず弾性ストッキングを装着するように指導します．

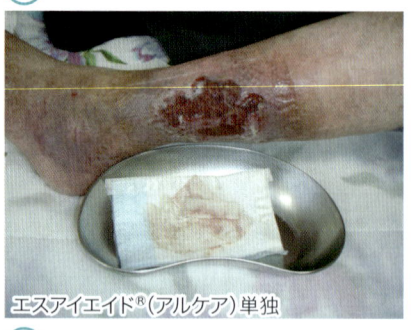

A 難治性下腿潰瘍　　B 処置方法を変更して2週間後

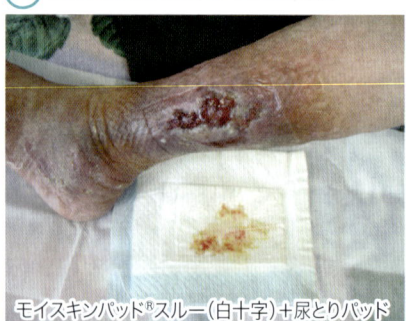

エスアイエイド®(アルケア)単独　　モイスキンパッド®スルー(白十字)＋尿とりパッド

C 4週間後

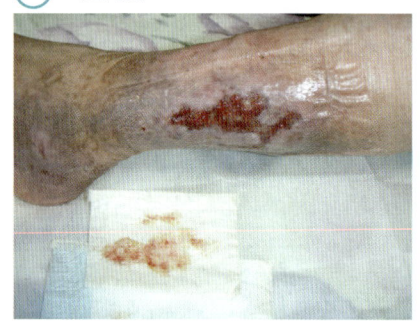

図6● 静脈うっ滞による下腿潰瘍

滲出液が非常に多い場合は，傷面から外に滲出液を導ける製品＋オムツなどを使う．被覆材の交換時には傷周囲と被覆材の状態をチェックし(A)，もし傷周囲がふやけている場合は，処置方法の変更とワセリンなどによる周囲皮膚の保護を検討する(B)．この症例は滲出液のコントロール(モイスキンパッド®スルー＋尿とりパッド)と弾性包帯のみで治癒した．滲出液をコントロールするだけで肉芽の状態は改善していく(C)．

　圧負荷がかかっている静脈のみを処理しても静脈うっ滞が起きやすい状況を変えてあげなければ場当たり的な治療になってしまうのです．
　また，下腿潰瘍の原因は静脈うっ滞に伴う慢性の出血によりますので，動脈性の潰瘍と間違えて抗凝固療法を行うと傷はさらに悪化します．傷の処置はやはり二次元グラフ（図2）で考えます．

5）糖尿病患者の足の潰瘍

糖尿病患者の足の特徴は，以下です．

① 末梢神経障害による感覚障害
② 易感染性
③ 血行不良がベースにある

靴が合わないと，①の感覚障害は褥瘡と同じ原理で皮膚潰瘍の原因となります．したがって**潰瘍部に荷重がかからないような処置（クッション，中敷，装具，正しい靴の選択と正しい履き方の指導）が必須です**．糖尿病性の神経障害は足のしびれ，冷感，ほてりなどではじまります．足の5趾外側から足外側縁をピンでつついて痛みがなければ感覚低下が存在します．

②の易感染性は切断に至るような軟部感染症に進展する原因となります．感染が疑われる場合は早急な対応が必要です．細菌培養を提出し，広域の抗生物質を静脈投与します．単純X線でガス像や石灰化の確認をします．さらに，病巣の状態を詳細に把握するにはCTやMRIも必要になります．感染創を十分に開放し，（デブリードマン）洗浄を行います．**糖尿病患者の潰瘍に感染徴候がある場合はやりすぎと思われるくらいの十分な対応が必要です**．決して局所の消毒と被覆材などで様子をみてはいけません．

糖尿病患者の足には③の血行不良があり，もともと供給されている血液がぎりぎりの状態にあります．1カ所に感染が起きると感染部位に血流が集中し，周囲から血流を奪ってしまいます．つまり糖尿病患者の足に感染が起きると，感染部位だけではなく，ほかの趾にも血流低下による壊死を惹起させるわけです．感染がある場合に早急に対応しなければならないもう1つの理由です．

> **診療のコツ**
>
> **病気には何らかの原因が潜んでいる**
>
> 　通常の処置で治らない皮膚潰瘍は処置方法が間違っているか別の原因が潜んでいるはずです．例えば動脈硬化によるものであれば抗凝固療法や血管の拡張を，静脈うっ滞であれば静脈の処理や弾性ストッキングが必要です．血管炎には免疫抑制薬を，かぶれを疑った場合は使用している消毒薬や外用剤を中止します．がんや感染症（抗酸菌，深在性真菌症）も必ず鑑別にいれなければいけません．一部を生検し病理検査や組織培養に提出すれば診断が可能です．

6）胼胝：削っても治らない　大きめの靴は逆効果

a. 胼胝ができる理由

　タコのことを胼胝，魚の目のことを鶏眼と呼びます．胼胝は外力が当たるところにできます．皮膚と皮下脂肪の厚みがなく（高齢者など），骨などの硬いものが皮膚の直下にある場合や，足趾に変形があるときなどは胼胝ができやすくなります．胼胝の治療は削ることでしょうか？　今痛くて困っている場合は削りますが，削ってもすぐに再発してしまいます（図7）．当たるから硬くなり，当たるから痛くなるのですから，当たらないようにす

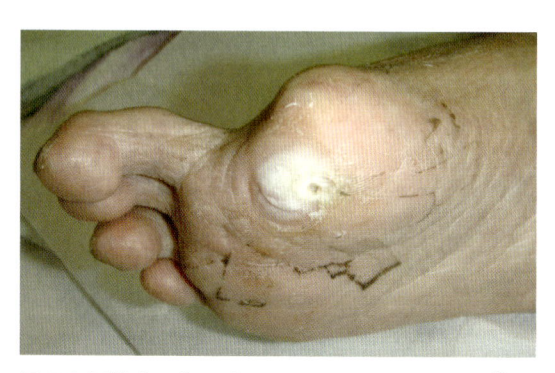

図7 ● 拇指球に鶏眼ができているためスピール膏®で処置をしていた症例

硬いところをいくら削りとっても問題の解決にはならない．クッションの使用や中敷きの細工が必要である

ればよいのです．ドーナツ型のスポンジシール（市販の物は厚みが今ひとつですが）やドクター・ショールのクリアジェルクッション®（こんにゃくのような素材のパッドです）をすすめます．クッションで外力を緩和できれば痛みがなくなり，胼胝も軽快します（あるいは痛みがないなら，胼胝は必要があって硬くなっているので無理に削る必要はありません）．なお，SLEや強皮症患者の胼胝は安易に削ると難治性の潰瘍になることがあります．また糖尿病患者の胼胝の下には壊死を伴った潰瘍が隠れていることがあります．胼胝に悪臭や滲出液を伴っていたら胼胝下のチェックが必要です．

b. **靴の選び方**

胼胝ができると当たって痛いので大きめの（幅広）の靴を選ぶ方がいます．足は縦方向と横方向にアーチがあり，これがクッションの役目を果たしています．このアーチがなくなってくると偏平足あるいは開張足（足の趾が外に向かって放射状に開く）になるのです（図8）．

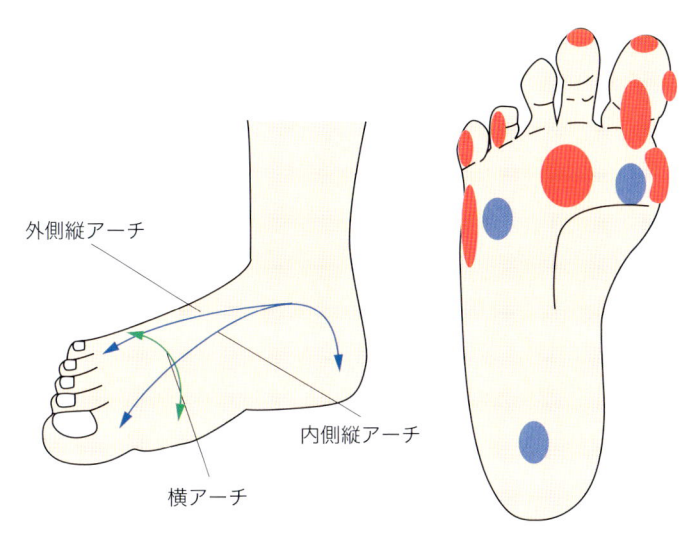

図8 ● 胼胝
　● アーチがある場合の荷重部
　● アーチがない場合（開張足）や靴が大きすぎるときにできる胼胝や皮膚の障害部位

3．傷の処置

開張足で胼胝が好発する部位は第2〜3趾の球部です．本来1と5趾球と踵で支えなければいけないのに，アーチがないので足の中央に荷重がかかるわけです．大きめの靴を履くと開張足はさらに助長されます．横方向のアーチをサポートするためにはコックピットのように足を横方向から軽く圧迫するような幅の靴が必要です．

　さらに，靴紐をきちんと締めなければ効果はえられません．踵が靴に固定されれば靴のなかで足は動きませんし，爪の前にいつもスペースが確保され，爪への負担も減ります．靴が軽く感じるようになります．高齢者で足の不自由な方にはマジックテープで止められるタイプがおすすめです（アサヒコーポレーションの介護用など）．胼胝のできない方はよいですが，胼胝で困っている方に脱ぎ履きが楽な靴（パンプス，紐なし紳士靴）は合いません[3]．

7）伝染性軟属腫（水イボ）

- 押しつぶすように中身を出す
- 引っ張らない
- 子供を押さえつけない
- 素早くとれるよう訓練する

　今までニコニコしながら外来に来ていた子どもたちが伝染性軟属腫（水イボ）をとってからは怯えて泣くようになります．心が痛みます．なるべく痛くないように，怯えさせないようにとりたいものです．

　ペンレス®テープ（リドカイン含有テープ）が保険適用になっています（テープによる処置前の麻酔がどの程度普及しているかは知りません）．お子さんには1回2枚まで，処置の1時間前に貼ってもらいます．もちろんアレルギーの有無を聞いておかなければいけません．

　どんなに小さい子でも治療前にはこれからイボをとることをきちんと本人の眼を見て説明します．摘除前に羽交い絞めに押さえてはいけません．お母さんに軽く抱いてもらうか立たせるだけでもOKです．鑷子はお椀形ではなく円盤状のものを選びます．水イボをギュッと押しつぶすように中身を出します．中身だけ出ればよいのです．1個0.3〜0.5秒，10個3〜5秒でとりきれるように，どこからとりはじめるかシミュレーションしてからはじめましょう．スピードアップのために日々鍛錬しましょう．

📝 memo いつになったら水イボはできなくなるのでしょうか？

　軟属腫はとったほうがよいのか放置したほうがよいのか，迷うことの多い問題です．そのうちできなくなるから放置してもよいという意見を持つ先生もいると思います．患者さんのお母さんからは放置した場合にはいつごろまでに治るのかという質問を受けることがあります．

　最近の調査では0～6歳に多く，0～9歳で全症例の94％を占めていたとする報告があります[4]．確かに10歳以上の軟属腫の患者さんを診ることはあまりありません．この調査では患者さんが最も多かったのは3歳で，家族内発症は33％に認められました．軟属腫は小学校に入るころにはほとんど治る（あるいは新たにできることはない）と言えそうですが，自然治癒までにどのくらいの期間がかかるのかという点についてはわかりません．

文献・参考図書

1）『ドクター夏井の外傷治療「裏」マニュアル－すぐに役立つHints & Tips』，三輪書店，2007
2）夏井陸．新しい創傷治療－「消毒とガーゼ」の撲滅を目指して〔http://wound-treatment.jp/〕
　▶創傷処置に関する独自の考えが展開されます．コンセンサスを得られていないものもあり，反対意見もありますが，一度目を通すことをおすすめします．
3）町田英一．足と靴の医学．〔http://dr-machida.com/〕
4）横山眞爲子：地方都市皮膚科診療所におけるウイルス性疣贅と伝染性軟属腫の疫学的特徴の比較検討．日皮会誌120；871-880，2010

Lecture 7　学会発表と論文作成

1．抄録の作成

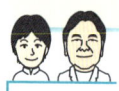

研修医　上の先生からこのあいだの症例を学会で発表しろと言われたのですが，ただでさえ忙しいのに，なぜ学会発表をしないといけないのでしょうか？　学会発表をすると何かよいことがあるんですか？

指導医　そうだね．学会発表は，準備は大変だし，発表もストレスになるね．でもその分発表した内容は後までなかなか忘れないので，疾患を専門家のレベルで覚えられるというメリットがあるね．学会発表を続けていけば知識が着実に蓄積していくと思うよ

研修医　なんか効率があまりよくない感じがしますけど…

指導医　本で覚えたほうが効率はよさそうだけど，私の経験では実際の症例（患者さん）から教えていただいた知識のほうが記憶に深く刻まれる感じがするね．それに，学会発表は専門医や認定医の資格取得や更新，昇進の際に必要となることがあるよね

研修医　ほかにメリットはありますか？

指導医　そうだね．学会に出席すれば自分以外の発表や教育講演も聞けるから大変勉強になる．自分が診断や治療で困っている症例と同じような症例を学会で見つけることもあるんだ．でも1番大事な目的は「みんなに知らしめること」だろうか．自分たちが経験した重要な疾患，あるいはよく効いた治療，注意すべき症状を見たときは多くの方に知ってもらう必要があるね．とくに身の回りの物質によって問題が起きた場合（中毒や薬疹や接触皮膚炎）はすみやかに報告する義務がある

研修医　患者さんが新たに出ることを防ぐためですね

指導医　そう．それに，学会発表をすれば文字として残る．これは医学全体の智の蓄積となり，将来へ情報を渡すことができる

研修医　わたしが報告しなければ，次に誰かが報告するまで大切な情報が埋もれてしまうかもしれないということですか？

指導医　そう．ちょっと大げさかもしれないけど，君が報告しなければ，次の報告は100年後になってしまうかもしれないんだ．実際，数十年間発表が途絶えていたために忘れ去られていた疾患もあるんだ．また，特別目新しい疾患でなくても，重要な疾患は定期的に報告されると教育的な意義があるんだ．ワクチンのような効果かな．それでは，順番に解説していくね．現在君が指導を受けている先生たちの考えと異なる部分もあると思うので，1つの例として読んでね

まず，学会は口で発表する場合とポスターで発表する場合，そして両者併用で行う場合があります．いずれの場合も，まず抄録を作成してエントリーします．

1 抄録の体裁を調べる

　学会ごとに抄録の文字数やエントリー方法（最近はほとんどインターネット入力です）が違います．国内学会のエントリー期間は学会の半年から3カ月前ぐらいが多いと思います．期限に間に合うように準備しましょう．抄録の入力には共同演者，施設，発表したいセッションの種類（腫瘍，アレルギー，検査…）などを決めておく必要があります．

2 抄録のタイトル

　重要です．学会で発表するからにはなるべく多くの方に聞いてもらう，あるいは見てもらう必要があります．人を引き付ける魅力的なタイトルを考えましょう．国内の主な学会で発表すると，後日，医学中央雑誌（医中誌）という文献検索サイトに掲載されます．検索結果はタイトルと発表者のみがまず表示されます．学会で発表しただけで論文にしない場合はほとんど医中誌に抄録は載りません．

　あなたの発表した疾患について将来誰かがまとめる場合に，特徴がわかりやすいようにタイトルを決める必要があります．そのためには，まず，発表する疾患や研究成果の取柄をピックアップして，優先順位をつけます．そして，**1番優先順位の高い形容詞をタイトル**に入れます．

　疾患自体が非常に珍しいのであれば，病名だけでもよいでしょう．対象者や症状が珍しいのであれば，その形容詞をつける必要があります．成人に多い疾患なのに，子供に認めた症例なら，小児に認められた…といった形容詞になります．

3 共同演者と所属

　筆頭は発表するあなたの名前ですね．2番目以後はどうしましょう．国内学会での症例報告であれば，年功序列で若い方から並べて最後は教授や指導のトップの先生の名前になっていることが多いかもしれません．しかし，この並び順はかなり重要なのです．本来は，発表（研究）に関する寄与度の順に前から並びます．

　誰を共同演者に入れるかということは，1人の患者さんに関与した方が多ければ多いほど悩ましいことになります．書こうと思えば20人も30人も入れることはできます．でも，抄録のスペースは限られているので，名前が本文のスペースを圧迫してしまいます．よほどの多施設共同研究でなければ，あまりに共同演者が多い抄録は，見栄えも悪いです．しかし，そうはいっても，お世話になった事柄を思い浮かべると，あの人は？　そしてあの人は？　と悩みます．発表スライドや原稿について指導してくれている先生によく聞いてください．口に出さなくても「なんで私の名前が入っていないの？」と不満を持つ先生がいて，後に人間関係に問題が出るといけませんので．

　共同演者については，外来の初診医（診断の多くを担った場合など），お世話になったほかの科の先生，また開業の先生などから紹介を受けた患者さんの場合は紹介元（とくに珍しい疾患の診断が紹介元でついていたときなど），診断と治療の多くを紹介先にお願いした場合は紹介先の先生のお名前を入れるか検討すべきでしょう．これらの先生のお名前を入れる場合は，共同演者に入っていただけるかという点と，自分が発表してよいかという点について事前に確認が必要です．

　所属施設については，エントリー時に在籍していた施設と発表するときに在籍している施設が異なる場合があります．その場合は両方の施設を併記する場合があります．指導医に聞いてください．

4 抄録の本文

　論文にしない場合は，抄録が後世に残る唯一の情報となります．過不足がないよう心して書かなければなりません．いくつかのポイントを示します．

① 字数が限られていますので，重複を避けるようにします．書きあがったら，**同じ内容の文章がないかチェック**してください
② 字数を節約するために，タイトルに出ている内容は本文中では割愛できます．例えば，本文中に「以上より○○と診断した」という文章は，字数が限られていれば省略できます．診断名は通常タイトルになっていますので
③ 助詞が抜けている文をよく見ます
④ 主訴や年齢性別以外は体言止めではなく，文章にしましょう
⑤ 最後に来る文章は結論（あなたの考え）です．この報告の1番の取柄，珍しい，新しい展開（診断，治療），教育的価値（これは覚えておいたほうがいいよー），などについて述べます．…今後の検討が必要である，という逃げを書くこともありますが，字数に限界があれば無理に入れる必要はないでしょう
⑥ 研究報告であれば，「背景」「目的」「方法」「結果」「結論」といった順に書くと，読みやすいと思います
⑦ 延々と背景（発表する内容の前ふり，これまでわかっていること，問題点，など）についての説明が続き，最後に「○○について発表する」で結ばれ，結果が全く書かれていない宣伝型抄録というのもときどきみかけます．後世に情報を残す使命を果たしていないため，非常にもったいない印刷物となってしまいます．大きな学会ほど抄録の締切が早いので，結果がすべて出ていない場合があります．あるいは，非常にインパクトのある内容のため詳細が発表前に漏れてしまうことを防ぐ場合もあり，その場合はしかたがないかもしれませんが（研修医の先生にとってはかなり稀だと思いますが），基本的には結果と結論は記載すべきでしょう
⑧ 「○○するも」という古い文体をよくみますが，「○○したが」でよいと思います
⑨ まとめのところで，「○○を経験した」と表記されることがありますが，「○○を報告した」でしょうか

Lecture 7 学会発表と論文作成

2. 発表用パワーポイントファイルのつくり方

1 まず発表時間を確認する

　皮膚科の学会での症例報告の発表時間はたいてい数分以内です．シンポジウムなどでは15分から1時間と長い場合もありますが，研修医の先生方のはじめての発表の多くは症例報告が多いと思いますので，発表時間数分として話を進めます．

　文字が主体のスライドの場合，聴衆が内容を理解するにはスライド1枚あたり1分程度必要だと言われています．したがって，発表時間が数分しかない場合は数枚のスライドで発表しなければならないということになります．しかし医学の発表では画像中心のスライドも使用しますので，もう少しページ数は増やせます．根拠はありませんが画像が主体であればスライド1枚10〜20秒でも何とかなるかもしれません．それでも表紙（題名，演者，所属）を入れて最大10枚が限界でしょうか．

　2〜3枚多めにつくっておいて，後で優先順位の低いスライドを抜くという手もありますが，スライドも論文もいったんできあがったものを著者自身が削るということはかなり困難な作業になります．1枚1枚苦労してつくったわけですからね．どうしても削れなければほかの方に協力してもらうのもよいでしょう．

2 各スライドの役割を決める

　だいたいの枚数を決めたら，各スライドの役割を決めます．慣れないうちは，**紙と鉛筆で構想を練り上げた後にパソコンに向かうことをおすすめします**．

　まず紙にフリーハンドで長方形をいくつか書き，その中にそのスライドに書くべき内容のタイトルを付けてみるとよいでしょう．映画の絵コンテを準備する感じです．いきなりパソコンの作業に移ると各スライドの役目

や優先順位が不明確なまま作業が進んでしまう危険性があります．なお，基本的には**スライド1枚に1テーマ**とします．

例えば，図1のようになります（…は構想の例）

スライド1：題名，演者，所属
スライド2：病歴
スライド3：初診時臨床写真（1〜2枚）…○○を強調したい
スライド4：病理組織像…○○の所見を出す
スライド5：検査所見（血液検査など）…この発表で必須の検査項目○○は必ず入れる
スライド6：診断と治療経過…治療経過をグラフにしてみる．治療内容と皮疹の状態と体温と白血球数を入れることにする
スライド7：考察に関連する資料（過去の報告例など）…過去の症例の特徴の中で治療内容と効果のみコンパクトに記載する
スライド8：この症例のまとめ，結論
（スライド9）：謝辞など

スライド1	スライド2	スライド3	スライド4	スライド5
題名 演者 所属	病歴	初診時臨床写真	病理組織像	検査所見
スライド6	スライド7	スライド8	スライド9	
診断と治療経過	考察に関連する資料	症例のまとめ	謝辞など	

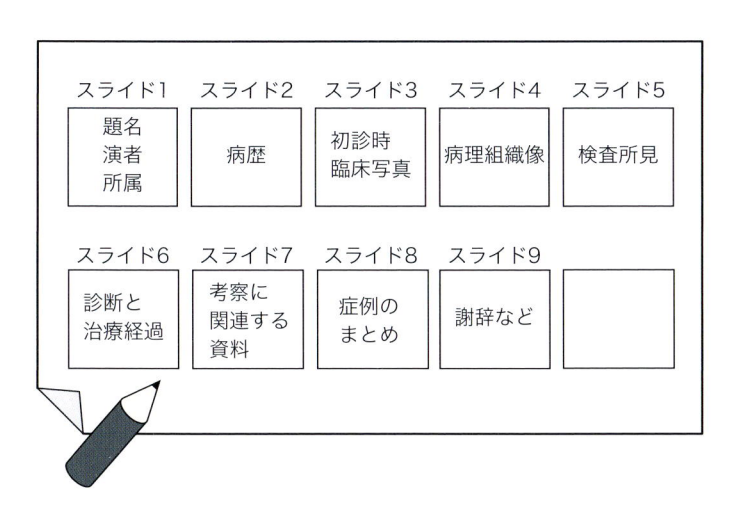

図1 まずはスライドの役目を割り当ててみる（紙に書いてみるのがおすすめ）

これでも 8 〜 9 枚は必要になります．発表時間がもし 3 分しかなければ，この枚数でも時間内に発表するのはきついかもしれません．

次にいくつかの個人的なアドバイスを述べます（こうでなければいけないというわけではありません．1 つの例です）．

3 文字サイズはなるべく大きく，文字数はなるべく少なく

スライドの文字サイズは最低でも **20 ポイント以上**で，1 枚あたり行数は **8 〜 10 行以内**にとどめます．著者自身もよくおかす失敗ですが，細かい字でたくさんいろいろなことが書いてあるスライドは，かなり長い時間見せておかないと聴衆は読めませんし，頭に入りません．また，細かい字のスライドは最初から見る気もおきなくなります．

文字中心のスライドを作成したら，そのすべての文章をあなた自身がゆっくり読んで時間を測ってみてください．それが発表時に聴衆に見せておく時間となります．もしそれだけの時間をとれないなら，内容を簡素化するか，スライドを 2 〜 3 枚に分ける必要があります．演者もすべてを読めない＝聴衆が時間内に読めない（理解できない）量の内容は，出す意味がないということになります．

4 スライドの背景は明るい色合いが望ましい（と思う）

基本的には個人の趣味で決めていただいてよいと思いますが，おすすめは白地あるいは明るい背景に黒の字のシンプルなスライドです．すべてのスライドの背景が暗いと会場も暗くなって観客は眠くなります（時々暗い背景のスライドを効果的に挟むのはよいと思います）．

また，文字を強調させるために赤字などの濃い色を使うことがありますが，編集中のパソコン画面では目立つように見えても実際に映写したスクリーンではとくに背景が暗い場合は濃い赤や青の文字が沈みこみ，むしろ白文字より目立たなくなります（**図 2**）．

明るい背景であれば，どんな色を使用しても比較的目立つ感じになります．ビジネスの世界でも，明るい背景がプレゼンテーションの基本型であるようです．ただし，グレー系などの明るい背景に明るい文字の組み合わ

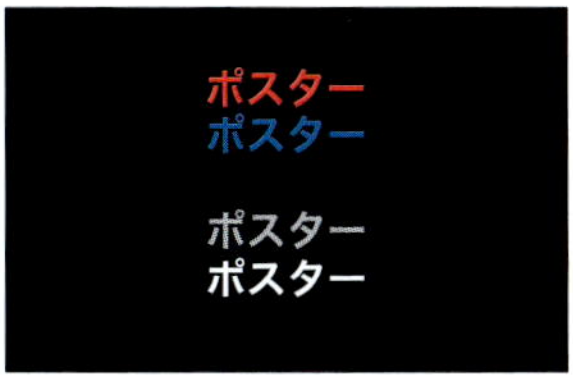

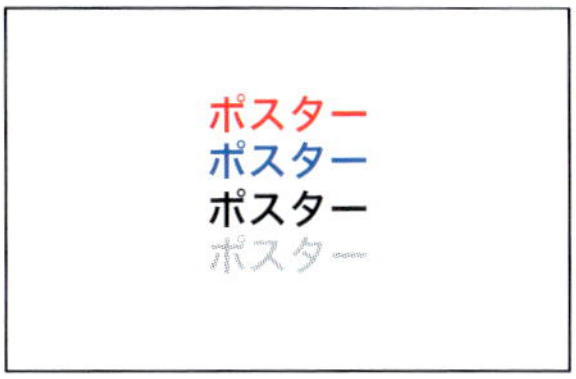

図2●背景色による違い
暗い背景に強い色の組合せはむしろ背景に沈んで目立たなくなる

せは，やはり読みにくくなります．

　暗い背景のスライドも上手に使えば効果的になりますので，意欲のある方はぜひチャレンジしてみてください．自信がない方は明るい背景が無難だと思います．

> **memo　出典の記載**
>
> 　過去の報告（結論や図表）を紹介する場合は出典を明記します．出典を書かないとあなた自身の意見あるいはあなた自身が作成した図表ということになってしまい問題となります．出典は聴衆が後で調べることができるように，かつ，なるべく簡単に記載します．通常はインターネットで調べますので，「筆頭著者名」「雑誌名」「発行年」があれば検索可能です．もう少しスペースがあれば，「論文タイトル」「ページ」を追加します．

5　Simpleに，Simpleに，そしてSimpleに

　1枚のスライドの中に含まれる要素が多ければ多いほど1つ1つの要素は目立たなくなります．要素とは図の数，文字の数，使用している色の数，などです．スライド内の色の数はなるべく少なくし，文字と図を含めてもせいぜい2〜3色内にとどめたほうがスッキリします．主題と関係のない背景柄やグラデーションも優先度の低い要素となります（パワーポイントにはさまざまな背景柄が準備されていますが）．アニメーションも必要最小限にしないと聴衆の注意がそれます．各スライドの隅に入った学会名なども"ノイズ"になります．

　ガー・レイノルズはメッセージと関連性のない情報をノイズと呼び，ノ

イズをなるべく少なくすることが重要であると述べています[1]．観客の注意がそれるような主題と関係のない受け狙いは避けないといけません．スライド製作には自制心が必要です．

6 発表時間が数分しかない症例報告では，考察のテーマは1つ（あるいはせいぜい2つ）が限界ではないか？

1）この症例の1番の取柄は何だ？

　　学会で発表するとなれば，たくさんの文献を読み，多くの新しいことを知ります．苦労してインプットしたことは，どうしてもアウトプットしたくなります．気持ちはわかりますが，自分の知りえたことを全部スライドにしてしまう方がいます．時間が限られていますから，1枚のスライドに細かい字でたくさんのことを書き込み，それが2～3個のテーマ（2～3枚のスライド）にわたるわけですから，機関銃のように早口でしゃべり，スライドもアッという間に次々と変わっていくことになります．息を継ぐまもなく早口で数分間しゃべり続けますから，発表が終わった瞬間「ふー」と息が出ます．気持ちはとてもよくわかります．でもこれではあなたの話に聴衆はついていけません．

　　3つも4つもみんなが驚嘆するような新しい事実を含んでいる症例というのはきわめて稀です．「この症例の1番の取柄は何だ？」ということを自問してください．例えば「何が新しいのだ？」「どこがめずらしいのだ？」「何が教育的なのか？」「どの点をアピールしたいのか？」などです．1番の取柄を決めたら，自分が発表する症例がどれだけ価値があるのかを強調するために，疾患の背景を資料としてスライドにまとめます．例えば，**何らかの珍しい点（症例自体，症状，年齢，性別，人種など）があるなら**，今まで報告されてきた症例の特徴についてまとめた表をつくります．くり返しますが，年齢が珍しいのなら，年齢に関することを中心にまとめます．性別や人種や症状などのとくに今回発表する症例では珍しくない点もいろいろ書きますと，大切なポイント（年齢）はぼやけてしまいます．

2）その特徴は何を意味するのか？

　　前述した1番の特徴（珍しい点）がいったいどんな理由でそうなってい

るのか，あるいは，診断や治療や教育的にどのような意味を持つのか，もっと言えば，この症例を聞いてくれた聴衆に対して明日からの診療に役立つ点はないか，などについて考えます．「私のつたない発表を聞いてくださってありがとうございます．でも，いいこと覚えたでしょ」となればベストですね．

7 最後にスライドをチェックする

1）まず誤字脱字

病歴などが体言止めになっていませんか．助詞が落ちていませんか．

2）フォント

例えば明朝体とゴシック体が混在していませんか？ ゴシック体のほうが遠くからも読みやすく，スライド発表に向いています．文章全体を反転させたとき，もしツールバーのフォント覧がブランクになっていれば，いろいろな種類のフォントが混じっている可能性があります．

3）文字サイズ

スライド全体の文字のサイズはある程度統一したほうが見やすくなります．スライドが変わるたびに出てくる文字サイズが変わると見にくくなります．例えば題は24～32ポイント，説明などの文章は20ポイントなどと決めておくとよいと思います．

4）謝辞

共同演者に入ってはいないが，検査や診断に関する助言などでお世話になった方がいれば，最後のスライドでお名前と施設名をあげて感謝の言葉を述べます．あなたの名前が謝辞に出ていたら，「たいした協力もしていないのに，悪いなぁ」なんて思い，また協力したくなりませんか？

文献・参考図書

1）ガー・レイノルズ著，『プレゼンテーションzen第2版』，熊谷小百合訳，ピアソン桐原，本体2600円，2012

Lecture 7 学会発表と論文作成

3．口演のしかた

1 なるべく早い時期に原稿を読まないで発表できるようにする

「プレゼンテーションのしかた」（Lecture 1-8）のところでも触れました（p79）．もちろん，最初はきちんとした原稿を準備してください．最初はその原稿も指導医に一字一句直してもらうことが多いと思います．指定時間内に原稿を読み切れること，そして原稿を読みながらスライドをパソコン画面で確認するだけで最初は精一杯ですね．みんな最初はそうです．でも，できるだけ早い時期に原稿を読まないで発表できるように練習してください．下を向いたまま原稿を棒読みすると，あなたの言葉が聴衆の心に届かないのです．

そこで堂々と発表できるようになる（？）までのステップの例を以下に紹介します．

2 まずは言いたいことをスライドに全部書いてしまう

初級編，最初のステップです．言いたいことをスライドに書いてしまえば，手元の原稿は不要になります．下向きでの原稿棒読みの状態からは一歩前進です．しかし，スライドに原稿そのものをすべて書いてしまい，スライドのとおりに読み上げるのは望ましくないプレゼンテーションとされています．聴衆が読みとるスピードのほうが通常早いので，演者が発する言葉をとくに必要としないからです．

でもこの発表形態で何度か経験を積むのは悪くありません．経験を積みながらだんだんスライドに書く文字数を減らしていきましょう．カンファレンスや小さな学会で練習するとよいかもしれません．

3 忘れないように重要な項目のみをスライドに書く

　少し慣れてきたら，スライドには大切なポイントだけ大きく書いて，発表時はそのポイントに少し肉付けした内容で話すようにします．度忘れしそうなポイントは少し詳しくスライドに書いておいてもよいと思います．最終的にはスライド上の文字を極限まで減らします．シミュレーションをくり返す必要がありますが，スライドの内容にあなたの説明が加わることですべてが完成するように演じられるようになれば中級でしょうか．

4 少し時間を残して終わらせる

　そうでなくても時間が足りないのに時間を余らせて終わるのは少しもったいないような気がします．でも時間内に終わると品のいい発表になります．また，少し早めに終わらせると聴衆によい印象を与えると言われています．学生時代の授業を思い出すとよいかもしれません．本番では緊張しますから，練習時から少し時間が余るように発表の準備をしておくとよいと思います．

5 聴衆を見る

　発表に慣れてきたらスライドが変わる前，変わった後などに聴衆を見るようにします．聴衆の1人に視線を向け，語りかけるようにしゃべると堂々とした感じになります．数分間しか発表時間がない場合は視線を何度も移す余裕はありませんが，少し長い時間発表する場合は，後ろの席のほう，前の席のほう，右から左へなど，ジグザグに視線が移せれば，もう上級者でしょう．

6 質問の受け方…すきを残しておく

1）事前の準備

　どんな質問が来るのだろうか？　来なければいいなぁ，なんていうのが発表前の心境でしょうか．学会前に同僚や先輩たちの前で発表するのであれ

ば，そのとき出た質問は本番でも出る可能性があります．ここで指摘された発表内容に関する不備（誤字脱字，フォントの不統一，など）は本番前に直しておく必要がありますが，それ以外の質問事項（疾患に関する質問や診断に関する質問）については，むしろ回答はきちんと準備するが，回答を記載したスライドはつくらない，という方針でもよいかもしれません．つまり聴衆や座長が質問しやすいような突っ込みどころをつくっておくのです．質問される可能性のある内容のすべてについて細大漏らさず完璧に発表してしまうと，質問がしにくくなります．また，数分間しか発表時間がない場合には，考察のポイントは1つが限界ではないかと前記しましたが，2つめのテーマとしてあげておいた考察のポイントが質問されることがあります．あとは，自分自身がうすうす感じていたがうまく解決できていないポイント（鑑別のための検査が不十分など）などは，かなりの確率で質問されます．私の経験では発表前に"聞かれるとまずいなぁ"なんてうすうす感じている問題点を突かれることが多かった記憶があります．うすうす，にしておかないでクリアーにしておけば，的確な回答が準備できるのでむしろポイントになります．

2）質問への回答のしかた

　ちょっとわかりにくい質問が来たら，質問をくり返します．例えば，「○○はどうだったか？ というご質問ですが…」とくり返します．さらに，「とても重要なポイントを指摘いただき（あるいは重要な質問をいただき）ありがとうございます」などと言えると上級者ですが，やりすぎると嫌味になりますので適当にね．ただ，質問を評価されることは質問者にとって悪い感じはしません．また質問をくり返すことは，質問者，座長（司会者），聴衆に対して質問内容を確認する目的と同時に，質問内容を明確にする（シンプルにする．質問が長くて何を聞きたいのかよくわからない質問もときどきありますので）ことで答えをきちんと準備することができます．さらに，答えの準備のためと動揺した（？）心を静めるための時間稼ぎにもなります．

　次に質問に対して答えます．うまく答えられそうもなければ，「私たちもとても重要なポイントだと考えておりましたが（あるいは，今まで気づきませんでした．とても重要なポイントだと思いますが），きちんとお答えできるほどのエビデンスを持ち合わせておりません．ただ，先生のおっしゃっ

た可能性は十分検討すべきポイントだと思いますので，これから可能な限り検討し直してみたいと思います」などと答えます．政治家の答弁みたいになりました．でも，学会で指摘されたことは重要なポイントですので，忘れないうちにメモなどに残しておいて，論文にするときの参考にしましょう．

7 いざ発表へ

自分の発表が近づくとどきどきしますね．会場の左前方の次演者席の後ろあたりで待機しましょう．あとは，前の演者の発表や座長とのやりとりなどを聞き，場の雰囲気に少し慣れましょう．

準備①：携帯電話の電源は切ってありますか？
会場内に入る前に切っていることが多いですが，直前にメールなどをチェックして電源がそのままになっていることがあります．講演中に鳴ったら困りますので．

準備②：レーザーポインターの準備とマイクの調整
座長の先生が，次の演題と演者（あなたです）を紹介している間に，レーザーポインターのスイッチの確認（きちんと光が出るかどうか）をしておきます．マイクの高さが合っているかチェックします．

発表中の注意点①：レーザーポインターを振り回さない
これは私もよくやってしまうミスです．発表中は興奮しているせいか，スクリーン上でぐるぐるポインターを振り回しがちです．見ているほうは目が回ります．必要なときだけ重要なポイントを指し，不要なときはスイッチから手を離す，あるいは光をスクリーンの外（あるいは自分の足元）に出しておくとよいと思います．

発表中の注意点②：1～2度でもよいから発表中に聴衆か座長を見る
原稿（パソコン画面）だけ，あるいはスクリーンだけを見ていると我を忘れてしまいます．くり返しになりますが，できるだけ聴衆のほうをときどき見るようにしましょう．聴衆のほうまで首を回す余裕がない場合は，座長の先生のほうでもよいです．

文献・参考図書

◇ Langham CS 著，『国際学会English―挨拶・口演・発表・質問・座長進行』，医歯薬出版，本体2,500円，2007
▶国際学会と書いてありますが，日本の学会発表でも利用できる良書です

Lecture 7 学会発表と論文作成

4. ポスターのつくり方

　口演発表は時間が限られるため，十分に説明できない場合があります．ポスターには多くのことが記載できますし，参加者にゆっくり内容を読んでもらうこともできます．

　これまで若い先生方が最初につくってきたポスターで気づいた点について触れたいと思います．この章もかなり個人的な内容ですので，1つの例として読んでください．

1 まず，確認すること

1）ポスターのサイズと縦型か横型かを確認する

　国内の学会では横90 cm，縦180 cmの縦型が多いと思います．海外では横型も多いので，まず，募集要項を見てサイズと縦型か横型かを確認してください（縦：portrait，横：landscape）．ポスターはパネルに張るのですが，学会によってはパネルの幅が90 cmより短い場合があります．1枚タイプの縦型ポスターを準備する場合は，幅を86〜88 cm程度にしておくと隣に迷惑をかけることなく張ることができます．

2）演題番号と表題のスペースを確認する

　演題番号を左上隅に，その右側のスペースに題名と所属を書きます．演題番号は20 cm×20 cm程度のスペースをとっておくようにという指示が多いと思います（必ず要項で確認してくだい）．レイアウト上は，この演題番号の縦の幅内（20 cm）に，発表タイトル＋演者＋所属機関がおさまると全体としてバランスがよいと思います．発表番号が印字された紙は会場に用意されていることが多いと思いますが，ないこともあるので，1枚ポスターの場合は左上隅に前もって番号を入れておいたほうが無難かもしれません．題名は大きめに，名前と所属は少し小さめにします．

2　ポスターを読んでもらうためには

　学会場にはたくさんのポスターが展示されます．せっかく苦労してつくったのであれば，なるべく多くの方に立ち止まって読んでもらいたいところです．内容が理解しやすいようにレイアウトに工夫が必要です．

1）聴衆（私？）がポスターを見る順番

　私がポスターを見る順番は論文を読むときとだいたい同じです．

- **まずタイトル**：興味がなければタイトルだけみて通りすぎてしまうかもしれません
- **次に要約（あれば）**：まずは要約の最後に書いてある結論を見ます．興味がわけば次に要約内の結果，さらに興味を持てば，背景，方法の順でみることが多いでしょうか．結論に興味がわかなければ，要約のほかの部分も読まないこともあります．タイトルと要約でおもしろそうだと思えば，ポスターのほかの部分に目を向けます
- **次に本文の結論，そして結果**：要約の結論よりは詳しく書いてあるはずです
- **次に考察や方法**：解釈や方法に問題がないかチェックします

　要約がない，あるいは，結論がどこに書いてあるのかわかりにくいポスターを見かけることがあります．要約がなく，さらに方法や結果や結論の区別がつきにくい（結論自体がないものもあります）ポスターでは，題名を見た後に視線をどこにもっていってよいのかわかりません．一生懸命ポスターの主題を探すことになります．よほど興味を感じればじっくり探しますが，普通はあきらめて次のポスターに移動してしまいます．

2）要約を1番目立つところに置く（図1）

　やはり，タイトルの下に要約の入ったボックスを目立つように置くのがよいのではないかと思います．この報告の取柄を1番目立つところに書くのです．

　例えば，症例報告であれば，以下のようになります．

要約（要旨）

① ○○（年齢や性別など）に発症し，○○（治療）で改善を認めた○○（病名）を報告した…，と，まず全体像を書く
② ○○（症状や検査結果など）はこれまであまり注目されてこなかったが，本症の早期診断に重要な所見である可能性がある…症例の特徴を書く
③ ○○（治療内容）が本症に有効である可能性がある…何らかの治療が効果を示した場合

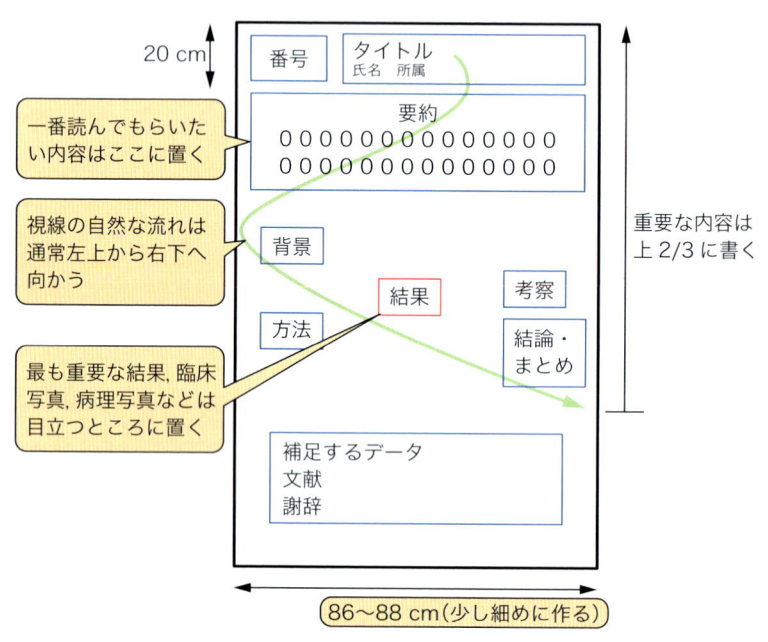

図1 ●ポスターのレイアウトの例

3）大切なことは上2/3のスペースに置く

　　論文のように，背景（はじめに），方法，結果，考察，結論（まとめ），文献・謝辞をポスターの左上から左下，次に右上から右下に順番に置く必要はありません．このように置くと，1番重要な考察や結論が（右側の）1番下になります．縦180 cmポスターでは見ている方の膝あたりになるで

しょうか．最も重要な結論がかがまないと読めない状況になります．

　過去の症例のレビューのために表を載せたいが，症例が多いために表の字が小さくなることがあります．このようなときは症例をレビューしてみてわかった要点のみをポスターの結果や考察に書き，表自体はポスターの1番下においてしまうという方法もあります．細かいデータや方法や文献などは，見たい人がみればよいわけですから，1番見にくいスペースに置いてもよいと思います．

> **memo**
> 　人の目線（注意を払う流れ）は，まず左上から右下，次に左下，右上の順に移動するそうです．右上は1番注意が向きにくいスペースのようです．ポスター内の配置を考えるうえで参考になるかもしれません．

4）背景，方法，結果，考察，結論はブロック化して配置する

　どこに何が書いてあるのかすぐにわかるように，上記の各項目は枠線などで囲んでブロック化し，ブロックごとに背景，方法，結果，考察，結論といった表題をつけると読みやすくなります．

5）図表は高さを合わせる

　前記の各項目ごとにブロック化したボックスの上下端の高さをポスター内の横方向でなるべく合わせるようにすると，全体に統一感が出ます．また，ポスターをなるべくコンパクトにして運びたいときなどは，横方向に高さがそろっていれば切断して分割することもできます．

6）背景はやはり明るいほうがよい（と個人的には思う）

　これは趣味の問題ですね．黒や濃い青の背景は，個人的にはやはり見にくい印象があります．背景は白，明るいベージュ，明るいグレー系ですと文字や図の色が青系でも赤系でも比較的引き立ちますのでおすすめです．なお，背景に模様を入れる場合は注意しないとノイズになり，見にくくなります．

7） 色の組み合わせ

　文字や線や背景にはさまざまな色が使えます．でも，使う色の種類をなるべく限定したほうが落ち着いた感じになります．色は彩度や明度で印象や相性が変わりますので自分で組み合わせるのは結構難しい場合があります．パワーポイントには色の組み合わせのパッケージが準備されています（Office 2010では「デザイン」の中の右端の「配色」をクリックすれば見ることができます）．上手に使えるとよい配色になります．配色に気を使うとポスター製作も少し楽しくなるかもしれません．

> **memo** A3用紙などに分割する場合は？
>
> 　今は1枚に全面印刷してもらうことが多くなりましたが，以前はA3用紙などに印刷して，それを張り出していました．今でも十分通用する方法だと思います．1枚1枚がブロック化されているため，整理されていない1枚ポスターより各項目が見やすくなります．また持ち運びが楽です．

Lecture 7　学会発表と論文作成

5．論文の書き方

　学会発表が終わると論文にするように言われます．皮膚科専門医をとるためにも必要です．そこで，ここでは症例報告を例に論文の書き方について説明します．あくまでも私のやり方ですので，1つの例として捉えていただければと思います．

1　論文を書く前に，自問する

　この症例の"1番の売り"は何ですか？

　学会発表のところでも書きましたが，論文にする前に"1番の売り"を決めてください．これがはっきりしていないと論文を書きはじめてから道に迷うことになります．できれば1文で書いてください．「この症例には○○○○○といった特徴がある」などです．書けましたか．1番の売りですよ．例をあげてみます．

2　論文の売りの例

1）新しい病気かもしれない

　こんな症例に会えたら大変です．でも，論文を書きはじめる前に文献をよく調べましょう．最低でも，医学中央雑誌とPubMedに疾患の特徴的な臨床所見や検査所見を表す単語を入れて調べてみてください．病名で調べると外れることがあります．珍しい疾患はさまざまな病名で発表されていることがあるからです．Google Scholarも関連する疾患を雑多にひっかけてくるので結構使えます．

　新しい疾患かどうか確認する最もよい方法は学会発表です．以前ある学会で，日本人では初の症例であると発表していた方がいましたが，すでに何例も報告されていることを会場から指摘され，かわいそうな状況に陥っていたことがありました．世界ではじめて，日本ではじめて，と言いたい

ときにはしっかりとした下調べが必要です．「調べた範囲では…」と予防線を張っておくこともできます．

2）何か珍しい臨床所見がある

年齢，人種，性別，症状，部位，病理組織など，今までの報告と異なる点が認められる場合です．その珍しい点が診断や治療に結びつけばさらにポイントとなります．

3）診断上重要な検査や所見を見つけた

こういうのはすばらしいポイントになります．

4）予後を予測する所見を見つけた

症状の悪化や治りにくさ，治療抵抗性などに関連するかもしれない所見は，非常に重要な臨床情報になります．ぜひ論文にしてください．

5）新しい治療法を見つけた

これもすばらしい．ある疾患の新しい治療法（薬）の発見が，1例報告から始まることがあります．あなたが最初に報告した方法が後に標準的な治療法になる可能性だってあるのです．

6）過去の症例を集めて解析してみたら，今まで知られていなかった新しい特徴を見つけた

報告する自分の症例にあまり特筆すべき点がない場合は過去の症例を集めて疾患の全体像を明らかにすれば，論文にできるかもしれません．ただ，過去にも同じようなレビュー論文があれば，それを上回る情報が得られないと，今回の論文の"売り"がちょっと弱くなります．それでも何とか自分の論文に取柄を探すことはできます．例をあげてみます．

臨床症状も典型的，同じ疾患の報告も最近の雑誌に掲載されている，レビューもここ1～2年の症例まで含めて報告されている．でも論文は書かないといけない．1点見つけました．この症例は男性でしたが，本来女性に多い疾患であることを．こんなときは，過去の男性の症例のみを集めて特徴がないか調べてみます．男性症例と女性症例との間に差があってもな

くても大切なレビューとなります．将来同じ疾病を診る医師の参考になるからです．

memo 売りの見つけ方

　まずは日本語の教科書を2～3冊見てみます．教科書に記載されていない所見は，あなたの症例の特徴かもしれません．次に医学中央雑誌で「診断名」あるいは「主たる症状」×「特徴と思われる所見」でヒットしないか見てみます．次に英語の教科書で該当ページを読んでみます．最後にPubMedで検索します．日本語の教科書には載っている（日本の皮膚科医には当たり前の事柄）が，英語でヒットしないことがあります．日本語でしか報告されていないことが原因です．このような症例は短くてもよいですから英語で報告すべきでしょう．大切な医学情報を国際的に知らしめることができ，かつ，あなたの論文が英文としては最初の報告になります．

memo この論文にはどんな新しいことがあるの？

　"British Journal of Dermatology"は投稿時に，「①これまでどんなことがわかっていたのか？」「②この論文はどんな新しいことを付け加えたのか？」という2つの質問に対する短文の回答を要求します．日本語論文の執筆前にも，この2つの質問に対する回答を準備しておくと論文のテーマが明確になってよいと思います．結局何を言いたいのか？ という質問に短く答えられれば論文の大黒柱は準備できたことになります．「うーん．私の症例は発症した腫瘍の部位が珍しいだけだな．こんなんで論文にできるだろうか？」なんて不安になるかもしれません．でも大丈夫です．少しでも新しい所見や意義（治療効果に関係する，あるいは，ほかの疾患とまちがえやすい）があれば，論文にできます．書く前に指導医と相談してください．徒労になるといけませんので．

3 どこから書きはじめましょうか？

　論文の売りがはっきりしたら，まずは紙と鉛筆で構想を練ります．1枚の紙の上にだいたいの話の流れを書いてみます．発表用スライドを準備する前の作業と同じです．そして準備が必要な図（臨床写真，組織写真，経過表）や表のタイトルを書き出してみます．これを行ってから作業をはじめると，必要ない図や表を準備してしまう無駄を省けます．

　次に，投稿する予定の雑誌をちょっと見てみましょう．「タイトル」「著者名」「要約」「はじめに」「症例」「考察」「文献」などの順に書かれていると思います．ただし，この順に文章を書きはじめるのではなく，簡単に文字を埋められる項目からはじめると論文執筆のハードルが少し低くなるかもしれません．

1）まず項目だけ書いてしまう

　まずは「タイトル」「著者名」「はじめに」「症例」「考察」「文献」という項目名だけでも書いてしまいます．適当にスペースを開ければ，なんとなく骨格ができたような感じがします．

2）"症例"の項から書きはじめる

　カルテから，「年齢」「性別」「既往歴」「家族歴」「病歴」「検査」「病理所見」「治療内容」「経過」を書き写します．学会発表をした症例であれば，まずスライドの病歴をコピー＆ペーストで移してから，内容をふくらませてもよいでしょう．ここはあまり考えずに記載できます．ただ，「この症例の売り」を意識して，その特徴が目立つような項目（症状，検査所見など）は落とさないようにしてください．研究論文では「方法」と「結果」が最初にとりかかりやすい項目です．

> **memo** 文章が書けないときは真似からはじめる
>
> 　はじめて論文を書くときには，まず，どのような文章を書いてよいか途方にくれます．当然です．はじめてですから．こんなときは，まず，自分の症例と似たような論文を探します．とくに症例（主訴，病歴，検査値，病理，治療，経過）に関する記載部分はそっくり写してから自分の症例に合わせて書き換えます．「はじめに」「考察」「要約」は真似ることは難しいですが，論理の展開や各パラグラフのテーマの選択などは参考になる場合があります．関連する論文のなかに気になった文があれば集めておいて，利用します．他人の文章をツギハギすると，いろいろな文体が混じりますが，後で調整してもよいし，指導医の先生に直してもらうとかなり変化しますので，最初は気にしなくてよいと思います．
>
> 　論文は時間をかけずに一気に仕上げます．数日でも休むと再開するのに苦痛を伴うからです．最初はとにかく字さえ埋まったら，早めに指導医の先生に見てもらうといいと思います．はじめての論文のときは最初から完成度を上げるのは難しいですし，時間がかかるとやる気を失います．

3）図表を準備する

　臨床写真や病理組織写真を準備します．学会発表で使用した図があれば，次のステップに進めます．図に名前などの患者情報が写っていないかチェックしてください．また顔写真には目を隠す処理をします．

　表の体裁については投稿する論文によって異なるのでチェックが必要です．日本の雑誌ではあまり注文はつきませんが，英語論文では縦線や格子状の表は普通使用しません（図2）．性別・年齢などの項目の上下と表の1番下の底の部分に横線が入るだけです．症例のまとめなどでグループごとに分けたいときにはグループ間に横線を入れると見やすいかもしれません．また，表の内容をそっくり本文でもくり返して記述することはしません．表はスペースをとりますので，内容が少なければ表ではなく本文に書いてしまったほうがよい場合もあります．

4）導入部分を書く

　次に論文の導入部分，「はじめに」を書きます．ここでは，報告する内容の前フリをします．考察を先に書いてから，「はじめに」を書く場合もあります．「はじめに」と考察の内容は重なりやすいので，最初にどちらに何を

書くかある程度決めておいたほうがよいと思います．以下に書き方の例を上げてみます．

① 書き出しは，"疾患名○○は，こういう病気で，こんな特徴がある"
② 次に，「はじめに」の締めくくり（最後）の文を書いてしまいます
　"今回，これこれの面白い特徴を認めた（疾患名）○○を報告する"
③ 次に，締めくくりの文につながるように，①と②の間を文で埋めます．今回の論文の第一の売りが，治療であれば，この疾患に対する現在まで行われてきている標準的治療とその効果について説明し，締めくくりの文につなげます．ただし，ここであまり詳しく書くと，考察の文章と同じ内容になってしまう可能性があるので，前フリはさらっと短く簡単にしておきます．

5）考察

次に「考察」にとりかかります．1番時間のかかるところです．

「考察」では，今回の報告でアピールしたい"売り"や，その売りに対して予測される反論に対する対応が中心となります．これらの後に，2番手の売りや，診断や治療について指摘されそうな弱点があれば，その言い訳などが来ます．「考察」が長い場合は，最後に，もう一度最もアピールしたい点や今後検討が必要なポイントなどを簡単に書いて締めくくりとします．

a.「考察」はパラグラフ（段落）ごとにテーマを決める

見かけることの多い問題は，1つのパラグラフの中に「疾患概念」「診断」「治療」「今回発表した症例の特徴」など，いろいろなテーマが混じっている場合や，いくつかのパラグラフに同じような記述がくり返し出てくる場合です．論点が定まらないため何を言いたいのか不明瞭になります．まず，書く前に1つ1つのパラグラフにタイトルやテーマをつけてみましょう．

例えば，

第一パラグラフのタイトル：○○（治療法）はこの疾患に効く
第二パラグラフのタイトル：この疾患のこの症状（あるいは検査）は重症化（遷延化，治療抵抗性，慢性化，など）に関係している
第三パラグラフ：…

無理してたくさん書く必要はありませんよ．1番の売りを強調するためには余計なことは書かない，シンプルで短い論文でかまいません．短い方

が読者も出版社も喜びます．

b. **最初のパラグラフに何を書くか？**

　第一のパラグラフには 1 番の売りを書いたほうがよいと思います．最初に読者が目を通す場所ですからね．とくに疾患概念を論じることが重要なテーマでなければ，疾患に関する一般的な説明は論文のイントロダクション「はじめに」にまかせてしまってもよいのではないでしょうか．

c. **パラグラフ中の文章の組立方**

　最初の文章がとても大切です．そのパラグラフのテーマを匂わす必要があるからです．第二文以後の文章もストーリーの流れに乗り，話の行きつく先が予測され，それが裏切られないよう論を展開させる必要があります．読者が途中で路に迷わないように最後の結論まで連れて行かないといけないのです．1 つ 1 つの文章が和風庭園の飛び石だとすれば，進むべき方向から外れるような位置にある石へ移動させてはいけません．そのような外れ石（文章）は除去しないといけません．きちんと次の石に飛べるように文章を並べないといけないのです．

d. **実際にパラグラフ（テーマは「治療」）を書いてみます**

① 第一文では，まず，自分の症例の 1 番の特徴を記述する．"今回報告した症例では○○が著効した"

② 次にパラグラフの最後に書きたい文を書きます．パラグラフの最も大切な結論になります．言い訳の文章になることもあります．"われわれの症例には○○が著効したが，今後は多数例による検証が必要である"などです．思いっきりよくあるパターンで逃げました．あまり強く書くと，「本当か？」という意見が出そうなので，ちょっと予防線を引いておきました．でもこの文体をすべてのパラグラフの最後に使うとちょっとカッコ悪いですね

③ ここからがちょっと大変です．①と②の間を埋める飛び石（文章）を用意し，うまく石がつながるように並べていきます．勢いで書きはじめると，横道に反れ，最後の文章にたどり着けなくなることがあります．言いたいことを箇条書きにして，それに番号をつけて並べ方を検討してもよいでしょう．最初はパソコン上ではなく紙の上で行うことをおすすめします．

　例えば，①の次には，治療に関する過去の報告例を紹介します．このと

き，このパラグラフのテーマ（ここでは「治療」）に沿わない記述（疫学や診断など）は省きます．テーマにそったコアな部分だけを紹介します．次に，今回報告する治療法の優位性を際立たせるために，これまで報告されてきた治療法に影を当てます．つまり難癖をつけるわけです．副作用があるだの，日本では手に入らないだの，症例数が少ないだの，論文が古いだの，です．そして，次の文章で，今回報告した治療法にスポットを当てます．利点を述べるわけです．そして，最後に結論の文章②が来ます

④ このパラグラフのテーマは「この病気には○○が効く！！」です．今回報告した治療薬がなぜ効いたのかという点についても述べたくなりますが，複数の文章が必要になる場合は，別のパラグラフで展開したほうがよいと思います．「この病気には○○が効く！！」に「なぜ効くのか？」という要素が混じると，1つのパラグラフに2つのテーマが混在することになります．要素が増えれば混乱しやすく，また1つ1つのテーマのインパクトも薄れるからです．

e. 考察の検証―重複はないか？

考察全体ができあがったら，すべてのパラグラフにわたって**同じ意味の文章が複数存在しないか**チェックしてみましょう．強調したい気持ちはわかりますが，重複（同じことをくり返す）と冗長（内容がしつこすぎる）は読者（編集者）にとても悪い印象を与えます．重複する文章を発見した場合は，その文を除去してもストーリーの流れに問題が起きないかどうか（テーマに沿わないはずれ文の可能性はないか），あるいは，そのパラグラフ自体のテーマ設定が明確か（似たようなテーマのパラグラフを複数設定していないか），チェックします．一度書いた文章や大切だと思った参考文献からの引用は削りにくいものですが，飛び石として本筋に沿っているか厳しくチェックしてください．

6）要約を書く

考察が書き上がればもうほとんど完成したようなものです．症例報告の要約の例を示します．

a. 短いバージョン

　　□歳男性．○週前より発症した○○で受診した．初診時に○○（臨床症状）を認め，△△（検査所見）を示した．病理組織学的には○○だった．（以上より○○と診断し：省略可能）◎◎で治療したところすみやかに症状は改善した．◎◎は本症に有効である可能性がある．

b. 少し長めのバージョン

　　背景（雑誌によってつけたりつけなかったり）：○○（疾患名）は○○の特徴を持ち，治療に抵抗性である（今回は治療を売りにするので，背景は治療について触れる）

　　症例：□歳男性．○週前より発症した○○で受診した．初診時に○○（臨床症状）を認め，△△（検査所見）を示した．病理組織学的には○○だった．以上より○○と診断し○○（従来の治療）が効かなかったため，◎◎で治療したところすみやかに症状は改善した

　　結論：◎◎は本症に有効である可能性がある

　　背景は本文の"はじめに"から，症例は本文の"症例"から，結論は本文の"考察"の第一パラグラフの結論から引っ張って来ます．

7）仕上げ

a. 表紙をつくる

　雑誌ごとに規定がありますので，投稿規定で確認し，タイトル，著者，所属，投稿責任者の連絡先（編集時に使用します），ページ数，図表の数，などを記入したシートを作成します．

b. 文献をつける

　文献のスタイルは雑誌ごとに異なります．あまりかけ離れたスタイルで書くと編集部の印象が悪くなります．

c. ページと行番号をつける

　ページ番号の表示場所や行番号が必要かどうかを投稿規定で確認します．

d. 謝辞を入れる

　共著者になっていないが，診断や治療でお世話になった方や利用した研究費があれば謝辞を本文の最後や表紙に付けます．

表紙，要約，本文，文献，図表の説明はページを独立させます．図表は1枚1ページとします．最近はWeb投稿も増えてきました．その場合は画像の画素数とファイル形式を投稿規定で確認します．

8）文章を熟成させる

できあがったら，1〜2日（急ぎでなければ1週間ほど）ほど放置しておきます．少し時間をおいてから読み直すと，変なところに気づきます．自分の文章を客観的に読むためには書いた内容を少し忘れる時間が必要です．これをくり返すと文章の完成度が高くなります．お酒と同じように熟成する時間を設けるわけです．でもはじめての論文なら，できあがったら，とりあえずなるべく早く指導医に見てもらったほうがよいと思います．物事に慣れるには数をこなすことが必要だからです．でも，最初から完璧を求める指導医の先生もいるかもしれません．ちょっと探りを入れてから出してください．怒られるといけませんので．指導医に原稿を見てもらうときは，必ず参考文献（全文）をつけてくださいね．

9）編集部に手紙を書く

カバーレターを書きます．「宛先」「編集長名」「雑誌名」「住所」「論文のタイトル」の次に，この論文の重要性を宣伝します．本文には書きづらい内容（この論文がどれだけ価値があるかなど）でも，カバーレターには書けます．恥ずかしがらず，遠慮せずに取柄を書きましょう．

最後に自分の名前と所属などを書いて完成です．雑誌名と編集長の名前がまちがっていないか確認してください．

10）共著者から著作権などに関する同意のサインをもらう

雑誌ごとに指定の書式があります．すべて準備できたら原稿を編集部に郵送します．

11）英語論文を書くときの基本的な注意

日本人は日本語のネイティブスピーカーですから，あいまいな表現も得意です．でも英語が得意でなければ表現は直球になります．また英語自体が理論的な流れを要求するせいか，論点をクリアにしておかないと文章が

書けません．日本語のあいまいな文章を英訳するのはかなりしんどいのです．であれば，最初から庭の飛び石のように硬い文章がきちんとつながるように配置し，余計なことは書かない．なるべく短い論文を書くという姿勢でいけば多少書きやすくなるのではないかと最近思うようになりました．あくまでも個人的な印象です．はじめて英語論文を書く方のために（超）基本的な事項をまとめておきます（**図1，2**）．

① **本文も表も図の説明もダブルスペースで書く**
　　設定で行間を2にしてください
　　※インターネット投稿では表はエクセルのままアップすることが多くなりました
② **カッコの前と数値と単位の間にはスペースを入れる**（例外：%，℃）
③ **コンマとピリオドの後にはスペースを入れる**
④ **文や表や図中に1〜2回しか出てこない単語なら，略語にしない**
⑤ **脚注に使用する記号には順番がある**（雑誌で脚注が指定されている場合は別です）
　　次の順で用います．＊　†　‡　§（この先まだあります）
⑥ **表に縦線は使用しない**
　　横線も項目の上下と1番下に引き，各症例を区切るような横線は不要
⑦ **二次元グラフ内に目盛代わりの横線を引かない**
⑧ **要素が2つしかない場合は二次元グラフにする**
　　三次元にしない（例えば二次元の棒グラフなら棒を立体的な柱にしない）
⑨ **投稿時に審査を希望する先生を必ずあげる**
　　礼節を重んじる方には抵抗があるかもしれません．しかし，投稿者が審査員の候補をあげることは編集部にとってありがたいことなのです．審査員を探す手間が少し省け，さらに雑誌として審査員のストックが増えるからです

> **memo**
> 　略語を使う場合は，略語を欄外でまとめて説明する場合以外は，「要約」「本文」「表」「図」ごとに全表記（フルスペル）とともに表示しないといけません．要約で1回説明したからといって，ほかで自由に使ってよいわけではありません．図表の説明では図表ごとに略語の説明が必要です．日本語論文でも言えることですが不必要に略語が多い論文は読む意欲を失います．

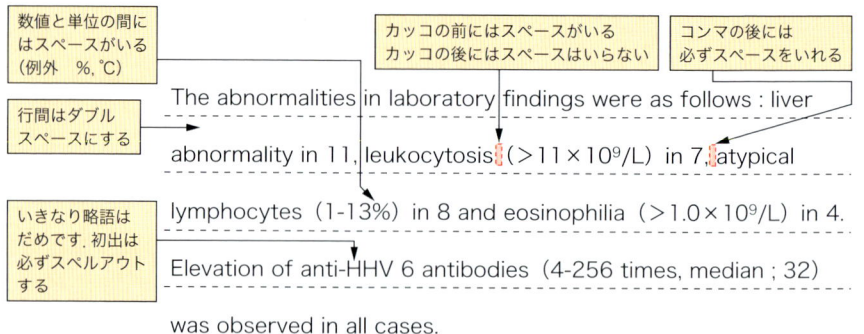

```
                                                                    数値と単位の間に
                                                                    はスペースがいる
                                                                    （例外 %, ℃）         カッコの前にはスペースがいる      コンマの後には
                                                                                          カッコの後にはスペースはいらない   必ずスペースをいれる
                                                                    行間はダブル
                                                                    スペースにする
```

The abnormalities in laboratory findings were as follows : liver abnormality in 11, leukocytosis (>11×10^9/L) in 7, atypical lymphocytes (1-13%) in 8 and eosinophilia (>1.0×10^9/L) in 4. Elevation of anti-HHV 6 antibodies (4-256 times, median ; 32) was observed in all cases.

いきなり略語はだめです. 初出は必ずスペルアウトする

図1 ● 英語論文を書くときの基本（文章）

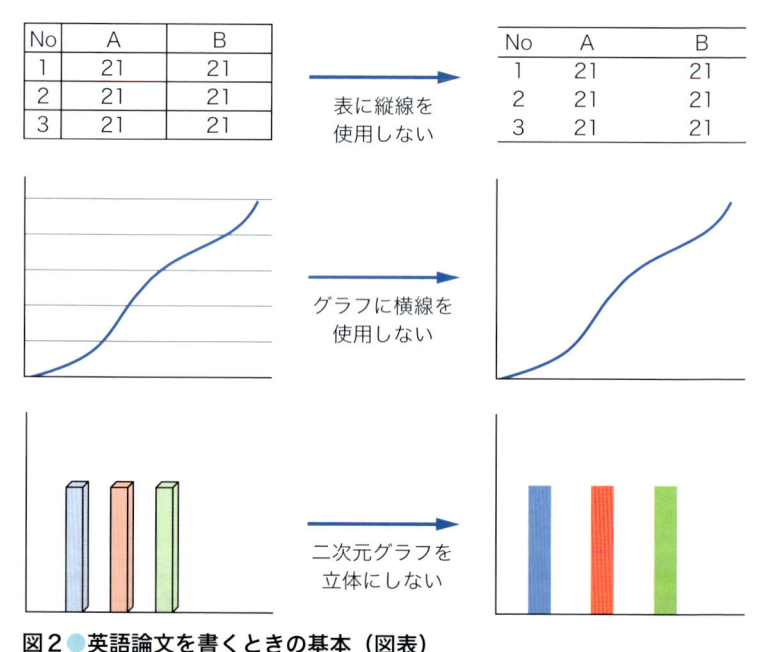

No	A	B
1	21	21
2	21	21
3	21	21

表に縦線を使用しない

No	A	B
1	21	21
2	21	21
3	21	21

グラフに横線を使用しない

二次元グラフを立体にしない

図2 ● 英語論文を書くときの基本（図表）

さて，編集部に送ると，いろいろな意見がついて返ってきます．余程のことがない限りいくつかの問題点が指摘されています．納得がいかない場合は2～3日時間をおき，冷静になってから読み返しましょう．たいていは納得できる部分が増えているはずです．直せば載せてくれる（revise）なら早めに直して送りましょう．掲載できない（reject）なら，指導医と相談してほかの雑誌をあたりましょう．掲載決定（accept）がきたら，自分を誉め，指導医にお礼を伝えましょう．あなたの論文は100年，200年後にも引用されるかもしれない遺産になりました．新しい病気なら，将来あなたの名前が病名になるかもしれませんよ．

参考図書

◇ Langham CS著，『国際学会English　挨拶・口演・発表・質問・座長進行』，医歯薬出版，本体2500円，2007
　　▶国際学会と書いてありますが，日本の学会発表でも利用できる良書です
◇ 酒井聡樹著，『これから論文を書く若者のために　大改訂増補版』，共立出版，本体2600円，2006
　　▶理系研究者のための書籍です．論文をなぜ書かないといけないか？ からはじまる手引書です．初心者にもわかりやすく読みやすい内容になっています
◇ ガー・レイノルズ著，『プレゼンテーションzen第2版』，熊谷小百合訳，ピアソン桐原，本体2600円，2012
　　▶プレゼンテーションの基本について，単純であることの利点を日本の禅を例にして解説しています．自分のスライドやプレゼンの欠点がよくわかります．ビジネス書ですが美しいカラー写真を伴った良書です

付　録　診療に役立つスキル

1．保険診療について

　研修中は疾患の診断，治療，検査など多くのことを覚えなければならないため，保険診療についてはどうしても後回しになりがちです．しかしとても大切なスキルですので，簡単にまとめておきます．

1 保険診療と自由診療

　医療機関にかかった後に患者さんが支払う料金体系には，**保険診療**（保険証の使用により自己負担が軽減される．診療行為名と料金は全国一律）と**自由診療**（窓口では全額自己負担．医療機関が独自の料金を設定している）があります．同一の疾病に係る一連の医療行為で，両者を併用することはできません．両者を併用することを**混合診療**といいます．

　例えば，ニキビに対して保険適用のない光線治療や外用剤は自己負担で処方し，これに保険が通っているお薬を加えて処方することはできません．全部を自己負担にするか，保険が通っている薬剤だけを処方するか，どちらかしかできないのです．

2 先進医療

　先進医療とは，保険適用はない（全額自己負担）が，保険診療と併用（混合診療）できる国が定めた医療行為です．新しい治療や検査などの有効性を確かめる意味合いがあります．もし有効性が確認されれば将来保険適用になる可能性があります．ただし，医療機関ごとに承認を受ける必要があります（どこでもできるわけではない）．

　例えば，ある疾患に対してＡという検査が先進医療として認められていて，自分の働いている医療機関が施設として許可を受けている場合は，Ａ検査は自由診療で，それ以外は保険診療で行うことができます．

　センチネルリンパ節生検や隆起性皮膚線維肉腫の遺伝子診断などは，先

進医療としてしばらく施行された後に保険適用になりました．

3 自己負担額

全く同じ診療を行っても患者さんが窓口で支払う金額は同じではありません．皮膚科には高額な診療行為は少ないですが，高額になりそうな場合は自己負担額がどのくらいになりそうか予測してあげなければなりません．

- 義務教育就学前（通常小学校入学前まで）：2割
- 通常（本人，小学校入学後から69歳まで）：3割
- 70歳以上75歳未満　　　　　　　　　：2割（現役なみに所得がある方は3割）

　　　　　　　　　　　＊ただし，2014年3月までは1割（経過措置）

- 75歳以上　　　　　　　　　　　　　：1割（現役なみに所得がある方は3割）

4 高額療養費

1カ月に一定額を超える自己負担があった場合は，超えた部分が高額療養費として支給されます．上限額は所得額と70歳以上かどうかによって異なります．またこのような状況が直近1年間に3回以上続く場合は4回目以後さらに上限が下がります．

[70歳未満，一般所得者の場合，1カ月の医療費が100万円，自己負担30万円の場合]

自己負担の上限額は，
80,100円＋(医療費100万円−267,000円)×1％＝87,430円

87,430円を超えた分（30万円−87,430円＝212,570円）が支給されます

（厚生労働省「高額療養費制度を利用される皆様へ」より）

皮膚科では乾癬に対する生物学的製剤，抗がん剤治療，3〜4日以上の入院などが該当すると思います．気をつけなければいけないのは**月ごと，入院外来ごと，に別計算になります．**合算額ではありません．例えば月をまたいで治療が行われた場合は，それぞれの月内で清算されますので，自己負担の総額が分割されて高額療養費制度が適用にならない，あるいは適用されても支給額が減る可能性があります．高額な薬品を使用する場合は事前に注意が必要です．

5 診療報酬［レセプト（診療報酬請求書）］

1カ月ごとにまとめて請求します．国民健康保険の患者さんについては国保連合会，その他は支払基金に提出します．保険診療上問題となる項目については，「この医療行為についてはお支払できません」といった返事が来ます．**査定**といいます．また，請求内容に疑問がある場合は請求したレセプトが差し戻されます．**返戻**といいます．査定・返戻を防ぐためには適用外や過剰と判断されそうな医療行為についてはなぜ必要であったかという理由書を前もって付けて請求を行います．これを**症状詳記**といいます．

必要性を記載して再提出しても認められない場合は査定となり，医療機関の損失となります．支払基金と国保連合会側にはチェックする方がいて，場合によっては都道府県や厚生労働省による指導が行われ，不正が認められれば認可が取り消され，実質的に診療ができなくなることもあります．算定できないということは，やってはいけないということではありません．やっても請求できないということです．ただ理由がある場合は症状詳記をつければ認めてもらえるかもしれません．

> **memo 外来診療料**
> 200床以上の病院を再診したときに請求できる料金です（200床未満の医療機関の再診料に相当するものです）．70点（700円）です．時間外，休日，深夜，6歳未満の乳幼児などでは加算があります．
> 再診料と異なるのは，外来診療料には以下のような処置や検査の料金が含まれているという点です．例えば500 cm^{2}の皮膚潰瘍の処置と血液検査を行っても700円ということになります（ただし，当日に結果を文書で説明し，結果に基づいた治療を行った場合は迅速検体検査加算が請求可能です）．

外来診療料に含まれるもの（　）内は点数
- 血算（21），血液像（機械法，好酸球数含む：17）など
- 尿検査
- 創傷処置：500 cm² 未満のもの（55）
- 爪甲除去（麻酔を要しないもの：45）
- 皮膚科軟膏処置：500 cm² 未満のもの（55）

6 査定される理由で多いもの

① 薬の適用外使用

　薬は添付文書どおりの病名，用法，用量でないと査定される可能性が高くなります．学会やガイドラインで推奨されている技術，薬剤，用法，用量でも，添付文書に病名がなければ，あるいは病名があっても用量，用法がずれていれば保険診療としては認められません．

② 病名（不足）

　すべての医療行為や薬剤で保険診療が可能なものには病名が規定されています．ある疾患を疑って検査を行った場合には保険診療になりますので，検査を行う場合は必ず病名が必要になります．胸のX線写真を撮る場合も肺炎や肺転移など，疑った病名をつけないといけません．

③ 査定の具体例

a. 病名・症状詳記
- 急性期病名で慢性的に治療している（急性蕁麻疹で半年治療）
- 病名が多すぎる
- 疑い病名が多い，転帰がない（疑い病名が何カ月も続いている）
- レセプトの病名欄と症状詳記の病名が一致していない
- 高点数なのに症状詳記がない場合や内容が不足している

b. 投　薬
- 薬は発売から1年間は2週間までしか処方できません
- 同一患者に対して同一日に院内と院外の投薬はできません．複数科にまたがって統一しなければなりません

c. 血液検査
- 同一のウイルス抗体価についてIgG型とIgM型両方を検査した場合も片方しか請求できません
- 抗核抗体検査と抗核抗体精密検査を同一検体で算定できません
- 特異的IgE検査を1回の採血で1,430点を超えて請求できません

d. 生体検査（皮膚科学的検査）
　ダーモスコピーは，悪性黒色腫，基底細胞がん，Bowen病，色素性母斑，老人性色素斑，脂漏性角化症，エクリン汗孔腫，血管腫等の色素性皮膚病変の診断の目的で行った場合に，初回の診断日に限り算定できます．同一病変について経過観察のために再診時に行った場合は請求できません．

e. 処　置
- 処置点数の算定が部位，範囲，病名から過大である
- 創傷処置の対象疾患がない（病名不足）

f. 手　術
- "創傷処置"と"創傷処理"を混同しないでください．前者は傷の消毒や被覆材を貼ったときに算定します．後者は切・刺・割創または挫創に対して切除，結紮または縫合を行った場合の第1回目の治療のことです．2回目以後は"創傷処置"になります
- 真皮縫合は露出部〔頭部（顔面含む），頸部，上肢では肘関節以下，下肢では膝関節以下〕に行った場合に算定できます．手掌，足底部，踵，指，趾，眼瞼に行った場合は算定できません
- デブリードマンは植皮や結紮，縫合などの創傷処理（手術）を併用した場合のみ算定できます．傷をきれいにして外用剤で覆っただけでは創傷処置点しかとれません

7 指導管理料

　特定の疾患に対して計画的な医学管理を行っている場合に，1カ月に1回算定できます．皮膚科に関係する主なものをピックアップしておきます（表）．詳細は病院の医事課などに問い合わせてください．皮膚科診療の収入上とても大切な項目です．指導管理料の算定の際は，診療計画と指導内容の要点を診療録に記載しなければなりません．

表 ● 皮膚科に関係する主な管理料（2013年現在）

難病外来指導管理料 （皮膚科関連のみ） 270点	Behçet病，全身性エリテマトーデス，サルコイドーシス，強皮症，皮膚筋炎，多発性筋炎，混合性結合組織病，結節性動脈周囲炎，表皮水疱症，膿疱性乾癬，神経線維腫症
皮膚科特定疾患指導管理料（Ⅰ） 250点	天疱瘡，類天疱瘡，エリテマトーデス（紅斑性狼瘡），紅皮症，尋常性乾癬，掌蹠膿疱症，先天性魚鱗癬，類乾癬，扁平苔癬ならびに結節性痒疹およびその他の痒疹（慢性型で経過が1年以上のものに限る）
皮膚科特定疾患指導管理料（Ⅱ） 100点	帯状疱疹，蕁麻疹，アトピー性皮膚炎（16歳以上の患者で外用療法を必要とする場合），尋常性白斑，円形脱毛症および脂漏性皮膚炎
在宅自己注射指導管理料 820点	アナフィラキシーに対してエピペン®（アドレナリン自己注射）を処方したときなど
在宅難治性皮膚疾患処置指導管理料 1,000点	自宅で傷の処置が必要な患者さんはたくさんいますが，病院外で使用するために保険診療で被覆材を処方することはできません．しかし表皮水疱症と水疱型先天性魚鱗癬様紅皮症患者さんには，この管理料の元で，特定保険医療材料の指定を受けている被覆材を在宅での使用目的に保険診療で渡すことができます．例えば，デュオアクティブ®，ハイドロサイト®ADジェントル，メピレックス®ボーダーなどが該当します．被覆材は高価ですので大量に処方すれば，保険診療でも患者さんの支払い分は高額になります．しかし単純性表皮水疱症以外は難病指定を受けていますので，（申請をすれば）公費負担により，患者さんの支払い分が大幅に軽減されます． 特定保険医療材料に指定されていない材料（ガーゼ，メロリン®，モイスキンパッド®）を渡す場合は請求できません．

付録　診療に役立つスキル

2. 理解しにくい医学用語
患者さんにわかりやすい説明をめざして

1　患者さんに通じない言葉—こんな言葉を使っていませんか？

　医学部から初期研修にかけて必死に医学用語を覚えます．次第に医学用語に慣れてくると，関係者の普段の会話で使用する言葉が一般の方が使う言葉から乖離していきます．自分が使っている言葉が医学用語なのかさえ意識しなくなります．カンファレンスなどでは普通に通じますから，そのまま患者さんに対しても使ってしまうのです．

　国立国語研究所のHPに，「『病院の言葉』をわかりやすくする提案」が出ています．ここでは，皮膚科診療でよくみかける場面に，国立国語研究所で取り上げている患者さんに通じにくい言葉の中で頻度の高いものを当てはめてみました．患者さんの耳には音で伝わりますので，通じにくいとされる言葉をカタカナにしてみました．どんなふうに言い換えたらよいか考えてみてください．小学生にもわかるように説明できますか？

Let's Try!

問題　次の文章の中のカタカナ部分を自分なりになるべく簡単な言葉に言い換えてみてください．

①　あなたの頭にできているシュヨウはアクセイの可能性もあるので，セイケン（あるいはサイボウシン，ビョウリケンサ）が必要だと思います．セイケン前にはカンセンショウの検査が必要です．リンショウシャシンも撮ります．何かキオウショウ（キオウレキ）はありますか？　ジョウヨウヤクはありますか？　ヤクザイアレルギーは？　ブブンセイケンしてイッシンほどホウゴウします．キョクショマスイで稀にアナフィラキシーショック（あるいは単純にショック）を起こすことがあります．バッシは1週間後です．来週来院されたときにビョウリの結果をお話しでき

ると思います．チンツウザイとコウセイザイを出しておきますね．

2 ビョウリでカクテイシンダンがつきました．シュヨウサイボウがシンブにシンジュンしていてアクセイ（アクセイシュヨウ，ニクシュ）が疑われます．ゲンパツソウのセツジョが必要です．手術の前にテンイのウムも検索する必要があります．カンカイあるいはチユリツは〇%です．テンイした場合のヨゴは〇〇です．

3 ペットやエムアールアイなどのガゾウ検査が必要です．

4 あなたのシッカンはコンチリョウホウ（あるいはシュウガクテキチリョウ）が可能です（あるいはコソクテキチリョウしかできません）．

5 手術の後にカンセンショウなどのガッペイショウが起きることがあります．

6 ゾウアクしたときはヒンカイに検査を行う場合もあります．

7 あなたの病気はコウゲンビョウ（ジコメンエキシッカン）の可能性があります．血液中のジココウタイを調べる必要があります．症状を抑えるためにステロイドの内服が必要です．メンエキテイカによりサイキンやウイルスの感染を起こすことがあります．エムアールエスエーなどのタイセイキンが感染してジュウトクになることもあります．

8 治療はイービーエムに基づき，患者さんのキューオーエルが落ちないように注意します．

9 あなたのカタイのカイヨウ（あるいはビラン）は，ウッケツ（ジュウケツ）やケッセンによって起きているかもしれません．

10 円形脱毛症に対してSADBEという薬で治療します．今日カンサを行い，2週間後からユウハツさせます．

11 問題ないと思いますので，このままケイカをみてよいと思います．

12 あなたの病気に対して当院では新薬のチケン（あるいはリンショウシケン）を行っていますが，参加を希望されますか？

13 あなたの皮膚にはエンショウが起きています．お薬を出しますがソッコウセイはないので気長に治療を行う必要があります．

付録

2．理解しにくい医学用語

解答 もっと適切な言い方があるかもしれませんが，1つの例として見てください．意味が少し変わっている（つまり不正確になっている）部分もあるかもしれません．

1. あなたの頭にできているシュヨウ〔できもの〕はアクセイ〔がん，ほっておかないほうがよいできもの〕の可能性もあるので，セイケン（あるいはサイボウシン，ビョウリケンサ）〔皮膚の一部をメスで切りとって顕微鏡で調べる検査〕が必要だと思います．セイケン前にはカンセンショウ〔あなたに梅毒，肝炎，HIVのウイルスがうつっていないかどうかを調べる〕の検査が必要です．リンショウシャシン〔普通のカメラであなたの皮膚の症状の写真を撮らせてください〕も撮ります．何かキオウショウ（キオウレキ）〔今まで大きな病気をしたこと〕はありますか？ ジョウヨウヤク〔普段飲んでいる薬〕はありますか？ ヤクザイアレルギーは〔今まで薬を飲んだり，注射した後で具合が悪くなったことは〕？ ブブンセイケン（できものの一部をメスで切ってとって調べる検査〕してイッシンほどホウゴウ〔ひとはり縫います〕します．キョクショマスイ〔痛くないように切り取る皮膚に前もって麻酔の注射をします〕で稀にアナフィラキシーショック（あるいは単純にショック）〔アレルギーが起きて血圧が下がって気分が悪くなったり息がしにくくなったり，気持ちが悪くなったり，おなかが痛くなったり意識を失うようなこと〕を起こすことがあります．バッシ〔糸を抜くのは〕は1週間後です．来週来られたときにビョウリ〔切り取った皮膚を顕微鏡で見て，どんな病気であるか調べる〕の結果をお話しできると思います．チンツウザイ〔痛み止め〕とコウセイザイ〔化膿止め〕を出しておきますね．

2. ビョウリでカクテイシンダンがつきました〔あなたの病気がなんであるか決まりました〕．シュヨウサイボウ〔がんの細胞〕がシンブ〔皮膚の浅いところから深いところに向かって〕にシンジュン〔移動を始めている〕していてアクセイ（アクセイシュヨウ，ニクシュ）〔がん，あるいはほおっておくと命にかかわるかもしれないできもの〕が疑われます．ゲンパツソウ〔最初にできたかたまり〕のセツジョ〔切ってとること〕が必要です．手術の前にテンイ〔がんの細胞が近くのリンパ節や内臓に行っていないか〕の有無も検索する必要があります．カンカイ〔病気が

よくなる〕あるいはチユリツ〔完全に治る可能性〕は○％です．テンイした場合のヨゴ〔今後生きることのできる予想期間〕は○○です．

3 ペット〔砂糖に目印をつけて注射します．がん細胞は腹が減っているので砂糖を取り込むので光ります．全身のどこにがん細胞がいるかを調べることができます〕やエムアールアイ〔磁場を利用した検査で内臓を輪切りの写真で観察できます．CTと似ていますがMRIでは放射線は使いません〕などのガゾウ検査（内臓やできものの中やまわりがどうなっているか写真を撮って調べる検査）が必要です．

4 あなたのシッカン〔病気〕はコンチリョウホウ〔完全に治ることをめざした治療〕（あるいはシュウガクテキチリョウ）〔いろいろな治療を組み合わせること．放射線や抗がん剤や手術を組み合わせるなど〕が可能です（あるいはコソクテキチリョウ）〔完全に治すことはできないが，症状を軽くするような治療．筆者注：姑息的という言葉はよい言葉ではないと思います．緩和的がよいのではないでしょうか〕しかできません．

5 手術の後にカンセンショウ〔ばい菌が傷につく〕などのガッペイショウ〔検査や治療に関連して余計に起きる困ったこと〕が起きることがあります．

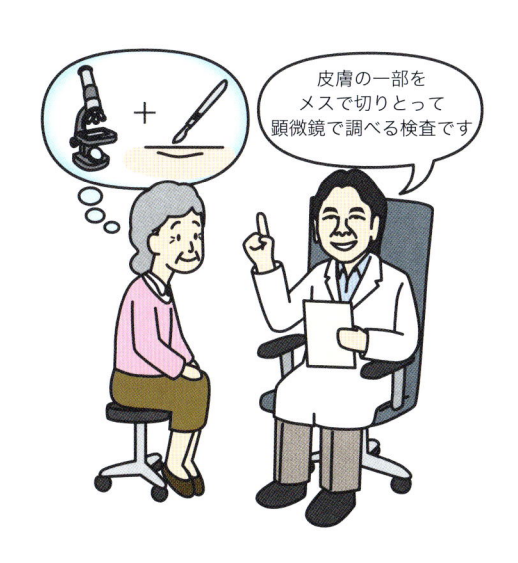

2．理解しにくい医学用語　**245**

⑥ ゾウアク〔症状が悪くなる〕したときはヒンカイ〔何度も〕に検査を行う場合もあります．

⑦ あなたの病気はコウゲンビョウ（ジコメンエキシッカン）〔体には外からのばい菌に対して立ち向かう軍隊が準備されています．これを"免疫"といいます．その免疫が間違えて自分の体を攻撃してしまう病気です．軍隊の反乱のようなものです．甲状腺を攻撃したり，皮膚を攻撃したり，攻撃する的によって症状が変わります〕の一種が疑われます．血液中のジココウタイ〔自分自身を攻撃するミサイルがあるか，どのくらいあるか〕を調べる必要があります．症状を抑えるためにステロイドの内服が必要です．メンエキテイカ〔免疫力が下がって〕によりサイキン〔ばい菌〕やウイルス（ばい菌よりも小さい生き物です）の感染を起こすことがあります．エムアールエスエー〔化膿止めが効きにくくなったブドウ球菌というばい菌〕などのタイセイキン〔化膿止めが効きにくくなったばい菌〕が感染してジュウトク〔かなり重症の状態〕になることもあります．

⑧ 治療はイービーエム〔信頼できる情報を参考にして，現時点で1番あなたに合うと思われる医療を行うこと〕に基づき，患者さんのキューオーエル〔生活の質：食べたり，寝たり，活動する力が落ちないように生活できること．患者さんが不用意に弱らないようにすること〕が落ちないように注意します．

⑨ あなたのカタイ〔膝の下，すね〕にできているカイヨウ（あるいはビラン）〔表面の皮膚が削れて肉が出ていること〕は，ウッケツ（ジュウケツ）〔血がうまく流れないで滞ってしまっていること〕やケッセン〔血のかたまりが血管に詰まってしまっていること〕によって起きているかもしれません．

⑩ 円形脱毛症に対してSADBEという薬で治療します．今日カンサ〔ある物質に対して体に「嫌だな」と記憶させること〕を行い，2週間後からユウハツ〔体に「嫌だな」という記憶を思い出させること．記憶したあとに，同じ物質を皮膚につけるとかぶれます．これを誘発といいます〕させます．

11 問題ないと思いますので，このままケイカをみてよい〔積極的にこれ以上検査や治療をしなくてもよい，あるいは悪化しないかしばらく様子をみる，あるいは病院に定期的に通って診察を受ける必要はあまりない〕と思います．

12 あなたの病気に対して当院では新薬のチケン（あるいはリンショウシケン）〔有望な新しい薬が本当に効くのか，あるいは副作用はどの程度出るのかを調べる研究です〕を行っていますが，参加を希望されますか？

13 あなたの皮膚にはエンショウ〔感染やアレルギーによって血管が開いて白血球が集まって，赤み痛みや腫れ〕が起きています．お薬を出しますがソッコウセイはない〔急には効かない〕ので気長に治療を行う必要があります．

簡単に説明するのは難しいですね．

2 患者さんの質問にわかりやすく答える

医学に限らず平易な言葉で解説するのは難しく，実は高度な知識を必要とします．平易な言葉で言い換えると本来の意味と異なってしまう危険性があるからです．したがって変換可能かきちんと調べないといけません．けっこう大変ですが勉強にはなります．意味が多少変化しても本質が変わっていなければ，難しい言葉を使用して患者さんが理解できないよりはましだろう，というのが私の考えです．わかりやすく説明するにはどうしたらよいだろうかといつも考えています．必然的にたとえ話が多くなり，場合によってはそのまま説明してもらったほうがわかりやすかった，と言われることも少なくありません．日々努力です．

問題 アレルギーって何だ？ アレルギーに関して患者さんからよく受ける質問を3つあげてみました．あなたならどのように説明しますか？

① 食事性の蕁麻疹の患者さんからの質問
「家族みんなが同じものを食べたのに，なぜ私だけ蕁麻疹が出たのでしょうか？」

② 毛染めによる接触皮膚炎（かぶれ）だろうと診断した患者さんからの質問
「今まで何ともなかったのに急にかぶれるはずはないと思います」
③ 蜂に刺された患者さんからの質問
「2度目が危ないと聞きましたが本当ですか？」

解答 基本的にはアレルギー（とくに即時型と遅延型）がどんなものか簡単に（正確さには欠けますが）説明してあげればよいのではないかと思います．

① 「家族みんなが同じものを食べたのに，なぜ私だけ蕁麻疹が出たのでしょうか？」
それがアレルギーです．家族全員に同じ症状が出たら，「毒」が入っていたということになります．アレルギーとはあなた自身とあなた以外の物質との相性が悪くなったために起きている個人的な問題です．個人的な問題なので家族に症状は出なかったのです．人間を含めて生き物は自分と違う生物を食べて生きています．普段は問題なく食べていても，あるとき急にあなたの体が「この生物を食べるのは嫌だ」と認識したら（感作），次からその生物が体に入るとあなたの体は「嫌だ」と拒絶（誘発）します．今回はその反応が出たのです．

② 「今まで何ともなかったのに急にかぶれるはずはないと思います」
人間はいろいろな物質に囲まれて生活しています．あなたの体はずっと毛染め剤を受け入れてきましたが，あるとき体が「嫌だ」と感じてしまったのです．アレルギーは人間関係と同じです．ある程度付き合わないと好きか嫌いか判断できません．成長に伴って，花粉症やソバやエビ，カニなどのアレルギーが出るようになるのも同じ原理です．生まれたばかりの赤ちゃんに花粉症はないでしょう．

③ 「蜂は2度目が危ないと聞きましたが本当ですか？」
半分本当で，半分はまちがいです．今回刺されたときにあなたの体が蜂の成分を「嫌だ」と記憶してしまったとしたら，次回刺されたとき

にショックなどのアレルギー反応が出るかもしれません．でも今回刺されたからといって，「嫌だ」と記憶しなければ次回刺されても何にも起きません．アレルギーと免疫は裏表です．「ある物質が嫌だ」と記憶した後で，蕁麻疹や花粉症やショックやかぶれなどの困ったことが起きたときには私たちはアレルギーと呼びます．でも，はしかのワクチンを打つのは，はしかのウイルスに対して「嫌だ」という記憶を植え付けるためです．この「嫌だ」という記憶が残れば，次にはしかのウイルスが入って来たときには体が反応してウイルスが増えるのを防ぎます．こういう場合，私たちは免疫があってよかったと喜びます．

付録　診療に役立つスキル

3. スキンケア
洗顔，洗髪と入浴についての指導

1 湿疹が全身にあったら入浴状況を必ず聞く

　アトピー性皮膚炎や乾燥を伴う湿疹で受診された患者さんにはどのように入浴しているか聞いたほうがよいでしょう．過度の洗浄が皮疹の悪化の原因になっていることがあります．

<よくあるパターン>
・お風呂につかっているとかゆみがやわらぐので1時間ぐらい入っている
・かゆみがやわらぐのでシャワーを顔に当てっぱなしにしている
・あかすりをしている
・お風呂が好きなので1日に何回も入る

2 顔や体の洗い方

　乾燥性の湿疹やアトピー性皮膚炎で受診される方に長時間の入浴や過度の洗浄を行っている方がいます．現代の湿疹皮膚炎の多くは，入浴のしすぎやあかすりなどによる角層バリアの破壊が強く関係していると思います．加水分解小麦入り洗顔石鹸によるアレルギーも，洗浄によってバリアが壊れた皮膚から侵入した小麦成分によって起きた疾患といえます．

　皮膚は最も感作を起こしやすい経路ですので，過度の洗浄はアレルギー疾患を誘発する原因となりうるのです．さっぱりきれいに洗ってから保湿剤を塗るというよりは，自分自身の皮脂や保湿成分をなるべく落とさないことが優先されると思います．

　乾燥が目立つ方や湿疹病変を持つ方に対する洗浄方法は以下のように指導しています．

- 布は使わない，手で洗う，こすらない
- 石鹸は泡立ててから使うか，最初から泡が出てくるタイプを使用する．頭部，顔面，腋，陰部以外の部位は（汗をかく時期を除けば）毎回石鹸を使う必要はない．皮膚に少し脂分が残る程度に留め，「さっぱりする」まで洗わない
- 洗顔やシャワーは1日2回までにする
- 顔面に皮疹がある方はまずシャンプーを最初に行う．シャンプーの泡ができるだけ顔にかからないようシャワーに背を向け泡を背中側に流す
- 保湿剤は脱衣場に置き，水分を拭きとったらすぐに外用する

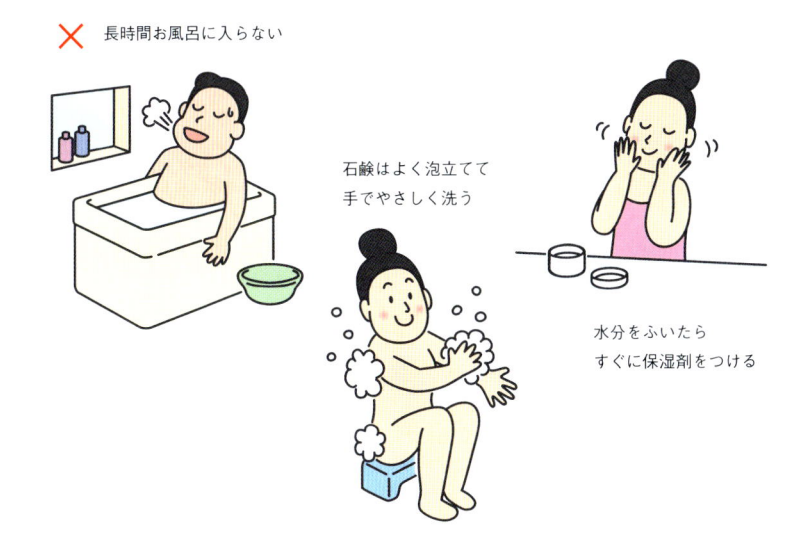

✕ 長時間お風呂に入らない

石鹸はよく泡立てて手でやさしく洗う

水分をふいたらすぐに保湿剤をつける

付録　診療に役立つスキル

4．サンスクリーン剤

　紫外線はがん，しみ，しわの原因になり，またSLEなどの膠原病では紫外線によって皮疹が誘発されます．紫外線の予防にはサンスクリーン剤が有効です．患者さんへの指導のために最低限知っていたほうがよいと思う点をまとめてみます．

1　紫外線A（UVA）とB（UVB）の作用の違い

　紫外線は可視光の紫の外（紫より波長が短い）にあります．紫に近い方からA，B，Cと分けられています（図1）．波長が短くなればなるほどエネルギーは高くなり，発がん性も高くなります．幸いオゾン層と空気のおかげでUVAとUVBの一部しか地表に到達しないので私たちは生きていけます．

　海で日焼けして赤くなるのはUVBの作用です．UVAはメラニンの量を増やす作用があります．UVBほどではありませんがUVAにも発がん性が確認されています．

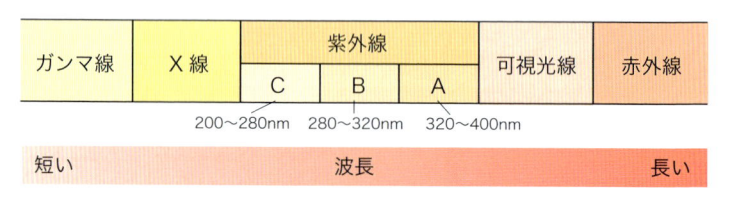

ガンマ線	X線	紫外線			可視光線	赤外線
		C	B	A		
		200〜280nm	280〜320nm	320〜400nm		

短い　　　　　　　　　　波長　　　　　　　　　　長い

図1　紫外線の種類と波長

2　SPFとPA

　SPF値とはsun protection factor（UVB防御指数）のことで，UVBで日焼けを起こすまでに浴びた時間を何倍に引き延ばすことができるかを表したものです．SPF30とは，ある紫外線条件下では30分間で日焼けを起こす

方がいたとすると900分までOKということになります．ただ900分もお日様は連続して出ていません．

PAとはprotection grade of UVAの略で，UVAに対する防御能です．＋から4＋（以前は3＋まで）で示されます．＋が多いほど効果が高くなります．

ただし，SPFが高い製品はPAも高いので，日焼け用オイル（UBVを抑えてUVAを通すため，赤くなる日焼けをおさえて黒くなる効果のみを狙っている製品）を除けば通常はSPF値だけ確認すればよいと思います．

3 外用する量

SPF30などという値は本当に必要なのでしょうか？ 10分程度で赤くなる色白の方でも，SPF30を塗れば数時間はOKということになります．また，どんなにSPF値が高い製品でも2時間おきに塗り直すように言われています．SPF30で120分ということは塗らないで4分ということになります．さすがに4分で激しい日焼けを起こす方はそうはいませんよね．

しかし，SPF値にはちょっと注意が必要です．通常の塗り方ですと製品開発時にSPF値を調べたときの半量程度しかサンスクリーン剤を塗っていないという報告があります．塗る量が少ないとSPF値は規定の平方根から表示の半分程度に下がってしまいます．SPF値30でも5〜15程度になってしまうのです．アウトドアなどではなるべくSPF値の高い製品を選び，かつ，かなりたっぷりと，何度か重ね塗りをしたほうがよいでしょう．

4 外用する季節と時刻

紫外線が1番強いのは夏至（6月後半）とその前後です．ですから5月と7月，4月と8月，3月と9月はほぼ同じ紫外線量であると言えます．9月はまだ暑いので，注意しますが，3月はどうでしょう．冬が去り，春めいてきて屋外でのスポーツや農作業などをはじめる時期です．紫外線を気にする方は3月からサンスクリーン剤を塗りはじめたほうがよいことになります．

1日の中では午前10時から午後3時ごろまでが紫外線量の多い時間帯です．朝と昼の2回塗れば完璧でしょう．

5 サンスクリーン剤を外用する部位と年齢

　サンスクリーン剤は日の当たる部位全体に塗ったほうがよいのですが，時間がない場合はしみや皮膚がんの好発部位から優先して塗るとよいでしょう．1番塗らなければいけないところ（しみや皮膚がんが1番できやすい部位）は，**耳の前**です．こめかみから頬です．次に**鼻と耳輪の上方**（とくに男性），**前額**，でしょう（図2）．余裕があれば頸部と手背〜前腕と下腿〜足背に塗りましょう．

　紫外線による発がん作用は年齢が低いときに曝露されるほど高いというデータがあります．紫外線防御は思春期までが重要です．紫外線毒性は蓄積性です．時間が経っても影響は消えません．とくに小児期の予防が大切です．サンスクリーン剤はプールで使用しても水質に影響を与えないことが報告されています．

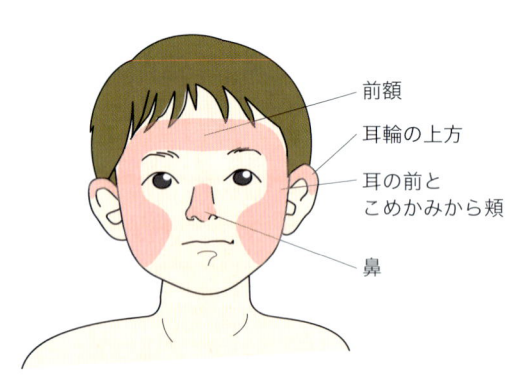

図2● 優先してサンスクリーン剤を塗る場所

6 オーガニック（吸収剤）とインオーガニック（反射剤，ノンケミカル）

　オーガニックのほうが体にやさしそうな感じがしますが，有機という意味です．インオーガニックは無機です．前者は吸収剤（ケミカル），後者は反射剤と呼ばれていました．吸収剤は化学反応で紫外線のエネルギーを吸収します．インオーガニックはチタン粉末や亜鉛粉末で光を反射させて防

御します．吸収剤の欠点は光との反応で短時間に失活してしまうこととかぶれることがある点です．利点は比較的安価で，どこでも売っていることでしょうか．

インオーガニックはかぶれにくいですが，反射剤ですので肌が白くなりますし，SPF値があまり高いものがないなどの欠点がありました（現在SPF50という製品が出てきています）．吸収剤を全く含まないインオーガニック（ノンケミカル，ケミカルフリーなどと表記されたりします）製品は少なく，比較的高価です．

乳幼児や皮膚に何らかのトラブルを抱えている方にはインオーガニックをおすすめすることが多いと思います．チタンや亜鉛粉末のサイズをいろいろ変えて皮膚が白くなりにくい商品も出てきています．市販品でとくに「吸収剤未使用」「ノンケミカル」などの形容詞がついていない場合は，ほとんどがオーガニック（吸収剤）です．とくにかぶれなければどちらでもよいと思います．

付録　診療に役立つスキル

5．便利なWebサイト

　インターネットは日常診療に欠かせないツールです．ここでは「お気に入り」に入れておくと便利な無料サイトとネット上から無料でダウンロードできるガイドランをまとめておきます．[　　]内はGoogleなどで検索するときのキーワード（執筆時点での）の例です．

　本書の出版後は時間が経つとうまくヒットしなくなる可能性やアドレスの変更があるかもしれません．またPDFについては改訂されている場合もありますので最新のものをダウンロードしてください．

　PDFファイルなどは，Evernote（一定の保存量までは無料）などのクラウドを利用した整理用ソフトに入れておくと検索や参照が簡単に行え，内容が充実してくると自分専用の教科書になります．

表1 ● おすすめサイト（カッコ [　] 内は検索用語）

Minds（医療情報サービス）	吟味された質の高いガイドラインのみが掲載されています
がん情報サイト，PDQ日本語版	米国NCIの患者医療者用説明サイトの日本語版です．ほとんどすべてのがんの治療方針が出ています [NCIPDQ×日本語]
国立感染症研究所	すべての感染症の解説と患者の発生動向がアップされています．個々の疾患についてはHP左側の「疾患名で探す」から入ります
難病情報センター	難病指定されている疾患について解説されています
妊娠と薬情報センター（授乳中の薬の影響）	国立成育医療研究センター [妊娠×授乳×薬]
医薬品情報データベース	国内で行われている主に製薬メーカー主体の臨床試験を調べることができます
UMIN臨床試験登録システム（UMIN CTR）	HP中段の「臨床試験の検索」で，国内で行われている医師主導型臨床試験などを調べることができます [UMIN×CTR]

表2 ● 無料でダウンロードできるガイドラインなどのPDF文書

日本皮膚科学会の各種ガイドライン	［日本皮膚科学会×ガイドラン］で，たくさんのガイドラインが引っかかってきます
食物アレルギー診療ガイドライン2011（厚生労働科学研究班）	食物アレルギーの検査，治療，管理のすべてが出ています．外来診療時によく使うガイドラインです
食物アレルギー栄養指導の手引き2011（厚生労働科学研究班）	大豆アレルギーがある場合でも醤油，味噌は発酵中にタンパク質の大部分が分解されるため，食べられることが多い，などという具体的な指導法が記載されています
「妊娠・授乳と薬」改訂2版（社団法人 愛知県薬剤師会 妊婦・授乳婦医薬品適正使用推進研究班，2012年12月発行）	妊娠や授乳中の薬剤使用に関する手引き書です．主だった薬剤の安全性が出ています．［妊娠×授乳と薬］でヒットします

5．便利なWebサイト **257**

索引

数字

3ポイントチェックリスト　157

欧文

B〜D

basket-weave　127
Behçet病　68
compact　127
DIP関節　72
DLST（drug-induced lymphocyte stimulation test）　173

F

fibrillar pattern　157
FTU（finger-tip unit）　179
furrow ink test　155

K〜P

KOH法　142
latice-like pattern　157
PA（protection grade of UVA）　253
parallel furrow pattern　157
parallel ridge patten　156, 157
PDS-Ⅱ®　106

R・S

RAST　172

SLE　68
SOAP　12
SPF値　252
Stevens-Johnson　35

和文

あ・い

アルギン酸塩　188
アレルギー　247
アレルギーの検査　163
アレルギーの問診　163
暗黙知　120
医原病　39
異常角化　114
易脱毛　137
糸　106
イボ　184

う〜お

ウイルス感染細胞　149
ウイルス性疣贅　35, 184
英語論文　232
液状（空胞）変性　116
エクリン汗腺　114
壊死　191
エチロン®　106
エピペン　164
エピネフリン　99
円形脱毛症　77
オスラー結節　17

か

界面活性剤　176
海綿状態　114
潰瘍　24
外用剤の混合　181
外来診療料　238
下顎縁枝　94
過角化　114
角層　112, 125
下腿潰瘍　197
学会発表　204
化膿性粉瘤　35, 194
髪の毛　76
カメラの持ち方　82
顆粒層　130
カルテ　12
カンジダ症　23, 139
乾癬　72, 124
顔面神経　94

き

基剤　174
キシロカイン　99
キシロカインの最大認可量　104
基底細胞がん　58
ギムザ染色　147
吸収剤　254
吸収糸　106
丘疹　20
頬筋枝　94
頬骨枝　94

INDEX

強皮症	75
局所麻酔	104
局面	16
棘融解	116
亀裂	27

く・け

靴の選び方	201
クリーム	174, 176
鶏眼	200
頸枝	94
血管炎	17
血管拡張	19
血管腫	97
結節	20
結節性紅斑	134
血中抗原特異的IgE検査	172
ゲル	177
ケロイド	100
原発疹	14
顕微鏡	142

こ

口演のしかた	214
硬化	116
口蓋部の点状出血	67
口角炎	140
高額療養費	237
抗がん剤治療	71
後頸三角	95
膠原病	74
好酸球	147
格子様	157
紅色陰癬	144
口唇の皮疹	66
紅斑	15, 27

固定薬疹	35
コプリク斑	67
混合診療	236

さ

剤形	174
再診料	238
在宅自己注射指導管理料	241
在宅難治性皮膚疾患処置指導管理料	241
細胞診	146
査定	238
サンスクリーン剤	252

し

ジェル	177
紫外線	252
紫外線ペン	144
色素失調症	147
色素沈着	169
色素斑	20
刺激性皮膚炎	176
自己負担額	237
自己免疫性水疱症	68
指導管理料	240
地肌	77
紫斑	17
脂肪織炎	116
絞り	87
シャッタースピード	87
自由診療	236
主剤	174
酒さ様皮膚炎	35, 178
腫瘍	59
漿液性丘疹	22
小手術	94

症状詳記	238
消毒	108, 190
静脈うっ滞	197
静脈瘤	197
抄録の作成	204
触診	57
食物アレルギー	164
褥瘡	196
脂漏性角化症	57
真菌検査	137
真菌症	137
滲出液	191
浸潤	17
新生児中毒性紅斑	147
新生児の膿疱，水疱	147
真皮	131
真皮縫合	240
蕁麻疹	24, 35
診療報酬	238

す

水痘	68
水疱	23, 147
髄膜瘤	97
スキンケア	250
ステロイド外用剤	174
ストマ	177

せ

生検	94, 101
生検組織の処理	105
せつ	195
切開	194
鑷子	106
線維化	116
線維状	157

索引　**259**

洗顔	251
洗浄	190
先進医療	236
全身性エリテマトーデス	68

そ

創傷処置	190, 240
創傷処理	240
創処置	186
総腓骨神経	96
爪母	72
即時型アレルギー	163
側頭枝	94
続発疹	14

た

ダーモスコピー	150
帯状疱疹	18, 35, 56, 146
苔癬化	26
多形滲出性紅斑	56
脱色素斑	20
脱毛斑	77
単純凍結	105
単純ヘルペス	35, 146
弾性ストッキング	197

ち・つ

遅延型アレルギー	164
中毒	40
爪	71
爪の撮影方法	91

て・と

手足口病	68
点状出血	17
伝染性軟属腫	202

糖尿病	145, 199

な・に

軟膏	174
難病外来指導管理料	241
肉芽	116
肉芽腫	116
二分脊椎	97
乳頭層	112
入浴	250

ね・の

熱傷	195
粘膜	66
嚢腫	24
嚢胞	24
膿疱	22, 147

は

バイクリル®	106
ハイドロコロイド剤	188
ハイドロファイバー	188
ハイドロポリマー	188
白癬	72, 137
白癬症	138
白斑	20
抜糸	108
パッチテスト	169
発表用パワーポイントファイルのつくり方	208
反射剤	254

ひ

皮下脂肪織	131
非吸収糸	106
肥厚性瘢痕	100
非固着性創傷被覆材	188

皮脂腺	114
被写界深度	84
皮疹	13
ヒドロコルチゾンの吸収	179
皮膚型結節性多発動脈炎	54
皮膚科特定疾患指導管理料	241
皮膚科のcommon disease	35
被覆材	187
皮膚所見のとり方	43
皮膚の正常組織	110
皮膚病理	110
ヒポクラテス爪	73
表皮	112
表皮真皮境界部	131
表皮肥厚	114
病理	110
病歴	32
びらん	24
ピント	84

ふ

フィンガーチップユニット	179
副神経	95
不全角化	114, 125
プリックテスト	168
プレゼンテーション	79
プロブレムリスト	29
粉瘤	45, 58, 195

へ

平行線	157
ヘルニア	97
ヘルパンギーナ	68
ヘルペスウイルス	146

胼胝		200
扁平苔癬		69
返戻		238

ほ

膨疹		24
保険診療		236
保湿剤		251
ポスターのつくり方		218
発疹		13
発赤		13
ポリウレタンフィルム		187
ポリウレタンフォーム		188
ポリフィラメント		106
ホルマリン固定		105

ま～も

マーキング		91
メス		106
メラノーマ	57, 69,	73
網状層		113
網状皮斑		54
モノフィラメント		106

や～よ

薬剤性脱毛		76
薬剤リンパ球幼若化試験		173
薬疹	40,	66
有棘細胞がん		45
有棘層		131
痒疹		13

ら・り

落屑		26
立毛筋		114
臨床写真の撮り方		82
鱗屑		26
リンパ管		98
リンパ球刺激試験		173
リンパ節		62
リンパ節生検		96

れ・ろ

冷凍凝固術		184
レセプト		238
ローション	174,	176
論文作成		204
論文の書き方		223

[著者プロフィール]

宇原　久（Hisashi UHARA）

信州大学医学部皮膚科 准教授

[経歴]

1960年長野県生まれ．1986年北海道大学医学部医学科卒．皮膚科専門医，産業医，日本皮膚科学会皮膚悪性腫瘍指導専門医（2008～2013）

[役職など]

日本がん治療認定医機構教育委員会委員，日本皮膚科学会皮膚悪性腫瘍ガイドライン作成委員，日本皮膚科学会代議員，日本皮膚悪性腫瘍学会評議員，JCOG（日本臨床腫瘍研究グループ）皮膚腫瘍グループ代表委員，Best Doctors in Japan

[関連Web]

うはら皮膚科

どう診る？どう治す？皮膚診療はじめの一歩

すぐに使える皮膚診療のコツとスキル

2013年11月25日　第1刷発行	著　者　宇原　久
2018年6月5日　第3刷発行	発行人　一戸裕子
	発行所　株式会社 羊 土 社
	〒101-0052
	東京都千代田区神田小川町2-5-1
	TEL　03（5282）1211
	FAX　03（5282）1212
	E-mail　eigyo@yodosha.co.jp
	URL　www.yodosha.co.jp/
ⓒ YODOSHA CO., LTD. 2013	装　幀　ペドロ山下
Printed in Japan	印刷所　三報社印刷株式会社
ISBN978-4-7581-1745-6	

本書に掲載する著作物の複製権，上映権，譲渡権，公衆送信権（送信可能化権を含む）は（株）羊土社が保有します．
本書を無断で複製する行為（コピー，スキャン，デジタルデータ化など）は，著作権法上での限られた例外（「私的使用のための複製」など）を除き禁じられています．研究活動，診療を含み業務上使用する目的で上記の行為を行うことは大学，病院，企業などにおける内部的な利用であっても，私的使用には該当せず，違法です．また私的使用のためであっても，代行業者等の第三者に依頼して上記の行為を行うことは違法となります．

JCOPY ＜（社）出版者著作権管理機構　委託出版物＞
本書の無断複写は著作権法上での例外を除き禁じられています．複写される場合は，そのつど事前に，（社）出版者著作権管理機構（TEL 03-3513-6969，FAX 03-3513-6979，e-mail：info@jcopy.or.jp）の許諾を得てください．

羊土社のオススメ書籍

病理像＋臨床写真で一目でわかる！
臨床医が知っておきたい
皮膚病理の見かたのコツ

安齋眞一／編

皮膚科臨床医のための病理入門書！1疾患を2ページでまとめ，体表写真やダーモスコピーと比べつつ，病理を丁寧に解説しています．「丘疹中央のくぼみは病理学的に何に対応するの？」など臨床医の疑問にも答えます．

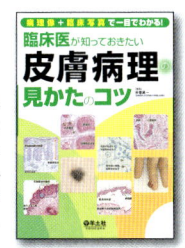

- 定価（本体9,000円＋税）　■ B5判
- 294頁　■ ISBN 978-4-7581-1793-7

皮膚科医・形成外科医のための
レーザー治療スタンダード
確かな治療を行うための知っておくべき知識と正しい手技

河野太郎／編

確かなレーザー治療を行うために知っておくべき機器の特徴から治療前に行う準備，疾患ごとの標準的な治療の手順，治療後のケアや患者への説明の仕方までわかる！さらに現場で役立つ工夫やピットフォールも満載！

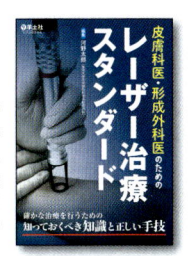

- 定価（本体9,000円＋税）　■ B5判
- 222頁　■ ISBN 978-4-7581-1813-2

内科で役立つ
一発診断から迫る
皮膚疾患の鑑別診断

出光俊郎／編

日常診療で出会う，診断に迷いがちな皮膚疾患の鑑別法を，"一発診断"を切り口に解説．ケーススタディを通して，第一印象から確定診断にたどり着く皮膚科医の目のつけどころと考え方を学べます！

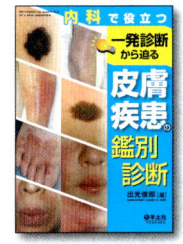

- 定価（本体5,800円＋税）　■ B5判
- 293頁　■ ISBN 978-4-7581-1737-1

内科で出会う
見ためで探す
皮膚疾患アトラス

出光俊郎／編

症状と見ためから探せる，全科必携の皮膚アトラス！すべての診療科で出会う皮膚疾患を中心に，典型例はもちろん，非典型例や鑑別疾患などバリエーション豊富な写真を掲載．皮膚の異常をみたら，まずはこの一冊！

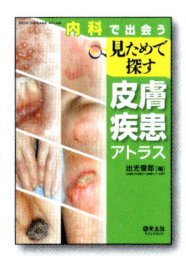

- 定価（本体5,700円＋税）　■ B5判
- 245頁　■ ISBN 978-4-7581-1722-7

発行　羊土社 YODOSHA　〒101-0052 東京都千代田区神田小川町2-5-1　TEL 03(5282)1211　FAX 03(5282)1212
E-mail: eigyo@yodosha.co.jp
URL: www.yodosha.co.jp/

ご注文は最寄りの書店，または小社営業部まで

ハンディ版ベストセラー厳選入門書シリーズ

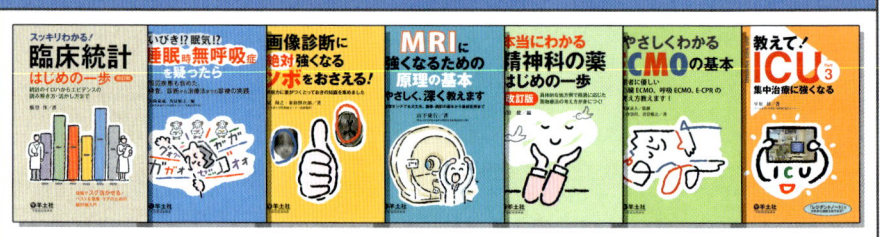

スッキリわかる!
臨床統計はじめの一歩 改訂版
能登 洋／著
- 定価（本体2,800円＋税）　■ A5判　■ 229頁
- ISBN 978-4-7581-1833-0

いびき!?眠気!?
睡眠時無呼吸症を疑ったら
宮崎泰成, 秀島雅之／編
- 定価（本体4,200円＋税）　■ A5判　■ 269頁
- ISBN 978-4-7581-1834-7

画像診断に絶対強くなる
ツボをおさえる!
扇 和之, 東條慎次郎／著
- 定価（本体3,600円＋税）　■ A5判　■ 159頁
- ISBN 978-4-7581-1187-4

MRIに強くなるための
原理の基本やさしく、深く教えます
山下康行／著
- 定価（本体3,500円＋税）　■ A5判　■ 166頁
- ISBN 978-4-7581-1186-7

本当にわかる
精神科の薬はじめの一歩 改訂版
稲田 健／編
- 定価（本体3,300円＋税）　■ A5判　■ 285頁
- ISBN 978-4-7581-1827-9

やさしくわかる
ECMOの基本
氏家良人／監, 小倉崇以, 青景聡之／著
- 定価（本体4,200円＋税）　■ A5判　■ 200頁
- ISBN 978-4-7581-1823-1

教えて!ICU　Part3
集中治療に強くなる
早川 桂／著
- 定価（本体3,900円＋税）　■ A5判　■ 229頁
- ISBN 978-4-7581-1815-6

臨床に役立つ!
病理診断のキホン教えます
伊藤智雄／編
- 定価（本体3,700円＋税）　■ A5判　■ 211頁
- ISBN 978-4-7581-1812-5

内科医のための
やさしくわかる眼の診かた
若原直人／著
- 定価（本体3,700円＋税）　■ A5判　■ 231頁
- ISBN 978-4-7581-1801-9

排尿障害で
患者さんが困っていませんか?
影山慎二／著
- 定価（本体3,700円＋税）　■ A5判　■ 183頁
- ISBN 978-4-7581-1794-4

その患者さん、
リハ必要ですよ!!
若林秀隆／編　岡田唯男, 北西史直／編集協力
- 定価（本体3,500円＋税）　■ A5判　■ 270頁
- ISBN 978-4-7581-1786-9

画像診断に絶対強くなる
ワンポイントレッスン2
扇 和之, 堀田昌利／編
- 定価（本体3,900円＋税）　■ A5判　■ 236頁
- ISBN 978-4-7581-1183-6

発行　羊土社 YODOSHA　〒101-0052 東京都千代田区神田小川町2-5-1　TEL 03(5282)1211　FAX 03(5282)1212
E-mail：eigyo@yodosha.co.jp
URL：http://www.yodosha.co.jp/

ご注文は最寄りの書店、または小社営業部まで